"十四五"国家重点图书出版规划项目

岭南中医药精华书系

邓铁涛 禤国维 周岱翰 韦贵康 总主编

岭南名老中医临床经验传承系列

刘小斌 主编

张家维
学术精华与临床应用

林国华 庄礼兴 郑琼 主编

SPM
南方传媒

广东科技出版社
全国优秀出版社

· 广 州 ·

图书在版编目（CIP）数据

张家维学术精华与临床应用 / 林国华，庄礼兴，郑谅
主编 . — 广州：广东科技出版社，2024.5
（岭南中医药精华书系 . 岭南名老中医临床经验传承
系列）
ISBN 978-7-5359-8160-8

Ⅰ . ①张… Ⅱ . ①林… ②庄… ③郑… Ⅲ . ①针灸
疗法—中医临床—经验—中国—现代 Ⅳ . ① R246

中国国家版本馆 CIP 数据核字（2023）第 171902 号

张家维学术精华与临床应用
Zhang Jiawei Xueshu Jinghua Yu Linchuang Yingyong

出 版 人：严奉强
策划编辑：曾永琳
责任编辑：李　芹　郭芷莹
装帧设计：友间文化
责任校对：于强强
责任印制：彭海波
出版发行：广东科技出版社
　　　　　（广州市环市东路水荫路 11 号　邮政编码：510075）
销售热线：020-37607413
https://www.gdstp.com.cn
E-mail：gdkjbw@nfcb.com.cn
经　　销：广东新华发行集团股份有限公司
印　　刷：广州市彩源印刷有限公司
　　　　　（广州市黄埔区百合三路 8 号）
规　　格：787 mm×1092 mm　1/16　印张 29.5　字数 590 千
版　　次：2024 年 5 月第 1 版
　　　　　2024 年 5 月第 1 次印刷
定　　价：120.00 元

张家维教授

针灸临床经验集

邝铁连题

"岭南中医药精华书系" 编委会

总主编：邓铁涛　禤国维
　　　　周岱翰　韦贵康

编　委：刘小斌　孙晓生　张永杰
　　　　张忠德　陈永光　陈达灿
　　　　郑　洪　徐鸿华

总序

岭南中医又被称为"岭南医学"，是中医的学术流派之一。

岭南，首先是地理概念。《汉语大词典》谓："指五岭以南的地区，即广东、广西一带。"而对"五岭"则解释说："大庾岭、越城岭、骑田岭、萌渚岭、都庞岭的总称，位于江西、湖南、广东、广西四省之间，是长江与珠江流域的分水岭。"这样岭南的方位就很清晰了。

岭南这片土地上的许多文化都自成特色，过去就有"岭南派"一词，《汉语大词典》解释为"现代中国画流派之一"。这说明最早被认为自成一派的，首先见于画坛。不过随着岭南文化的发展，有越来越多领域都呈现出鲜明的特色。所以，后来人们将画学上的"岭南派"加上"画"字，称其为"岭南画派"，而其他领域方面的"岭南派"则有岭南琴派、岭南园林、岭南音乐……

岭南医学则是医学上的派别，主要指岭南地区的中医学。"岭南医学"这一名称虽然出自现代，但它是对岭南中医学发展的历史文化特色的总结，可以说其内涵是源远流长的。

从中国文化发源来看，中国文化的主流发源于中原一带。岭南文化源于中原文化，随着征战的军士、民族的迁徙传入岭南地区。中医药学就是和传统文化一道，从中原传入岭南的，并在岭南地区与当地的民俗相结合，形成了有本地特色的医学流派。

晋唐时期，岭南的中医学就已经体现出自身的特色。例如对地方性流行病研究有突出的成果。晋代有葛洪、支法存、仰道人等活跃于广东，记载了对蛊毒、沙虱热（恙虫病）、疟疾、丝虫病、姜片虫病等流行病的认识与治疗方药。唐代开始有《岭南脚气论》等多种以岭南为名的方书，后来宋代郑樵在《通志》中为唐以前医药文献划分门类，就专门划出一类叫"岭南方"，计有《岭南急要方》三卷，《南中四时摄生论》一卷，《南行方》三卷，《治岭南众疾经效方》一卷，《广南摄生方》三卷，共五部十一卷。在《诸病源候论》《备急千金要方》《外台秘要》等综合医书中也多有关于岭南疾病的记载。由此可见，当时研究岭南的疾病与治疗已经发展成中医药学科的一个分支。

如果说唐以前的岭南医学偏于研究地方性疾病，那么在宋元明清时期，岭南医学则开始向两个方面全面发展。一是对地方性的疾病研究更加深入，二是开始探讨疾病背后的体质因素，指出岭南地理气候环境对人群体质的特定影响。重要标志是元代医家释继洪所撰《岭南卫生方》，集宋元医家治疗瘴病经验之大成，对主要指疟疾的瘴病在证治规律方面有更深入的认识。到了明清时期，中医的各个学派都传入岭南，岭南医药学家对河间、丹溪、伤寒、温病等流派理论在岭南的适用性进行了多方探讨，还系统地发掘整理了岭南草药的应用经验，将其充实到中医药宝库之中。

清朝中期以后，随着十三行贸易的兴盛，广东经济愈来愈发达。医学方面随之人才辈出，儋州罗汝兰著《鼠疫汇编》，丰富了对急性传染病的诊治经验；晚清伤寒名家陈伯坛名扬海内外，其著作《读过伤寒论》《读过金匮》为世所重；岭南骨伤世家梁氏、管氏等注重总结学术经验，撰写了多种讲义。同时岭南地区在对外开放交流中，得风气之先，引种牛痘的先驱邱熺，一门三代中西医汇通的陈定泰家族，以及"中西医汇通四大家"之一的朱沛文等，均有较重要的学术影响。

到了现代，岭南的医药学家更加注意总结地方医药特色。邓铁涛教授在1986年中华医学会广东分会广东医史分会成立大会上，作了题为《略谈岭南医学之特点》的学术报告，提出了岭南医学的三个特点：①重视岭南地区的多发疾病；②重视岭南地区特产的药材和民间经验；③重视吸收新知。并提出这些特点是与岭南的地理、人文、环境密切关联的。随后，岭南中医各科的理论与临床研究不断发展。2006年广东省启动中医药强省建设，广东省中医药界与出版界通力合作，组织编撰并出版了"岭南中医药文库"系列丛书，较全面地总结了岭南名医、名院、名科、名药等成就与贡献，产生了巨大反响。"岭南医学"这一名称，在国内中医学术界得到广泛认同。

岭南医学有何特色？其实，问题的答案就在"岭南"二字之中。关于学术流派，有不同的定义。所谓流，是支流；派，意味着派生。一般认为流派的形成以师承名家为起点，然后源流相继，派生支系，如此不绝。这其实是指以某一杰出人物为中心的单点播散式。而岭南医学，是整个岭南地区中医药群体共同探索的成果，呈现出多线式传播的特点。在岭南医学这一大的学术流派当中，有许多世家流派、专科流派，各有传承。像潮汕地区的"大娘巾"蔡氏女科，有400多年的历史，至今已传14代。佛山梁财信所创的梁氏伤科，传承至第6代。内科方面有国医大师邓铁涛的邓氏内科流派，针灸有现代"靳三针"流派，皮肤科有国医大师禤国维的岭南皮肤病流派，妇科还有罗元恺的罗氏妇科等，均享誉全国。

以上这些学科与流派是纵向式的线性传播，它们又共同置身于岭南地域环境之中，面对着同在岭南气候与风俗下生活的人群。中医自古以来就注意地理环境、气候与人的体质对疾病和医药的影响，提出了"因时制宜、因地制宜、因人制宜"的原则。唐代《备急千金要方》指出："凡用药，皆随土地所宜，江南岭表，其地暑湿，其人肌肤薄脆，腠理开疏，用药轻省，关中河北，土地刚燥，其人皮肤坚硬，腠理闭塞，用药重复。"因此在岭南中医各科的学术中，都存在人群特有性质、地区多发病症与常用地产药材等方面的特色内涵。这些如同横向的纬线，将纵向的各个学科与流派贯穿织成"岭南医学"这一幅大画卷。

由此可见，要想深入地阐明"岭南医学"，需要中医理论与临床紧密合作，各个专科专病各自深入总结，为宏观上的规律总结提供具体支撑。自"岭南中医药文库"出版以来，岭南中医药界在理论探讨与临床总结方面又取得了不少新进展。为了进一步总结发展中的岭南医学，我们又策划了"岭南中医药精华书系"，采用开放式系列架构，首批书目规划为80个品种，分为名医卷、世家卷、技法卷、名药卷、名方卷、典籍卷、民族医药卷和港澳卷八大系列。

名医卷：旨在对广东、广西和海南三省区获"国医大师"称号及获批建设"全国名老中医传承工作室"的中医专家，以及部分省级名老中医的学术经验进行总结，成规模展示岭南当代名医的群体水平。

世家卷：以族群记录方式挖掘和整理岭南传承四代以上、特色鲜明，且有代表性传承人的中医世家的传承文化和研究成果，展示世家的临床秘验精华，具有存亡接续的重要意义，填补岭南中医药和文化研究中以往忽视的空白。

技法卷：系统展示入选国家级、省级和市级非物质文化遗产名录的中医药技法项目，以及入选国家中医药管理局"中医适宜技术推广项目"的岭南中医绝技绝学，突出展现岭南中医药技术水平亮点和中医药文化传承成果。

名药卷：系统总结岭南传统"十大广药""四大南药"的历史源流、品种分类、性状鉴别、规范化生产技术、临床功效和古今医家应用经验等，全方位展现名药的文化内涵和实用价值，树立岭南优质中药的品牌形象。

名方卷：着眼于名方传世，注重名方临床实用价值，汇集有确证来源的历代岭南经典名方，同时注重对近现代岭南著名医家名方的搜集和整理。全系列以疾病系统为纲，首次对岭南古今名方的组成、功效、方解和临床应用进行系统展示。

典籍卷：遴选岭南古医籍中在全国影响较大、流传广远的品种，精选古籍善本、孤本，采用校注加研究集成的方式出版，是首次对岭南珍本古医籍的系统整理和挖掘，力求系统展示原味的岭南中医诊疗方法和理论，对丰富中医药从业者治疗手段、提高诊疗水平具有良好的借鉴作用。

民族医药卷：几千年来，岭南各族人民在共同创造具有地域特色的岭南文化的同时，也丰富和发展出具有本民族特色的医药文化，现已有不少民族医药技法列入岭南地区省级、市级非物质文化遗产名录。本系列对岭南地区瑶族、壮族、黎族、侗族、苗族、京族等各民族医药进行梳理，填补岭南传统医药研究空白。

港澳卷：港澳地区南北交流，中西汇聚，其中医药屡得风气之先，一方面继承鲜明的岭南中医特点，另一方面又表现出广纳中原和西方医学新知的交融特性，尤其是近代以来活跃着一代代特色鲜明的名医和世家名门，本项目首次将目光聚焦港澳中医药，以点带面展示港澳中医药临床和研究水平。

本丛书的策划，是在更大范围和更深层次上对岭南传统医药学术的一次新总结。相信本丛书的出版，将使岭南医学这一富有特色的我国地域中医学术流派的理论内涵更加充实，在理论和临床上进一步发扬光大。

邓铁涛

（国医大师，广州中医药大学终身教授，博士生导师）

2018年10月

　　张家维教授是我特别敬佩的一位针灸教授，擅用飞针，人称"飞针博导"，张老虽是针灸大家，却不拘泥于针灸，提倡针药结合、针推结合以提高临床疗效。他对针灸的执着与热爱，以及他在针灸方面所达到的境界，相信各位在阅读完本书后，会有所感、有所得。

　　张老不仅才识超绝，医术精湛，而且医德高尚。他自幼在祖父张宗海的熏陶及严格要求下，形成了良好的医德并获得了良好的医术启蒙。年少时，张老常见祖父赠医施药，无偿救治患者。他立志学医，立下"伏木伏德，尽职尽责；岂能尽如人意，但求无愧我心"的行医信条，白天看病，晚上攻读医书，他视解除患者痛苦为己任，完全达到了忘我的境界。

　　张老传承创新，继承了老一辈的针灸名家司徒铃、韩绍康等的学术思想，在临床上擅长用"四花"灸治疗顽固性呃逆、顽固性头痛、胁痛等沉病顽疾；受到邓铁涛教授的脾胃学说、痰瘀相关等思想的影响，张老提出了针灸治疗的脾胃论，以脾胃为本治疗脏腑疾病，并且提出"治未病"的思想及皮部理论，提出"髓海论"及"血瘀髓海为中风之机"。张老受岭南骨科名家李广海的影响，将正骨手法、推拿手法与针灸结合形成针推一体的手法，其崇高的医德及精湛的医术成为我们学习的楷模。张老师古不泥古，认为现代科学手段能很好地为传统中医学服务，使中医更好地为人类服务。

在临床上，张老在前贤的基础上取得了新的进展和突破，将传统梅花针与电刺激电生理相结合，首创"电梅花针"治疗斑秃，又发明用药液浸泡羊肠线，通过辨证选穴，采用埋药线疗法治疗医学界的难题癫痫，挑治治疗不育，火针治疗各种痛证，推动和促进了岭南针灸流派的发展。

张老几十年如一日，始终坚守在针灸临床，投身于教育事业。张老经常同晚辈讲"人生就是跋涉，一个人只要去做，不管成功与否，都会给这个世界留下点什么"，他孜孜不倦，勤于耕耘，不断地为中医针灸积累宝贵的财富。

总之，张老是一位良师，一名忠诚于中医教育事业且全心全意为人民服务的好大夫，值得我们共同学习。这本《张家维学术精华与临床应用》从医理、技法、临床等多方面，记录了张老50余年在临床中形成的独特的学术思想及治疗经验。做好名老中医传承研究是我辈的职责和任务，乐以为序。

2024年3月

　　针灸学是具有中国特色的生命科学，有着深厚的文化积淀和丰富的临床实践，是中华民族的伟大瑰宝，为中国人民的健康做出了巨大的贡献。

　　张家维教授是全国著名针灸专家，是岭南针灸的代表人物之一，他从事针灸临床、科研、教学50余载，师古不泥，发展创新，中西汇通；精研进针手法，首创电梅花针治疗斑秃，挑治治疗不育，火针治疗各种痛证，埋植线治疗医学难题癫痫、脑瘫、小儿抽动症等脑系疾病，临床中主张针药并举，在针灸治疗疾患上积累了丰富的经验。

　　本书共六章，对医家小传、医理发挥、技法新释、穴位妙用、临床医悟、临床举例进行了详细的介绍。在临床举例中，还选录了大量的典型案例进行了较详细的阐述，以期达到学以致用的目的。

　　本书的编写凝聚着广州中医药大学第一附属医院老师的心血，他们为本书的整理及撰写付出了辛勤的劳动。在书稿付梓之际，特别感谢国医大师邓铁涛教授为本书题词，全国名老中医赖新生教授亲自写序，体现"大家"对张家维教授的认同及厚爱。

　　由于笔者的水平有限，在张家维教授的临床经验和学术思想整理过程中，难免存在不足之处，望同道提出宝贵的意见。

岭南张氏针灸流派传承工作室

2024年2月

目　录 |

张家维学术精华与临床应用

第一章 医家小传

张家维，教授。1965年毕业于广州中医学院（广州中医药大学），曾任广州中医药大学针灸系主任、针灸研究所所长，以及中国针灸学会临床研究会理事、全国高等中医药院校教材编审委员、国务院学位委员会学科评议组成员、全国中医药研究生教育指导委员会委员、广东省针灸学会副会长。

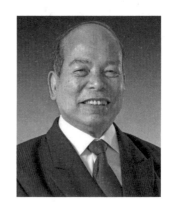

主编出版了《针灸基础学》《岭南针灸经验集》等著作，发表论文40多篇。现任广州中医药大学博士研究生导师，一直担任本科生、研究生、留学生的教学工作。1993年广东省人民政府授予他"广东省名中医"称号。1995年被广东省卫生厅评为广东省优秀中医药工作者。

1937年，张家维出生在广东阳江的一个中医氛围极为浓厚的家庭。身为阳江名中医的祖父张宗海，影响着张家维的人生，"胆欲大而心欲小，智欲圆而行欲方"，这是祖父告诫张家维的格言。所以，张家维从小就很守规矩，也很懂礼貌。祖父对张家维要求严格，张家维从小就能背诵《医学三字经》《伤寒论》《中医方剂歌诀》等。祖父的医德很好，一些患者没钱买药，就免费赠医赠药。小时候祖父常带张家维出诊，有时，即便是深更半夜，也不会迟疑，马上跑去治病，以免延误病情。这让张家维从小就深受影响。

1959年张家维报考了广州中医学院，并顺利进入学院医疗系就读。在那里张家维遇到了继祖父之后对他影响最大的老师——司徒铃。司徒铃传授给张家维的不只是针灸的技术，还有做人的道理。张家维虚心向司徒铃学习，刻苦攻读医学经典著作，掌握老师经验，学会他们独到的针刺手法。经过长期的医疗实践，张家维形成了自己独特的风格，更擅长钻研医治疑难杂症。

第一节　治拯含灵之苦，名成斑秃克星

斑秃，虽然并不危及患者的生命，却给患者增加了沉重的心理负担和精神压力。医者父母心，多年的临床实践，使张家维教授目睹了各种各样的斑秃患者的痛苦遭遇，这一切激起了他强烈的同情心，下决心一定用中医药治疗斑秃，为患者解除痛苦。

斑秃怎么治呢？他查阅了大量的有关资料，也请教了中西医名家并研究了他们的方药，但疗效都不大满意。中医世家的熏陶，加上渊博的学识和执着追求的毅力，他尊古而不泥古，以现代技术手段为传统中医学服务，使中医更好地为人民服务。梅花针疗法，是一种多针浅刺的针刺方法，在一段时间的临床实践中，张家维感到单纯用梅花针治疗斑秃，疗效较慢，操作又不大灵活。具有丰富知识和深厚业务功底的他，想到了电：将梅花针的单一机械刺激与电刺激结合起来！

谁也没料到，张家维教授的这一大胆设想，竟开创了中医针灸史上电梅花针治疗斑秃的先河！临床实践表明，此疗法既明显提高了疗效，又大大缩短了疗程。自1977年以来，他已先后为全国820多例斑秃患者进行了治疗，痊愈767例，占93.5%，好转（或有反复）48例，无效5例。张家维教授认为：斑秃与神经、精神和劳动强度有密切关系，大多患者伴有失眠、多梦、心悸、健忘等症。通过电梅花针刺激，既可调节机体内分泌和神经系统，又可提高机体的免疫功能，尤其是细胞的免疫功能，因而能达到治病的目的。在此基础上，张家维教授指导研究生完成电梅花针与普通梅花针疗效差异的研究。电梅花针无论在改变脑血流量方面，还是在影响毛发生长方面均优于普通梅花针。

第二节　传道授业解惑，育人重德正行

张家维教授在业务上精勤不懈，博览群书，继承不泥古，发展重创新。"博览群书可以防止一家之言，不断修正和补充自己的论点"，他谆谆教导学生要广涉博采，打下知识结构的坚实基础，要灵活变通，大胆创新。在医疗实践中，张家维教授以临床情况为依据，勇于改革创新，他用药液浸泡主要用于外科手术的羊肠线，通过辨证选穴，采用埋药线疗法治疗医学界的难题癫痫，经200例临床观察，疗效较满意。

众所周知，针刺时"过皮"这一关若掌握不好，会使患者疼痛而直接影响针刺的效果，同时也是患者能否接受针灸治疗的关键。张家维教授很好地解决了这一问题，他采用"飞针"手法即快速旋转进针，这样就能大大减轻针刺过皮时的疼痛感。张家维教授是最早采用针刺治疗儿童轻微脑功能障碍综合征（俗称"儿童多动症"）的针灸专家之一，由于采用"飞针"或"双手飞针"手法，进针不疼或少疼，使小儿在针刺时少哭、少闹、少动，较好地配合了治疗。因此效果良好，国内外慕名求医者络绎不绝。

临床上，张家维教授强调辨证取穴，必须"五注重"：注重经络辨证，注重针刺手法，注重调理脾胃，注重调理任督，注重七情致病。他对治疗阳痿、不育症、风湿病、类风湿病、聋哑（尤其是药物性耳聋）、带状疱疹等疑难杂症颇有心得，先后应邀到英国、日本、韩国、新加坡、法国、比利时、荷兰等国家讲学及进行医疗指导，获得一致好评，在与国外的针灸学术交流和传播针灸技术中起了很好的促进作用，为祖国争得了荣誉。

张家维教授长期致力于中医针灸学的研究，特别是针灸治疗学、刺法灸法学和针灸医籍的教学和研究工作。曾主讲针灸治疗学、经络学、腧穴学、针灸医籍选等课程，他深入浅出，理论联系实际，教学效果优良，深受师生好评。在教学过程中，张家维教授不但传播医疗技术，更重视青年学生道德品德教育，而且言传身教，鼓励和多次带领学生利用业余时间为民义诊，使学生不仅将所学知识加以运用，提高临床实践能力，而且培养学生树立为人民服务的思想。他常对学生说："技术再好，论文写得再好，要是品德不好，那是没用的。"他反复要求学生须尊老爱幼，助人为乐，踊跃参与募捐、扶贫赈灾等活动，同学之间要互相关心，互相帮助，培养集体主义精神。"恪守医德，是业医之本""夫医者，非仁爱之士不可托也，非聪明理达不可任也，非廉洁淳良不可信也"，他常以这些格言来自励并教育学生，指明业医首重医德，以德为本，德才兼备。

作为一个教学、科研单位的学者，张家维教授十分重视科研，大力鼓励和支持中青年开展科研，并以身作则，主持参与国家自然科学基金"针刺治疗视神经萎缩的临床与实验研究"和广东省中医药管理局"电针对老年性痴呆动物模型学习记忆能力的影响"等多项课题的研究。

第三节　淡泊明志，宁静致远

张家维教授精神矍铄，豁达大度，也许是受中医世家的影响，他养成了沉稳坚毅、朴实幽默、和蔼可亲、平易近人、从容乐观，而又淡泊名利、喜欢清静的性格。长期严谨的科研教学和临床工作，与深厚的传统文化底蕴相辉映，使他在生活和工作中能严于律己，宽以待人。无论是在大学时期的60年代，还是在改革开放的今天，他都能与学生、同事互相关照，关系融洽。

张家维教授参与完成国家自然科学基金资助科研项目，广东省科委、广东省中医药管理局以及广东省医药局科研项目：1995年获国家中医药管理局中医药科学技术进步奖三等奖，广东省中医药科学技术进步奖一等奖；1996年获国家中医药管理局中医药科学技术进步奖三等奖；1997年获国家中医药管理局中医药科学技术进步奖二等奖；1998年获国家中医药管理局中医药科学技术进步奖三等奖。1993年12月被广东省人民政府授予"广东省名中医"称号。1997年被聘为国务院学位委员会第四届学科（中医学，中药学）评议组成员。

张家维教授勤于总结经验。他先后发表针灸学术论文40多篇，主编专著3本，协编全国统编教材2本，协编专著3本，审校专著1本，参与编导"中国针灸学"系列教材15集并任全集编委，获世界针灸联合会奖励。担任研究生导师以来，共培养硕士生30人，博士生13人。80多岁的张家维教授雄心不减，他对中医药学的前途充满信心，认为"知识最大的敌人，就是没有任何新的欲求"。为此，他不断学习，不断更新知识，在知识的大海中提出新的欲求，在发展中医针灸学术的征途中，不断创新，继续向前。

张家维学术精华与临床应用

第二章 医理发挥

第一节　针刺本于神

"神"在针灸临床治疗中与医患双方都有密切关系，它对于针刺操作是否成功，针刺疗效能否提高，都有重要意义。《素问·宝命全形论》说："凡刺之真，必先治神。"《灵枢·本神》又说："凡刺之法，先必本于神。"《灵枢·官能》也说："用针之要，无忘其神。"《黄帝内经》强调针必本于神，所谓"是故用针者，察观病人之态，以知精神魂魄之存亡得失之意"，医生既要观察疾病的表现，又要了解患者的精神状态和思想情绪。在全面掌握上述情况的前提下，运用与之相适应的针刺手法，才能获得预期的治疗效果。张家维教授（张老）在临床上重视"本于神"，并有所发挥，认为针刺本于神，不仅针对针刺者而言，也是针对患者而言，而且这种"本于神"贯穿于针刺整个过程。

一、神的含义

神的含义极广，广义的神指人体生命活动外在表现的总称；狭义的神指精神意识思维活动。仅《黄帝内经》对神的论述就有多处：《素问·天元纪大论》云"阴阳不测谓之神"，此言天地间阴阳万物的复杂变化；《灵枢·小针解》云"神者，正气也"，此言人体的生理功能或正常生命活动；《灵枢·本神》云"两精相搏谓之神"，此言人的生命之始；《灵枢·平人绝谷》云"故神者，水谷之精气也"，此意指水谷精微，因其"淫精于脉，脉气流经，经气归于肺，肺朝百脉"。十二经脉流注，始于肺而终于肝，周而复始，循环无端，故神又有经气之意。《灵枢·营卫生会》曰："血者，神气也。"血与营气，异名同类，因此神气也就是营气。营行脉中，为经脉之气，故神气当指经气而言。《灵枢·九针十二原》言"节之交，三百六十五会……所言节者，神气之所游行出入也，非皮肉筋骨也"，此处神气，实乃经气也。因此，张老认为，针刺本于神就要求了解患者的神气状况，针者和患者在针刺过程中要守神，同时要把握神气的运行。医患配合，共同守神、调神，提高治疗的效果。

二、针刺本于神的含义

1. 因人而调神

对待不同的患者应该用不同的方式来调神，比如，对待老人要尊重他，适当与其聊家常，增加亲近感，耐心听其叙述病情，增加信任感；而对待年轻妇女要注意针灸治疗的隐私保护；而小儿畏针，可不让其见针，在针刺前用"飞指定神"则有利于后续的治疗；对待过于敏感畏针的患者，针感不可过强，选穴也少选择较痛的穴位；对于喜好针感强的患者，则在针感和选穴上可适当调整。以上这些措施均有利于调神。

2. 因时而调神

张老认为生命的演进具有时间性和方向性的特点，《素问·玉机真脏论》言"神转不回，回则不转，乃失其机"，强调了时间顺序的重要性，形成了以时间统摄空间的思维偏向，即针灸治疗过程中应根据不同时间而进行相应的调神。

1）选择合宜的治疗时机

《灵枢·本神》云："是故用针者……以知精神魂魄之存亡得失之意，五者已伤，针不可以治之也。"《金匮玉函经·辨不可刺病形证治》曰："大怒无刺，已刺无怒；新内无刺，已刺无内；大劳无刺，已刺无劳；大醉无刺，已刺无醉；大饱无刺，已刺无饱；大饥无刺，已刺无饥；大渴无刺，已刺无渴；大惊无刺。无刺熇熇之热，无刺漉漉之汗，无刺浑浑之脉。身热甚，阴阳皆争者，勿刺也。"《灵枢·逆顺》云："《兵法》曰，无迎逢逢之气，无击堂堂之阵。"张老主张针刺要掌握时机，情志、饥饿、劳累等情况均不适宜针灸；此外，在病邪尚未盛，或邪气开始衰退之时进行针刺，不要在病邪方盛之时针刺，因为邪气正盛时针刺容易损伤正气。

如临近中午，往往腹中空空，此时患者神气较弱，新针、畏针者常易于晕针，可稍填食物，并平卧针刺，则不致神气散乱而晕仆。有时患者为赶时间，匆匆而来，神气较乱，急而针之，往往效果不佳，可让其稍事休息，再予针之。

2）根据治疗时机而采用补泻手法

在不同时间，人体不同经脉部位之经气有规律性地盛衰涨落。十二经脉配十二时辰，即肺寅大卯胃辰宫，脾巳心午小未中，膀申肾酉心包戌，亥三子胆肝丑通。故治疗疾病应把握经气运行之机，顺应经气运行之势。《灵枢·卫气行》曰："刺实者，刺其来也；刺虚者，刺其去也。"张老认为针灸可根据此经脉气血时辰涨落变化以补虚泻实。

随着月球、地球、太阳三个天体的相对位移，月相表现出朔、上弦、望、下弦、晦的朔望节律，人体的气血及功能活动受此影响，呈现出同步变化。《素问·八正神明论》说："月始生，则血气始精，卫气始行；月廓满，则血气实，肌肉坚；月廓空，则肌肉减，经络虚，卫气去，形独居。"故治疗疾病，当顺应月相盈亏，气血盛衰变化，"月生无泻，月满无补，月廓空无治，是谓得时而调之"，气血和顺，精神乃平。

3）根据治疗时间而决定针刺的多少及次数

张老认为治疗时间不同，神气运行流转也不同，并参照《素问·缪刺论》中提出的回应月相生盈亏空的周期变化，决定针刺穴位的多少及针刺次数。月亏至月满时，针刺次数、穴位逐渐递增；月满至月亏时，则逐步递减。

3. 调神于诊疗之中

1）诊察以知神

《灵枢·本神》言"是故用针者，察观病人之态，以知精神魂魄之存亡得失之意，五者已伤，针不可以治之也"，神分布于全身，其高级功能则为精神活动。张老认为利用"望、闻、问、切"审察患者的神气盛衰、聚散，以决定是否应该采用针刺，何时采用针刺，或选择何种针刺手法。先望其神，视其脸色是否苍白或赤红，有无激动或恐惧，有无异常举动；再闻之，有无气喘吁吁、哭喊等；而后再问之，饥饱情况，病史等；最后诊其脉，仔细揣摩患者的气血虚实状态，从而确定补泻。正如《灵枢·九针十二原》所言"凡将用针，必先诊脉，视气之剧易乃可以治也"；其次，医者高超的诊断技术可增加患者的信心，使其乐于接受治疗，易于守神。

2）针刺前定神

唐代孙思邈《备急千金要方·论大医精诚第二》云："凡大医

治病，必当安神定志。"《标幽赋》也言："凡刺者，使本神朝而后入；既刺也，使本神定而气随，神不朝而勿刺，神已定而可施。"张老认为患者大多对针刺有恐惧感，使其神志安定，方能获得良效。张老又说，医者首先要有良好的医德，举止端庄，给患者以良好的印象，取得患者的信任；其次，医者须怀慈爱之心，语言和善，多以抚慰，使之紧张焦虑情绪得以放松，建立信心，医患配合好方能获效；另外，治疗的环境安静，针下的气行现象才容易出现，而且医患双方也只有在这样的环境下才能很好地调整气机；最后，医者和患者均要调整好身心状态，如使呼吸节律均匀，稳定精神、心理情绪等，使本神朝。

3）进针时治神

《素问·宝命全形论》云："凡刺之真，必先治神。"即针刺治疗有效的关键是调治精神活动，这是取得疗效的重要保证。张老认为治神有两方面的含义：一是医生治己之神，二是治患者之神。治己之神是指医生在针刺时，调整好自己的情绪，保持心平气和，精神专注，针刺时不左顾右盼，更不能心不在焉，或闲言碎语，要"神无营于众物"（《素问·宝命全形论》），要"必一其神，令志在针"（《灵枢·终始》），要"持针之道，坚者为宝。正指直刺，无针左右，神在秋毫"（《灵枢·九针十二原》），进针速度要快，以减轻患者疼痛，避免患者因紧张而滞针。治患者之神，即医者要会调控患者的精神活动，镇定患者的情绪，消除患者紧张心理；并要求患者在接受针刺时也要精神集中，细心体验针下之感，有利于针下得气，或在进针时配合呼吸补泻。

4）得气时调神

张老认为：腧穴是针刺的部位，又是神气出入之处。针刺进穴位之后，细查针下之感，可知神气（经气）之变化。对不得气的患者，要有耐性，细心调理手法或留针候气，切忌手法粗暴或强加刺激，使患者紧张、痛苦，反不易得气。正如《灵枢·官能》所谓："是故工之用针也，知气之处，而守其门户，明于调气，补泻所在，徐疾之意，所取之乃出。"得气之后，可嘱患者意念引针下之气向病处而行，配合意念，或配合呼吸，医者行补泻手法。正如《灵枢·胀论》所谓："泻虚补实，神去其室，致邪失正，真不可定，粗之所败，谓之夭命；神虚泻实，神归其室，久塞其空，谓之良工。"张老认为如果乱用补泻，益有余，泻不足，就会使神分离而不能守舍，以致助邪伤正。正确施行补泻，调适患者的神气，才可损有余，益不足，使神充沛而达到治疗的目的。

5）留针时守神

《灵枢·九针十二原》曰："小针之要，易陈而难入，粗守形，上守神。""粗守形者，守刺法也。上守神者，守人之血气有余不足。"《灵枢·官能》曰："用针之要，无忘其神。"张老认为进针之后，要始终勿忘针下之气，要设法守气以守神。《素问·宝命全形论》曰："经气已至，慎守勿失。"张老强调得气或气至病所之后更需守气，即守神，运针时使针下有气至的感觉，患者则始终有舒适的重麻酸胀等感觉，所谓"欲行针者当守其神，而欲守其神者当知其节"。

6）针刺后养神

张老认为针刺之后还需要谨慎调养，正所谓三分治七分养。机体营卫气血是神的物质基础，故要养之。《素问·八正神明论》曰："故养神者，必知形之肥瘦，荣卫血气之盛衰。血气者，人之神，不可不谨养。"养神应避风寒、节饮食、调情志、慎作劳、宜起居。张老认为，善养其神者，可发挥针刺的远期疗效，巩固疗效，方奏全功。

　　总之，张老认为"神"贯穿在针刺的全部过程中，针刺本于神，不仅针对针刺者而言，也针对患者而言。在治疗时要选择合宜的治疗时机，或者根据不同的治疗时间（机）而选择相应的"本于神"方法。针灸医生要明神的含义，要知神的重要性，才能收到较好的临床疗效。

第二节　脾胃论

中医学认为，脾胃为气血生化之源，是维持人体正常生命活动的重要脏腑，有"脾胃为后天之本"之说。过去以调理脾胃治疗疾病的论著，多偏于方药而轻于针灸，张老在多年的临床实践中体会到，针灸以脾胃论治的适应范围广、疗效好，值得不断总结、深入研究。

一、脾胃论的源流

脾胃学说萌芽于《黄帝内经》《难经》，发展于后汉的张仲景，建立于金元的李东垣，充实于清代的叶天士，在马王堆出土的《足臂十一脉灸经》和《五十二病方》等典籍中，记载了脾胃经的经脉循行和治疗脾胃病的方药。《黄帝内经》云"经脉者，所以行血气，而营阴阳，濡筋骨，利关节者也""胃之所出气血者，经隧也，经隧者，五脏六腑之大络也""太阴为之行气于三阴……阳明……为之行气于三阳""阴中之至阴脾也，其原出于太白"。脾胃化生的营气、卫气、血液等精微物质，需靠脾经和胃经输送到五脏六腑、四肢百骸，以维持脏腑功能的正常。《黄帝内经》论述针灸治疗的篇幅很多，在全书162篇中，涉及针灸治疗的有88篇，单用胃经合穴足三里治疗的记载就有11篇之多，涉及胃脘痛、食不下、腹胀、呕吐、腹泻、痢疾、心悸、小便不利、浮肿、胁痛、痿病、痹病、腰痛等多种疾病，可见秦汉时期的医学对针灸以脾胃论治的重视程度。《黄帝内经》对脾胃的认识较为全面，尤其对胃的位置、大小和容量，以及脾胃的生理功能，为后世确立脾胃学说奠定了基础。

唐代孙思邈在《备急千金要方》中提出"若要安，三里常不干"，艾灸胃经合穴足三里，可以增强脾胃功能，提高机体免疫防御能力，使体质强壮，减少疾病，是"五脏不足，调于胃"的具体措施，丰富了针灸脾胃论治的内容。宋代王执中指出"人仰胃气为主，是人资胃气以生矣""血气未动者，瘠甚而不害，血气既竭者，虽肥而死矣，则身之羸瘦，若未足为人之害者，殊不知人之羸瘦，必其饮食不进者也，饮食不进，则无以生荣卫，荣卫无以生，则气血因之以衰，终必亡而已""脾不磨食不消，是脾不壮食无自而消矣，既资胃气以生，又资脾以消食，岂可脾胃一日不壮哉，必欲脾胃之壮"，并根据他的经验提出灸脾俞、胃俞的方法，以此达到调养脾胃的效果。

金元时期，李东垣在他的《脾胃论》中，详细阐述了脾胃在生理、病理、辨证、防治疾病方面的重要意义，除了提出方药治疗方法外，对针灸治疗也提出"胃虚则五脏六腑、十二经、十五络、四肢皆不得营运之气，而百病生焉""三元真气衰惫，皆由脾胃先虚而气不上行之所致"的指导思想，并提出了以调理脾胃论治的针法。东垣针法强调针灸不能错取经穴，不能妄作补泻，以免伤脾胃、损元气，因为"若错补四末之俞，错泻四末之荥，错泻者差尤甚矣……岂有生者乎""错取于胃合及诸腹之募者必危"；同时，主张用导气同精针法以治疗营卫气血运行障碍所引发的疾病，通过这种既不补又不泻的良性刺激，引导营卫气血归于平衡以达到治疗的目的。东垣针法还强调针灸治病必求其本，在《脾胃论》中所举针法都有严格的审因、分经辨证之法则，如癫痫发作，认为是"皆阳跷、阴跷、督、冲四脉之邪上行，肾水不任煎熬，沸腾上行为之也"，属"奇邪为病""当从督、冲、二跷四穴中奇邪之法治之"；痿病是由于湿热化燥，病及阳明，阳明主润宗筋，宗筋失润，则下肢弛纵无力，不能活动而痿，李氏不拘泥于"阳明虚"而用补虚针法，强调因病制宜，因时制宜，灵活运用，尤其在痿病早期，汗多不止大泄者，或汗不减不止者，仍主张在"三里、气街以三棱针出血"或"三里穴下三寸上廉穴出血"，以使荣卫调和，达到治疗目的。此外，李氏又将"阳病治阴，阴病治阳"的理论灵活应用到针灸实践中，他指出六淫客邪外入，皆在人之背上的脏腑俞，脏俞为有余之病，应在背上脏腑俞穴除之；若病久传变，有虚有实，各随病之传变，补泻不定，只治在背脏俞；若由于下焦阴火旺盛，升逆于上焦心肺，致六阳火邪亢盛，成为上热下寒，则应先刺其五脏血络，以引导阴火下行，使上焦热退，下寒自消，这都属于从阳引阴法；若因水谷寒热，饮食失节，劳役形质，而致阴火乘于脾胃，使水谷精气无以上升滋养六腑之阳气，伤及元气者，应取胃经合穴足三里穴，用推而扬之的手法以伸元气。如脾胃元气不足，针治就应取腹部的六腑募穴；如病传五脏，出现九窍不通，应各取其腹部的五脏募穴，这都属于从阴引阳针法。至此，针灸以调理脾胃立法理论渐趋完善，治疗效果也不断提高，尤其是对于各科慢性疾病，经用脾胃经的足三里、三阴交等穴调理后多获生机。

明清时期以后针灸医家，在通过各自的实践体会后，均推崇东垣针法，其刊于各针灸名著中，如明代高武所著的《针灸聚英》除专设东垣针法一章外，并赞东垣针法"深得素问之旨……今于脾胃论中，表彰于此"；杨继洲在《针灸大成》中除专篇论述外，还分别在书中很多章节列举东垣脾胃论治收效之法，对针灸疗法理论之发展，起了很大的作用。近代在使用脾胃经的足三里、三阴交等穴方面，除了作为消化系统疾病的主治经穴外，还广泛用于治疗各科疾病。

二、脾胃论在针灸治疗中的应用

脾是脏，胃是腑，脏属阴而腑属阳，脾胃互为表里。在阴阳五行学说中，脾胃居中焦同属土，胃为阳土，而脾为阴土；胃为燥土，脾为湿土。脾与胃虽同司水谷运化，但脾主升，胃主降，它们具有不同的性格、不同的作用。但是它们这些不同特点，是相反相成的，从而纳化水谷提取精微，益气生血，滋养脏腑百脉，促使从体外摄取的食物产生能量来维持人的生命活动。

胃主纳，脾主化，这是脾胃的主要功能。纳就是摄取食物，化就是运化精微，纳和化是一对矛盾，矛盾统一才能产生作用，纳不能化，化不能纳，则矛盾不能统一，从而出现病态。胃纳作用反常，则纳减，不能食，嗳气，食后胃中嘈杂，或多食善饥等；脾化作用反常，则食后作胀，或思睡，或饮食不为肌肉而肌瘦，四肢无力，甚则生湿、生痰、腹泻、浮肿等。从纳化的功能失调来观察脾胃，是临床上的重要环节，调理脾胃的纳化关系是治疗许多疾病的重要措施。

1. 从脾胃论病，疗五脏之疾

在生理方面，脾胃是气血生化之源，五脏六腑皆赖脾胃化生的气血以维持正常生理活动；在病理方面，脾胃与机体免疫防御功能、体质强弱、五脏六腑气血盛衰有着密切的关系。张老崇尚"人以胃土为本"的思想，认为"导气同精，脾胃为先"，在治疗中对于脏腑疾病多取相应经脉的俞（输）穴，同时多用脾经、胃经及脾胃的背俞穴和募穴。在五输穴中，输穴当属土，脾胃亦属土，取脾经输穴太白以固后天之本。《针灸大成·东垣针法》曰："气在于心者，取之手少阴、心主之输：神门、大陵，同精导气，以复其本位。气在于肺者，取之手太阴荥、输：鱼际、太渊。成痿者以导湿热，引胃气出阳道，不令湿土克肾，其穴在太溪。气在于肠胃者，取之足太阴、阳明。不下者，取之三里、章门、中脘。"神门、大陵、太渊、足三里分别为心经、心包经、肺经、胃经的土穴，取本经土穴来治疗本经病；太溪是肾经的土穴，取太溪不令湿土克肾，既病防变，五脏气乱皆取本脏经脉的土穴来疗五脏之疾。

2. 导气同精，脾胃为先

调理脾胃是中医治疗学中的重要手段之一，张老对于脾胃本脏疾病，多辨清虚实，对症施治。对于脾病虚证，如脾不健运者，多健脾益气，取足三里、气海、大横、中脘；中气下陷者，多补脾益气，取足三里、太白、气海、中脘、膻中、百会；脾阳不足者，多温中健脾，取足三里、脾俞、胃俞、中脘、章门、神阙、关元；脾不统血者，多补脾摄血，取足三里、地机、孔最、隐白、膈俞。对于脾病实证，寒湿困脾者，多温中化湿，取足三里、脾俞、胃俞、中脘、天枢、阴陵泉；脾胃湿热者，多清热利湿，取足三里、三阴交、天枢、公孙、太冲、阳陵泉。对于胃病，如胃寒者，多温胃散寒，取中脘、脾俞、胃俞、足三里；胃热者，多清泻胃火，取足三里、内庭、行间、中脘；食滞者，多消食导滞，取足三里、中脘、大横、关元；胃阴虚者，多滋养胃阴，取足三里、三阴交、中脘、建里、然谷。

在临床实践中，很多病不一定具有明显的大虚大实表现，即无可泻之邪，亦无可补之虚，多是由于气血逆乱，营卫倾移，功能紊乱所致。张老推崇"导气同精"针法，如《黄帝内经》所说"徐入徐出，谓之导气，补泻无形，谓之同精，是非有余不足也，乱气之之相逆也"。此法不补不泻，起到调和气血、恢复功能的作用。

　　五脏相关，脾胃与其余四脏关系密切，脾胃生病，可累及其余四脏。如脾与肺：脾气虚则水谷精气不足，卫气亦不足，从而表虚受邪，出现寒热咳痰，当解表止咳除痰，取丰隆、肺俞、合谷、曲池；脾气虚，肺气亦虚，当补脾益肺，取足三里、脾俞、肺俞；脾虚不运，水湿停滞，聚为痰饮，当健脾化痰，取足三里、丰隆、脾俞、肺俞；脾虚不运，水溢肤表，出现水肿，当健脾燥湿，取足三里、阴陵泉、三阴交、水道、归来。如脾与心：脾气虚，化源不足，心血不足，心脾两虚，当补益心脾，取足三里、三阴交、神门、内关；脾气虚，统血无权，血不循经，出现崩漏斑衄，当补脾摄血，取足三里、隐白、地机、脾俞、曲池、肾俞。如脾与肝：脾气虚，血液化源不足，肝血不足，出现头晕目眩，当补益肝脾，取足三里、三阴交、太冲、脾俞、肝俞；血不荣筋，肢肤麻痹，筋骨不利，取足三里、三阴交、曲池、合谷；肝气横逆，肝胃不和，当平肝和胃，取足三里、中脘、内关；肝脾不和，当调和肝脾，取足三里、阴陵泉、太冲、中脘。

第三节　髓海论

　　《灵枢·海论》提出"髓海有余，则轻劲多力，自过其度；髓海不足，则脑转耳鸣，胫酸眩冒，目无所见，懈怠安卧"，同篇又提出"脑为髓之海"。《素问·五脏生成》更强调了"诸髓者，皆属于脑"，揭示了髓海对脑病治疗的关键作用，乃当今判定髓海不足及运用填髓益脑治法的重要依据。张老重视髓海论，临床上常以调理髓海为主治疗脑病。

一、对髓海论的认识

1. 髓海学说的源流

　　髓海学说形成于《黄帝内经》，《灵枢·海论》谓脑为髓海，脑又为"元神之府"。神气的本源在于脑髓，脑为髓海的意义不仅仅是贮藏精髓，更重要的是它关系着人体神的功能活动。《灵枢·海论》所载髓海有余与不足的病症，包括了精神心理、面色形象、语言感官、肢体活动姿态等障碍，这实质上是脑功能活动异常。脑为髓之海，从理论上突出了脑在人体中的重要地位。

　　清代医家王清任谓"脑为元神之府，灵机记性在脑不在心"，又有"年高无记性者脑髓渐空"之说。《素问·脉要精微论》指出"头者，精明之府"。古人已认识到脑髓是精神智慧产生之处，故精神神志方面疾病不仅在心，也为髓海之疾，与现代医学对脑的认识相符。

2. 脑与髓海

脑是人体的精髓之气汇聚之所在，是谓髓海所在。关于脑和髓海的关系古来有之。《灵枢·经脉》曰"人始生，先成精，精成而脑髓生"；《素问·五脏生成》说"诸髓者，皆属于脑"肾主骨生髓，髓上聚为脑；《灵枢·海论》亦云"脑为髓海"；《类经》卷九注"凡骨之有髓，惟脑为最巨，故诸髓皆属于脑，而脑为髓之海"；李时珍《本草纲目》云"脑为元神之府"。这都说明了脑为诸髓所汇聚而成，神气的本源在于脑髓。因此，脑虚、髓海不足必然会影响到人体神的正常的功能活动，而出现包括精神心理、面色、语言、感官、肢体活动姿态等一系列功能障碍。

3. 脑与五脏相关

王清任《医林改错·脑髓论》曰："灵机记性在脑……由脊骨上行入脑，又名脑髓。"脊髓上通于脑，脑为髓之海。张老认为，头为诸阳之会，十二经脉中手、足三阳经循行头面，阴经则通过经别相交上合头面，四海理论中十二经脉皆归于四海，强调水谷、气、血、脑髓在人体的重要作用，经脉运行五脏六腑之气血精华皆上聚于髓海，髓海功能与人体的整体功能有密切的关系。脑为髓海，人的精神、意识和思维活动，属于大脑的生理功能，是大脑对外界事物的反应。脑的功能隶属于五脏，五脏功能旺盛，精髓充盈，清阳升发，窍系通畅，才能发挥其生理功能。所以，脑为髓海的功能与五脏相关，十二经腧穴对髓海有重要的调节作用。

（1）心脑相通。"心脑息息相通，其神明自湛然长醒"，心有血肉之心和神明之心，血肉之心即心脏，"神明之心……主宰万事万物，虚灵不昧"（《医学入门·脏腑》），实质为脑。《素问·六节脏象论》中言"心主血脉"，血液对人体四肢百骸均有濡养作用，脑亦需血液的濡养。心主神明，脑为元神之府，心主血，上供于脑，血充足则脑髓充盈，故心与脑相通。故心脑相系，常心脑并称。

（2）脑肺相系。肺主一身之气，朝百脉，助心行血，肺之功能正常，则气充血足，髓海有余，故脑与肺有着密切关系。

（3）脑脾相关。脾胃为后天之本，气血生化之源，"五谷之精液和合而为膏者，内渗于骨空，补益脑髓"（《灵枢·五癃津液别》），水谷精微化而为血。髓可生血，血亦生髓。脾主运化，为气血生化之源。饮食水谷在脾的运化作用下化生津液，得以输布于全身，脑亦受益，脑主神志功能得以正常发挥，故"气血充则脑神灵，气血亏则脑失聪"。故髓海的盈亏与脾胃有关。

（4）肝脑相维。"肝者，将军之官，谋虑出焉"，说明肝与思维和精神活动有密切关系。肝主疏泄，调畅气机，又主藏血，气机调畅，气血调和，则脑清神聪。若疏泄失常，或情志失调，或清窍闭塞，或血溢于脑，即"血之与气并走于上则为大厥"。"肝藏血，血舍魂"，肝的藏血功能正常，则魂有所舍；若肝失藏血，脑失所主，或神物为两，或变生他疾；若肝血不足，则魂不守舍可见惊骇多梦、卧寐不安等。由此可见，所谓魂，是指脑主神明中情志活动的一部分，其功能是脑主神明的具体体现。

（5）脑肾相济。脑为髓海，精生髓，肾藏精。"在下为肾，在上为脑，虚则皆虚"（《医碥·卷四》），"肾主身之骨髓"（《素问·痿论》），肾生髓，"肾不生则髓不能满"（《素问·逆调论》），可见肾精充盛则脑髓充盈，肾精亏虚则髓海不足而变生诸症。"脑为髓海……髓本精生，下通督脉，命火温养则髓益之"，

"精不足者，补之以味，皆上行至脑，以为生化之源"。髓由肾精所化生，肾中精气的盛衰与髓的盈亏有密切的关系，精源于五脏六腑之气血，气、血、精、髓可以互生，故髓与五脏皆相关，其中以肾为最。

二、髓海的重要性

人之经脉可沟通内外、网络全身，故《灵枢·经脉》指出："经脉者，所以能决死生，处百病，调虚实，不可不通。"《灵枢·海论》指出："人亦有四海、十二经水。经水者，皆注于海……人有髓海，有血海，有气海，有水谷之海，凡此四者，以应四海也。"十二经水皆归于大海，十二经脉气血也归于人身之四海，四海之间又相互配合，水谷之海是气血生化的本源，其上部为气海，下部为血海，气血之精华则上聚于髓海，是为"精明之府""元神之府"。《素问·五脏生成》言："诸髓者，皆属于脑。""脑为髓之海"，头脑是精神的最高主宰，是神气的本源。髓海不足，则会出现相应的病症，《灵枢·海论》言"髓海有余，则轻劲多力，自过其度；髓海不足，则脑转耳鸣，胫酸眩冒，目无所见，懈怠安卧"。髓海充则脑的生理功能才能维持正常，髓海不足则导致头晕、耳鸣、目眩、精神萎靡及足痿不能用的症状。

在脑为髓海，统率六神的理论指导下，张老提出"肾脾主脑髓"说。脑乃髓汇集之处，脑髓是脑发挥作用的物质基础。脑由先天之精化生而成，故《灵枢·经脉》云："人始生，先成精，精成而脑髓生。"肾为先天之本，肾精充盛则髓海得以充养，故《素问·逆调论》云"肾不生则髓不能满"，说明肾精化生填充脑髓的整个过程。脑髓既生，则由后天之精来充养。首先，后天之精依赖肾精的转化，其次，脾为后天之本，后天之精源于水谷精微，是人体生长发育、生命活动的物质基础和能量来源，也是五脏六腑精气的来源，脑髓本身也有赖水谷精微的充养。王清任《医林改错·脑髓论》亦有："灵机记性在脑，因饮食生气血，长肌肉，精汁之清者，化而为健，由脊骨上行入脑，又名脑髓。"陈修园《医学从众录》则指出肾精不充，脑髓不足而致病，"肾主藏精，精虚则脑海空而头重"。以上说明脑髓的生成、生理功能的正常发挥及病理变化与肾脾（胃）有密切联系，故张老特别强调脾肾两脏在治疗脑系疾病中的重要作用。

三、髓海论在临床中的应用

临床上，张老对于各种辨证为髓海不足的病症，都以调理髓海为主，尤其用于治疗脑病，如癫痫、痴呆等。膀胱经为三阳之首，经脉循行最长，穴位最多，为十二经中直接入脑的经脉，与肾经互为表里；督脉为阳脉之海，总督诸阳经，并且与脑有直接联系，和膀胱经、肾经相通。《灵枢·经脉》言膀胱经病候"主筋所生病"包括"癫疾"。而《素问·骨空论》曰："督脉为病，脊强反折。"《灵枢·经脉》曰："实则脊强，虚则头重。"脑为元神之府，是人体一切生命活动的中枢；而心为君主之官，主神明；头为精明之府，脑为"髓海"，这有赖于肾精的濡养。而督脉络脑与肾，能通髓达脑，是转输精气的重要通路。调节督脉经气可使肾生之髓，源源不断上注于脑，髓海充则元神功能易于恢复。所以，张老在选穴上重用督脉、任脉、膀胱经穴位。

张老这一思想在临床治疗脑病获得了很好的疗效，多选百会、风府、风池、上印堂、肾俞、昆仑等穴。《灵枢·海论》中记载"脑为髓之海，其输上在于其盖，下在风府"，百会、风府为督脉要穴，督脉"上额交巅上，入络脑"，可养脑补肾，醒脑开窍，调理髓海。上印堂为张老经验穴，有镇惊养神止眩之效，留针时间长则效果尤佳。肾俞可补肾益精、充髓，昆仑是水火交融之穴，为东垣治"三焦元气衰亡"之要穴，能补肾通元，益气生精。风池为足少阳胆经、手少阳三焦经、阳维脉的交会穴，阳跷脉所入之所，为治风要穴，功能平肝息风，清头明目、开窍。以上诸穴合用，具有调理髓海、补虚泻实之效。

第四节　经气论

经络是人体运行气血、内联脏腑、沟通内外、外络肢节、贯穿上下的通路。经气是运行于经脉的气，脏腑的功能活动实质上也是经气在不同脏器的具体体现。针灸通过调节经气来改善脏腑功能，使疾病得以治愈。针灸治病的机制，主要在于"调气"，施行针刺手法更强调"得气"，显然这里的"气"都是指经气而言。张老十分强调经气对临床的指导作用，还提出对经气疲乏的应对办法，对临床有一定的指导作用。

一、经气的定义

经气，即经络之气，是指运行于经络之中的气血。《素问·离合真邪论》曰："真气者，经气也。"经气一般指营气和卫气，还包括循行于经脉中的宗和元气。清代张志聪认为："所受于天者，先天之精气，谷气者，后天水谷之精气，合并而充身者也。"张志聪《素问集注》言："经气者，营卫血气也……真气者，所受于天，与谷气并而充于经脉者也。"《灵枢·营卫生会》说："人受气于谷，谷入于胃，以传与肺，五脏六腑，皆以受气，其清者为营，浊者为卫，营在脉中，卫在脉外，营周不休，五十而复大会，阴阳相贯，如环无端。"由此可知，先天的精气和后天水谷精微之气合并充于周身的就是经气。

经络以十二正经为主体，与奇经八脉、经别、经筋、络脉、皮部等共同组成一个完整的经络系统，形成运行人体气血的通路。气血藏于经络之中以传输周身各处，完成其"行血气而营阴阳"的作用，才得以完成正常的功能活动。经气循环传注，周流不息，遍布全身，无所不至。正是由于经络的这种联络作用，才使人体形成一个内外、上下紧密相连的有机整体。总之，经气既是构成人体和维持人体生命活动的精微物质，又是生命活动的物质基础。这种精微物质是微小难见的、可以流通的，是构成经气运行的实质性的物质，包括原气、宗气、营气、卫气等。此外，经气也指人体经络脏腑的生理功能，也就是指人体各脏腑组织的功能性活动，人体通过经气构成一个完整的经络系统，并通过其完成各种生命活动。

二、重视原气

张老认为，经气应包括禀受于父母先天精气而产生的原气和流注于经脉内外的营卫之气（即后天水谷之气），前者具有维持经络通行血气、营运阴阳、调理虚实、处治百病的功能，是腧穴通过经络的传导起到治疗作用的动力；后者则是营养脏腑、充实身形、维持生命活动的物质基础。虽然先天原气和后天水谷之气有本质的区别，但在生理上是相辅相成、相互为根的。原气必须依靠胃腑所化生水谷精微之气的滋养，方能充实不衰。假如原气没有营卫之气的不断充实，必致耗损而枯竭；而脾胃亦必须依靠原气的作用，方能不断化生精微。

《灵枢·刺节真邪》曰："何为真气？岐伯曰：真气者，所受于天，与谷气并而充身也……虚邪偏客于身半，其入深，内居荣卫，荣卫稍衰，则真气去，邪气独留，发为偏枯。"可见由于原气的影响，经气也可不足，所以感邪发病。由于原气和经气从属相通，关系密切，所以当原气失衡，机体内部病变时，可通过经气的活动反映于体表；同样，外邪的侵袭也可由它传入体内而影响原气和内脏。经气的调节功能，主要表现在机体病理状态时，特别是原气平衡失调，脏腑气机紊乱时最为明显，往往要借助针灸等法才能激发。

三、重视经气

《黄帝内经》《难经》文中描述最多的是针灸、按摩、导引之时所得到的"气"，这种"气"即经络之气，也就是经气。针灸之时施术者持针之手指有"得气"之感觉，针下沉紧，患者自觉有如酸、麻、疼、胀、木、沉、紧、温、凉、传导（蚁行、水流、蠕动、串痒、电击）等感觉，故有"气行""气上""气下""气逆""气至""气来"等描述。《灵枢·行针》说"或神动而气先针行，或气与针相逢，或针已出，气独行；或数刺乃知"，说明行针之前后经气有变化。按摩治疗亦是如此，《素问·调经论》记载"按摩勿释，著针勿斥，移气于不足，神气乃得复""按之则气足以温之"，形象地叙述了按摩时经气向下移至足部的感觉及温热的感觉。可见经气贯穿于针灸、按摩等过程中，因此针灸临证治疗时需把握经气的运行。

针刺中候气、得气、调气及失气，均关系到经气。《灵枢·经水》说"治以针艾，各调其经气"，《灵枢·终始》说"男内女外，坚拒勿出，谨守勿内，是谓得气"，《灵枢·九针十二原》说"刺之要，气至而有效"，《灵枢·终始》言"其脉乱气散，逆其营卫，经气不次，因而刺之……是谓失气"。针刺行补、泻手法时需注重经气，《素问·宝命全形论》记载"刺实者，须其虚，刺虚者，须其实，经气已至，慎守勿失"，《素问·离合真邪论》记载"大气留止，故名曰补……大气已过，泻之则真气脱……以从为逆，荣卫散乱，真气已失，邪独内著，绝人长命"，可见重视经气对提高临床疗效至关重要。经气是经络系统的核心，在针灸整个过程中均需重视经气。

四、经气疲乏及预防

针刺治疗时，张老强调医者必须了解患者的经气盛衰，把握经气的运行，同时要防止经气疲乏。经气疲乏，指由于医者或患者的原因所引起的针感强度的减弱或消失，或出现针刺疗效的减低或不良反应的现象，因为经气疲乏的出现，直接影响患者病情的恢复及医者临床治疗的效果。

1. 经气疲乏的临床表现

（1）医者的感受　针刺入穴位后，医者感觉针下空虚，或久候气不至，或针下沉、涩、紧感不明显。

（2）患者的感受　①不得气感，针刺入穴位后，患者无酸、麻胀、重、抽痛感；②得气迟缓，针刺入穴位后，迟迟不见得气，经留针候气、循经催气，方有得气感；③疲乏感，患者自感全身疲乏无力，针刺不易得气，或经针刺治疗一段时间后，患者感疲乏无力，得气迟缓；④汗出，经针刺治疗一段时间后，患者出现自汗、盗汗现象。

（3）不良反应　针刺治疗后，患者感觉针刺部位有疼痛等后遗感，或原发病加重。

2. 经气疲乏形成的原因

1）用穴不当

用穴不当主要因为针灸医生基础理论不扎实，未能熟练掌握腧穴的定位、腧穴的配伍，以及针刺的角度、方向和深度，使针刺未能达到应有的治疗作用而伤及正气，产生经气疲乏。

腧穴的运用有补泻的双向调节作用，临床治疗时，需结合腧穴的特性，依据五行生克关系，选取合适的腧穴，如肺虚可补其母穴太渊，肺实可泻其子穴尺泽。腧穴配伍不当则使经气耗损或病情加重。对于慢性病、病程较久、需长期针刺治疗的患者，医生若在针刺方法及取穴上不知变通，反复使用同一组穴，久而久之，就会产生经气疲乏，使针感减弱，疗效降低。医生针刺深浅不当，《难经·七十一难》说"针阳者，卧针而刺之，刺阴者，先以左手摄按所针荣俞之处，气散乃内针，是刺荣无伤卫，刺卫无伤荣"，指针刺属于阳的卫分（浅层）要沿皮横刺，以免损伤深层的营气，针刺属于阴的营分（深层）要先用左手按压穴位，使浅层的卫气散开后，方可刺入，以免损伤浅表的卫气，如当深反浅，则未及营而反伤卫，当浅反深，则诛伐太过而损于营。

2）患者因素

惧怕情绪：有的患者初次接受针刺治疗时，因惧怕疼痛，不能积极配合，使针感不明显。体质虚弱：慢性病、久病不愈的患者，体质虚弱，正气不足，针刺则不易得气。疾病危重：如"五夺""五逆"的患者，其正气衰竭，刺之如豆腐。

3. 经气疲乏的应对

张老认为临床治疗时，首先要准确辨证，这样才能达到取穴准确、针刺深浅及补泻手法得当。要做到取穴准确，必须在辨证论治的前提下，确立治疗原则及针灸处方，熟练掌握十二经脉的循行路线及所生病，十二经筋及十二皮部的分布部位，每个穴位的所属经脉、主治、功效，尤其是每条经脉的特定穴、经脉之间及腧穴之间的五行生克关系，结合腧穴的近治作用、远治作用、特殊作用来确立针刺治疗方案。根据腧穴的部位和患者的病情、年龄、体质，以及发病或治病的时令等情况，灵活掌握针刺深浅及补泻手法，如病在表、阳证、新病者，针刺应浅些；病在里、阴证、久病者针刺宜深些；年老、气血衰退、小儿、形瘦者宜浅刺；年轻力壮、气血旺盛、形盛者宜深刺；头面、胸背部，宜浅刺；四肢、臀腹部，宜深刺；春夏宜浅刺，秋冬宜深刺。正如《素问·刺要论》中说："病有浮沉，刺有深浅，各至其理，无过其道……浅深不得，反为大贼。"

其次，医生要态度和蔼，耐心说服患者，让患者明白针刺所引起的疼痛只不过是暂时的、轻微的，而治疗疾病才是最主要的，并且告诉患者针刺的不可取代性，争取得到患者的积极配合，而且对此类患者，要采用循序渐进的办法，初次治疗时，取穴要少而精，或采用艾灸、拔罐等患者易接受的方法；对久病、慢性病需长期针刺治疗的患者，治疗方法要多样化，或针或灸或耳针或手针或腕踝针或配合中药或加服西药。要灵活变通为患者采用行之有效的治疗方法，不能墨守成规、一成不变，并且要严格实行疗程制度，休息对经气恢复也很重要。对不得气或得气迟滞者，要分析原因，采用循弹催气、留针候气、补益经气的方法；针后有疲乏感或出汗的患者，多因正气虚弱所致，应用补法或加以温针灸，或加服中药如黄芪、党参、白术之类；对针后病情加重者，应仔细分析原因，重新确立治疗方案，积极应对。

第五节　天人合一论

　　天人合一是中医药文化的核心。《素问·宝命全形论》曰："人以天地之气生，四时之法成……人生于地，悬命于天，天地合气，命之曰人。"《黄帝内经》处处体现着"以天体论人体、以天文论人文、以天时论人时、以天行论人行、以天德论人德"的智慧。正是这种智慧，使中医学在数千年前就确立了"自然环境-社会-心理-生物"的先进医学模式。在临床应用中张老尤其推崇"天人合一"观，并在临床上采用四时针刺、五运六气针刺、子午流注针法以顺应天人合一。

一、天人合一论的起源

　　据现代学者张岱年考证，明确提出"天人合一"的是北宋张载，他在《正蒙·诚明》中说"儒者则因明致诚，因诚致明，故天人合一"。张老认为，道德原则和自然规律是一致的，人和自然都遵循统一的规律，天人协调是最高理想。

　　天人关系溯源于商代的占卜，西周继承了商代的思想，把天（天帝）看成天地万物的主宰，天人关系是神人关系。西汉董仲舒提出"人副天数"说，认为天有意志、有主宰人间吉凶赏罚的属性。《春秋繁露·阳明义》载"天亦有喜怒之气，哀乐之心，与人相副。以类合之，天人一也"，《春秋繁露·为人者天》载"天亦人之曾祖父也，此人之所以乃上类天也。人之形体，化天数而成"，认为天造人是为了通过人表现自己的力量和意志，所以人体构造与天数相合，社会人事与天意相应，这完全是宗教神学。《周易·文言》曰："夫大人者，与天地合其德，与日月合其明，与四时合其序，与鬼神合其吉凶，先天而天弗违，后天而奉天时。"即人与自然界要互相适应，相互协调。《礼记·中庸》曰："唯天下至诚，为能尽其性。能尽其性……可以赞天地之化育，则可以与天地参矣。"从人格的最高理想与最终境界论述了人与天地的合一。

1. 《周易》中的天人合一

关于生命的起源，我们的祖先有自己的观点，在《周易》里有明确的阐述。《序卦传》说"有天地，然后万物生焉"，《系辞传》说"天地之大德曰生""生生之谓《易》"。由此说明，生是《易》研究的主题，《易》就是研究生命科学最早的书籍。生命来源于天地，"天地交而万物通"（泰卦《象传》），"天地不交而万物不通"（否卦《象传》），"天地氤氲，万物化醇"（《系辞传》）。《说卦传》言"乾为天""坤为地"。《系辞传》曰："乾，阳物也。坤，阴物也。阴阳合德，而刚柔有体。夫乾，其静也专，其动也直，是以大生焉。夫坤，其静也翕，其动也辟，是以广生焉。广大配天地，变通配四时，阴阳之义配日月，易简之善配至德。"由此说明，生命起源于乾天坤地阴阳一气的交合，即所谓"氤氲"之气，或称为"精气"，故曰"精气为物"。阳就是乾，阴就是坤，所以《说卦传》曰："乾，天也，故称乎父。坤，地也，故称乎母。震一索而得男，故谓之长男。巽一索而得女，故谓之长女。坎再索而得男，故谓之中男。离再索而得女，故谓之中女。艮三索而得男，故谓之少男。兑三索而得女，故谓之少女。"《系辞传》称此为"乾道成男，坤道成女"。乾坤是自然界的代表，男女是人类的代表，乾坤生六子，六子分男女，即言天地生万物，万物可分成阴阳两大属性，故《系辞传》言"一阴一阳之谓道"。说明《周易》一书就是阴阳运动规律的总结。

2. 《黄帝内经》中天人合一

《黄帝内经》是中医学的经典文献，其学术思想受先秦诸子百家哲学思想的深刻影响，尤其与汉代道家黄老学派的思想一脉相承。《黄帝内经》没有明确记载"天人合一"的字样。但《灵枢·岁露论》提出"人与天地相参也，与日月相应也"，《灵枢·刺节真邪》言"与天地相应，与四时相副，人参天地"，这贯穿于整个学术体系之中，并以当代医学成就极大地丰富和发展了"天人合一"的唯物主义哲学思想。

《黄帝内经》所谓的"天"主要是指独立于人的意志之外、不以人的意志为转移的客观存在，是不断运动变化的物质世界。"天"的含义主要概括自然界、天地、天气、天体等内容。

《黄帝内经》中的"人"指自然界阴阳二气作用的产物。《素问·宝命全形论》曰："夫人生于地，悬命于天，天地合气，命之曰人。""人"是形神合一的复合体。《灵枢·天年》曰："何者为神？岐伯曰：血气已和，营卫已通，五脏已成，神气舍心，魂魄毕俱，乃成为人。"《素问·上古天真论》曰："形与神俱，而尽终其天年。"《类经》演绎和丰富了《黄帝内经》的形神观，"形者神之体，神者形之用，无神则形不可活，无形则神无以生"，人的生命又为天地之根本。《素问·宝命全形论》云："天覆地载，万物悉备，莫贵于人。"《灵枢·玉版》云："人者，天地之镇也。"充分体现了以人为本的思想。

二、针灸中天人合一论

1. 四时针刺

《黄帝内经》论四时针刺，观念是天人合一，方法为因时制宜，体现于选取的针刺之处不同。对针刺之处的选择，决定于其层次深浅。《灵枢·寒热病》中的层次深浅，实际包括部位与腧穴、皮肤（包括显现的络脉）肌肉筋脉等组织部位的深浅，与针刺深浅直观对应，用之于春夏；井荥等腧穴由其经脉与脏腑相联系而气属深层，与针刺深浅为无形层次相合，用之于秋冬。这是针刺深浅"各以时为齐"方法的原旨。张老认为有关的解释，主要从两个角度展开，一是以《灵枢·四时气》为代表，春夏仍以部位对应，秋冬则以部分五输穴对应；一是以《灵枢·本输》为代表，以五输穴对应四时，深浅皆以井荥输经合为主来体现。

四季的阴阳气血多少有差别，《素问·厥论》提到"春夏则阳气多而阴气少，秋冬则阴气盛而阳气衰"，即春夏阳气盛阴气虚，秋冬阴气盛阳气虚。四季发病在阴在阳亦有不同，《素问·金匮真言论》则云："欲知阴中之阴，阳中之阳者，何也？为冬病在阴，夏病在阳，春病在阴，秋病在阳，皆视其所在，为施针石也。"说明冬春病在阴，夏秋病在阳，张老在临床上多依据阴阳气血多少和疾病部位深浅的不同，采取不同的针刺方法进行治疗。

十二经脉与十二月份相对应，如《灵枢·五乱》说："经脉十二者，以应十二月。十二月者，分为四时。四时者，春秋冬夏，其气各异，营卫相随，阴阳已和，清浊不相干，如是则顺之而治。"《灵枢·经筋》中可见古人以手足十二经脉分主一年十二月份，一年分四季，每一季节的三个月又以孟、仲、季的顺序分别命名。每月份的痹病以月份的名称来命名，像孟春痹、仲春痹和季春痹。因为手足阴阳经筋对应四时及十二月，所以产生病变亦应四时，例如足太阳经筋病症对应仲春痹，即二月；足少阳经筋病症对应孟春痹，即正月；足阳明经筋病症对应季春痹，即三月；足太阴经筋病症对应仲秋痹，即八月；足少阴经筋病症对应孟秋痹，即七月；足厥阴经筋病症对应季秋痹，即九月；手太阳经筋病症对应仲夏痹，即五月；手少阳经筋病症对应季夏痹，即六月；手阳明经筋病症对应孟夏痹，即四月；手太阴经筋病症对应仲冬痹，即十一月；手厥阴经筋病症对应孟冬痹，即十月；手少阴经筋病症对应季冬痹，即十二月。经筋相对皮肤为阴，而痹病血气留闭而为痛，亦病在阴分，故偏向取燔针（即火针）以快进快出的手法，以散寒邪、行血气、舒筋缓急。

　　四时针刺理论在现代临床上的应用主要为三伏天灸和三九天灸。三伏天灸是根据中医"冬病夏治"的理论，在天气最热的时候给予热性药物贴敷穴位，此时阳气最盛，热性药物渗透皮肤，刺激穴位，达到扶助阳气和驱逐邪气的作用。三九天灸是根据"寒者热之"的理论，在天气最冷的时候给予热性药物贴敷穴位，此时阳气渐生，热性药物起到扶助正气和驱逐寒气的作用。张老在临床对脑卒中伴肢体乏力的患者，一般会在井穴上施以麦粒灸，或者于十二井穴上用大接经法，临床治疗效果已获较广泛的认可。其理论认为井穴通于冬，冬气通于脏气，脏气通于骨髓，配上热量直透的麦粒灸，使大脑这个"髓之海"的气机通达，改善脏气"痰瘀阻络"的疾病状态，重新建立起并加强大脑与躯体的连接，从而改善肢体乏力等临床症状。

2. 五运六气针刺

五运六气针刺是一种在《黄帝内经》五运六气理论指导下，施行针对当下运气环境的针灸，达到调整气机升降浮沉的针刺方法，以更好地祛除体内实邪、虚邪，达到人体阴阳平衡。《灵枢·逆顺》云："气之逆顺者，所以应天地阴阳、四时、五行也。"人体内经气运行与五运六气运行相一致，故需参照五运六气的变化以指导针灸取穴。

运气学说的指导思想是天人相应，主张人与自然是相应的，并应用阴阳五行理论，认为人体的阴阳与自然界的阴阳，人体的五行生克与自然界的五行生克，人体的六气与自然界的六气，人体的脏腑组织形式与自然界的组成形式等，都存在一个相应的规律。运气学说正是在此思想指导下，认为人体疾病的发生、发展、流行和预后都是与自然界的气候相应的，而自然界的气候和气象变化又是与天象、历法、时间等相应的。因此，通过对时间、纪年的干支、历法、天象等进行演算就可以预测气候和气象的变化，进而预测出疾病的发生、发展和流行情况。运气学说的立论基础是"天道-气化-物候"的规律。其中天道是宇宙的运动规律，亦是五运六气的规律。

古人为了便于学习运用五运六气理论，建立了六十甲子纪年系统，将天度历法和气化规律及定数概括于甲子系统中。十天干和十二地支，是古代用来纪年、月、日、时的。十天干、十二地支相合，组成六十种符号，称为"六十甲子"。十天干代表天气，十二地支代表地气，天地气交，而气化生矣。因为天干地支是日月运动的代表符号，所以六十甲子顺序的排列，就代表了日月运动不同时间阶段的特性，包含天文知识和生物生、长、化、收、藏的意义在内，并且具有阴阳五行、时间、空间、方位的特性。

关于五运六气的时间针刺理论，于《黄帝内经》运气七篇、刺法论篇和本病论篇中有相关的描述，通过掌握各年运不及、太过或迁正退位不及而引起疾病的临床表现，从而测知运气情况，再考虑在这种运气情况下应取何种腧穴进行治疗，以助五运六气的升发或下降。同时于《子午流注针经》中进一步了解具体穴位、取穴时间、针刺手法及治疗六腑疾病时替代的下合穴。

五运六气针刺理论在现代临床上的应用主要为结合患者出生的年运和发病的年运，考虑出生运气和（或）发病运气的情况，决定选穴，来抑制过亢或扶助不及的运气，从而治疗因运气异常导致的疾病。张老认为在临床应用中首先需要学习运气七篇中干支甲子及五运六气的内容，推算当下五运六气的情况，再看运气七篇中因运气异常导致的疾病描述是否与临床中遇到的相符合，判断当下运气情况为太过还是不及，再结合患者出生的运气情况，将现有症状和出生的运气情况等因素一起考虑进去，是否存在出生运气情况产生的影响，最后根据刺法论篇中的治疗原则，选取相应穴位来抑制过亢或扶助不及的运气，从而达到治疗的目的。

3. 子午流注针法

子午流注针法理论是一种运用干支纪时原理在十二经五输穴上按时开穴的针法。而干支纪时的原理，却是五运六气的理论，因此说运气学说是子午流注学说之源头，运气学说对子午流注针法起到重要的指导作用。子午流注既可以按日时开穴，也可按五运六气的年月开穴，如《素问·刺法论》所述就是子午流注在运气中的应用。但运气学说是源于自然界的气化运动规律，是宏观的。子午流注是对人体经脉气血运行盛衰规律进行按时取穴的应用，故此是微观的、局部的。

"子午"和"流注"两词，首见于《灵枢》。《灵枢·卫气行》说："岁有十二月，日有十二辰，子午为经，卯酉为纬。"《灵枢·经别》谓："六律建阴阳诸经而合之十二月，十二辰，十二节，十二经水，十二时，十二经脉者，此五脏六腑之所以应天道。"这些论述表明，《黄帝内经》用子、午作经线，卯、酉作纬线，将一年十二个月划分成四个季节。用一天十二时辰的经纬位置来说明昼、夜、朝、夕时间的变化。《黄帝内经》依据人体经脉中气血流行盛衰现象说明"天道"，即外界环境变化规律对人体的影响，认为人体气血运行是有规律地有盛有衰的，就像潮水的涨落一样。以一天十二个时辰为例，寅时是手太阴肺经气血流注最旺盛的时间，依次卯时传于手阳明大肠经—足阳明胃经—足太阴脾经—手少阴心经—手太阳小肠经—足太阳膀胱经—足少阴肾经—手厥阴心包经—手少阳三焦经—足少阳胆经—足厥阴肝经。

后世医家不断完善补充子午流注针刺理论，渐渐形成纳子法、纳甲法、养子时刻注穴法三个分支，同时结合八卦的纳甲理论形成了灵龟八法和飞腾八法，还为了弥补其开穴时间的不足，形成了夫妻配穴、合日互用、母子配穴、主客取穴和"一四二五三零规律"等取穴法则。

三、天人合一论在临床的应用

张老认为古人仰观天文，俯察地理，内视人身，建立了一套千年不变的宇宙观。在中医理论中"天人合一"还有另一层含义：人与大自然是统一与协调的关系，就医学而言，违背天人合一的思想便意味着人类对自身健康与生命的埋葬。

　　张老还认为在生理上人体是有机的整体，人体器官既有各自的功能，又同时是整体功能活动中的一部分，各器官之间相互联系和影响，且有一定的规律可循。人与环境也具有整体统一性，在对疾病的认识程序上，一方面从整体出发，运用八纲、脏腑、六经、卫气营血、三焦辨证等进行多层次、多角度、多元交叉的系统分析；另一方面，从运动出发，抓住正邪、阴阳五行等几组基本的对立统一现象，进行矛盾分析，把握其消长转化的规律，在治疗方法上把人体、疾病放到生态环境这个系统背景上，运用自然药物，通过辨证施治，调节机体与环境之间物质、能量、信息交换的涨落，起到使机体"阴平阳秘"的作用。另外，中药方剂中的组方配伍法度，君臣佐使关系，都体现了整体原则。

　　中医把人体看作纵横交错的立体网络整体，从整体上、运动上、人体内部及人与环境的联系上，把握生理、病理规律，逐步全面揭开生命和人体的奥秘，并以天人合一的思想从整体观、辨证观理论出发，对人体疾患进行诊治，以达到机体内部及机体与环境的平衡、协调。中医不仅在研究生理上寻求平衡，在养生问题上也广搜博引儒道之长，强调人与自然的协调关系，即讲求天人合一。

　　四时针刺、五运六气针刺、子午流注针法均为"天人合一"论在临床的体现，三者之间存在一定联系与区别。在临床应用中，《医学入门·子午八法》提到："缓病必俟开阖，犹瘟疫必依运气；急病不拘开阖，犹杂病舍天时而从人之病也。"这为临床上何时运用时间针刺疗法，何时使用辨证论治针刺提供了一定的理论依据。依据上面引用的字句，对缓病（即慢性病），一定要等开穴，即按子午流注针刺理论进行针刺；而在运气出现异常的时候，即瘟疫发生时，就一定要依运气情况来治疗，这时就按照五运六气的针刺理论来治疗。同理，在因四时之气不正常给人体带来疾病的时候，可根据四时针刺的理论进行针灸治疗；对急病（即急性病），就不用等开穴进行针刺了；杂病本身就是因情志及饮食等引起的时候，不与天时有关，故不用考虑天时因素，直接从疾病本身进行辨证治疗即可。因此，在临床治病当中，首先对疾病进行辨证，然后对病因进行辨别，如果是兼有外感证，可将四时针刺和（或）五运六气针刺理论两者结合起来应用；如果是外感以外的病症可用子午流注针刺，或者结合患者体质和疾病进行辨证分析取穴；如果是外感证兼有他证，就可将时间针刺理论与辨证论治指导下的针刺结合起来，选出有效的穴位，实施恰当的补泻手法，从而提高临床治疗的效果。

张老在临床上常用原郄配穴法结合五运六气针刺及子午流注针法治疗疾病。十二经脉各有一个郄穴（暂不讲阴阳跷脉、阴阳维脉的郄穴），以便与十二原穴相配。临床上常选用郄穴治疗本经循行部位及所属脏腑的急性病症。阴经郄穴多治血症，阳经郄穴多治急性疼痛，在临床上能起急救作用。既然原郄穴在临床上有如此功能，那么原郄搭配法在针灸学中也应当是不可缺少的一个重要原则，它们相配有调整人体脏腑原气、激活正气、抗御外邪的功能，临床上治疗本经循行部位及所属脏腑的急性痛症，它们与子午流注纳干法相结合后，则更赋予它们以新的内容。对于年干属阳的那些互化后成为运气太过的年份，则根据"抑其运气，资其不足"。如该年气化是某气为淫胜之气，则可取在五行属性上克胜气的某经某穴。如火运太过之年，可取水经膀胱经的水穴通谷补之或肾经水穴阴谷补之，同时取火经心经的火穴少府泻之或小肠经火穴阳谷泻之，再配取肺经金穴经渠补之或大肠经金穴商阳补之，接着顺开纳天干的原郄穴和时辰配穴。对于年干属阴的那些互化后成为运气不及的年份，则可取同气之穴即在五行属性上助其气的某经某穴。如火运不及之年，则可取同气之穴火经火穴助之，即心经的少府补之或小肠经阳谷补之，同时也可取肝经木穴大敦补之或胆经木穴足临泣补之，泻肾经水穴阴谷或膀胱经水穴足通谷。接着顺取纳天干的原郄穴和时辰配穴，其余运气的太过、不及可类推之。对于平气年而言一般无胜复，气候变化不剧烈，即使有也属于"有胜有复"及"胜微复微"的情况，而不是"有胜无复"及"胜甚复甚"，因为平气年不可能全年风平浪静，所以有一点起伏是正常的。这种情况可以考虑上、下半年各小阶段的运气影响，但起伏不大，可以不考虑。

第六节　治未病

　　当前疾病医学逐渐出现向健康医学转变的趋势，医学关注的对象也将从"已病"人群逐渐向"未病"人群扩展，医学干预的切入点将逐渐提前。"治未病"一词首见于《素问·四气调神大论》篇，通常讲，所谓"治未病"，包括未病先防、既病防变及病后防复三个方面的内容。它具有防止疾病发生，阻止疾病发展和促进疾病转归的积极意义。同时，还可起到减少患者痛苦、提高生活质量和延年益寿的作用。古老的中医"治未病"理论具有明显的时代超前性，它的未病先防、早期防治、已病防变、保健延衰的核心思想将日益引起人们重视，张老尤其强调治未病的重要性。

一、"治未病"思想的起源

　　针灸"治未病"的理论来源于古代朴素的未病学思想，经过历代医家在理论和实践中的总结和升华，逐渐成为较完整的体系。中医"治未病"思想在夏商周时期就已萌芽，发展于秦汉时期的《伤寒论》，成熟于隋唐时期的《诸病源候论》《备急千金要方》，至宋明清时期，"治未病"思想受到各医家的重视。

　　"治未病"一词首次出现在《素问·四气调神大论》篇，该篇云："是故圣人不治已病治未病，不治已乱治未乱，此之谓也。夫病已成而后药之，乱已成而后治之，譬犹渴而穿井，斗而铸锥，不亦晚乎！"强调未乱之治，未病之防。《素问·八正神明论》又说："上工救其萌芽……下工救其已成，救其已败。"高明的医生能够早期发现疾病征兆，采取措施，消灭疾病于萌芽状态。《素问·刺热》云："肝热病者，左颊先赤；心热病者，颜先赤；脾热病者，鼻先赤；肺热病者，右颊先赤；肾热病者，颐先赤。病虽未发，见赤色者刺之，名曰治未病。"这里的"未病"并不是指没有疾病，而是已经有先兆存在，在疾病早期，症状较少，病情较轻时就要积极治疗。《灵枢·逆顺》中云："上工刺其未生者也，其次刺其未盛者也，其次刺其已衰者也……故曰，上工治未病，不治已病，此之谓也。"《素问·疟论》云："夫疟之未发也，阴未并阳，阳未并阴，因而调之，真气得安，故工不能治其已发……"两者所指的未病应是发作性疾病发作前的间歇阶段，这时也要及时给予治疗，以防其发作。可见，《黄帝内经》对"治未病"的预防思想做了较全面深入的阐述，对于健康未病、疾病前有先兆时的未病先防，疾病间歇期防其发作，为中医及针灸多种预防法的形成和发展奠定了坚实的理论基础。

汉代医家张仲景将《黄帝内经》《难经》中的治未病思想融会贯通，结合自己的临床实践经验予以发展，形成了较为系统的治未病思想，发展了中医"治未病"理论。《伤寒论·伤寒例》曰："春气温和，夏气暑热，秋气清凉，冬气冰冽，此则四时正气之序也。"冬时严寒，君子宜固密保暖，则不会伤于寒，即无病重防。提倡早期治疗已成之疾。《伤寒论》中处处体现了有病早治的治未病思想。张仲景注重运用中医整体观念认识疾病，在六经分证中，各经既有各自的独立证候，又有彼此传变、转化、合病、并病等的互相联系，能够准确掌握疾病发展的阶段性和前后阶段的相关性。在分析正邪力量的基础上，对疾病的发生、发展和传变规律及预后进行整体把握，力争早期治疗。《金匮要略·脏腑经络先后病脉证第一》云："凡治未病者，见肝之病，知肝传脾，四季脾旺不受邪，即勿补之；中工不晓相传，见肝治肝，不解实脾，惟治肝也。"特别强调通过治疗未病的脏腑，有效地阻止疾病由此及彼的传变。这些思想极大地发展了中医针灸治未病理论。

隋代巢元方重视用针灸预防小儿疾病，《诸病源候论·卷四十五》中载有："儿母乳儿，三时摸儿项风池，若壮热者，即须熨，使微汗，微汗不瘥，便灸风池及背第三椎、第五椎、第七椎、第九椎，两边各二壮，与风池凡为十壮，一岁儿七壮，儿大者，以意节度，增壮数可至三十壮，唯风池特令多，七岁以上可百壮，小儿常须谨护风池，谚云，戒养小儿，慎护风池。"强调对婴儿保暖，特别强调了风池处避免受凉的重要性，提出了防寒的措施；注意及早发现疾病，及早治疗。

唐代医家孙思邈科学地将疾病分为"未病""欲病""已病"三个层次，《备急千金要方》中"凡入吴蜀地游官，体上常须三两处灸之，勿令疮暂瘥，则瘴疠、温疟、毒气不能着人也"，强调在进入疾病易感地区之前用灸预防传染病，可提高机体的免疫力，抵抗温疟、毒气的侵袭，防止疾病的发生。在患病之后，又提倡及时治疗，如"凡脚气初得脚弱，便速灸之，并服竹沥汤，灸讫可服八风散，无不差者，惟急速治之"。

"治未病"思想在宋代以后，一脉相承，受到了历代医家的重视，在实践中运用和总结这种预防思想。南宋窦材在《扁鹊心书》中不仅提出常灸关元、气海、命关、中脘以防病摄生的方法，而且主张早灸、多灸，书中言"若灸迟，真气已脱，虽灸亦无用矣。若能早灸，自然阳气不绝，性命坚牢"。宋代《太平圣惠方》记载了"将中风之候"，"未中风一两月前或三五个月前，足胫上忽发酸重顽痹"，并提出"便须急灸三里穴与绝骨穴"以预防中风，这对后世运用针灸防治中风有重要的指导作用。明代高武的《针灸聚英》明确提出"逆针灸"一词，即"无病而先针灸曰逆，逆，未至而迎之也"。明代王执中的《针灸资生经》、龚廷贤的《寿世保元》、杨继洲的《针灸大成》中均论述了中风的早期预防，描述"将中府之候""将中脏之候"并给予及时的针刺治疗。清代吴亦鼎在《神灸经纶》中直接列出了预防中风的针灸处方。

二、治未病的含义

"治未病"是中医重要的预防医学思想。《灵枢·逆顺》曰："上工刺其未生者也；其次刺其未盛者也；其次刺其已衰者也……故曰，上工治未病，不治已病，此之谓也。""治未病"预防思想对后世影响深远，张老在治疗时尤其重视。大凡病由虚起，病后若邪气未尽，正气未复，如饮食不慎、用药不当、过度劳累、复感新邪等，可致余邪复炽，使疾病复发。张老认为疾病初愈时补益正气则有利于驱除余邪、遏制复发，使机体维持阴阳平衡，增强抗邪能力。

张老认为"治未病"应有三个含义：①未病先防。在机体健康之时或未发病之前采取措施加强机体的抵抗与应变能力，保持健康预防疾病。②早期防治。在机体有发病征兆时马上采取早期治疗手段，以遏制病情的发展，促使其向健康转化。③已病防变。针对已经发生的疾病，分析疾病的传变倾向，预先防治即将传变的脏腑，防止病情的进一步发展与传变。"治未病"是指导中医药防治疾病和保健延衰的重要法则。

针灸"治未病"思想可以概括为：在未发病之时，就应用针刺法或灸法，养生防病，早期发现疾病的先兆，运用针灸扶助机体正气，使"正气存内，邪不可干"（未病先防）；既病之后早期治疗，针灸发挥鼓舞气机，增强抗病能力以驱邪外出的作用，阻断疾病的发展、传变，防止恶化以使疾病向愈（既病防变）；对病愈后的机体采取预防措施以防止疾病复发（病后防复）。针灸"治未病"是以针灸对机体的调节作用为前提的。《灵枢·根结》篇云"用针之要，在于知调阴与阳。调阴与阳，精气乃光；合形与气，使神内藏"，表明针刺能够调和阴阳，适时适宜地应用针灸方法可使机体本身的抗病与调整能力得到更充分的发挥，扶助机体正气，可最大限度地激发机体内在的调衡阴阳的潜力。

老年痴呆是以老年人出现善忘、呆傻愚笨、性情改变等为主要临床表现的一种神志疾病。张老认为，老年痴呆病位在脑，与心肾相关；其病机为脾肾两虚，痰瘀上扰清窍，为本虚标实之证；并认为老年痴呆防重于治。张老临床上非常重视老年痴呆的防护，饮食调理方面可适当吃一些核桃、坚果之类食物，少吃胡荽（香菜）。

《金匮要略》曰："胡荽，久食之，令人多忘。"同时张老认为经常饮一些益气健脑的保健汤，如五指毛桃煲龙骨、天麻鱼头汤、川芎白芷炖猪脑等。老年人切忌独处或长时间看电视，每天打2小时麻将或扑克牌，找人聊天1小时，锻炼脑的思维，能明显防止老年痴呆，或练习太极拳、八段锦、易筋经等传统健身气功，能培育人的精气神，使得精充、气足、神健。平素可灸中脘、气海、关元、足三里、悬钟等以补肾健脾。张老根据临证经验，创制一套保健按摩法：①按摩头部以清利头目。干梳头100次，拿头五经6次，扫散头颜部左右各30次，轻敲头部100次，按揉印堂、攒竹、睛明、太阳、率谷、风池、风府及拿肩井等，每穴1分钟。②推、揉心包经穴位，按揉内关、神门以宁心安神。③拳眼揉肾俞1分钟，掌擦腰骶部，透热为度，以补肾填精。④摩腹、摩中脘、按揉足三里，以健脾和胃。还可以采用沐足疗法，每晚用艾叶、桑叶各50克煮水泡脚20分钟，并擦涌泉、然谷、太溪，以透热为度，对延缓衰老，预防老年痴呆有一定的作用。

癫痫，中医称为"痫证"，在临床上属疑难杂症。西药对控制其发作有较好疗效，但长期服用副作用大，复发率高。中医在民间的临床实践中积累了丰富的经验，尤其在针灸治疗方面，方法及疗效不断得到更新与提高。张老用地西泮注射液浸泡的羊肠线进行穴位埋线控制癫痫的发作次数，防止再次发作，既病防变。采用地西泮注射液浸泡羊肠线，通过穴位的吸收及放大作用对大脑的异常放电病灶进行抑制，同时，埋线后可使大脑皮层建立新的兴奋灶，从而对病灶产生良性诱导，缓解病灶放电，达到消除疾病的目的。癫痫在临床上反复发作，症状多而难以控制，属疑难病，利用穴位埋线，可通过局部麻醉时的封闭效应、针具的刺激效应及埋线渗血的刺血效应，以及羊肠线在穴位内长久的刺激作用，对五脏六腑的功能进行调整，从而从根本上治愈疾病，符合《黄帝内经》"深纳而久留之，以治顽疾"的思想。本疗法取穴少，操作简便，疗程间隔长，能较好地控制癫痫的发作，停止埋线后仍然有抗痫作用，最适合于癫痫发作频繁者。

针灸"治未病"的过程中，正是充分发挥其调整阴阳的整体作用，从而使机体的正气旺盛，使机体能够抵御外来邪气的侵袭，不易发病；在疾病进程中提高机体的抗病能力，减轻疾病对机体的损害，促进疾病向愈，这些是中医发病学和防治学理念的具体体现。

三、正气存内，平衡阴阳

张老强调正气是生命活动能力的集中表现，是机体抵抗邪气侵袭，适应生活环境，维持正常生理活动能力的总称。阴阳平衡是机体健康的表现，即机体内外环境平衡与协调的和谐征象；而疾病发生发展的最根本原因是阴阳失衡。

人体是一个开放的系统，对外界的影响具有调节与适应能力，这种能力是正气的组成部分。只有当正气充盛时，机体才有较强的适应与调节能力，才能及时调节机体潜在或轻度的紊乱与失调，促进机体向阴阳平衡的健康方向发展；而当正气不足时，机体适应与调节能力较弱，不能及时调节机体轻微的阴阳失调，机体难以恢复阴阳平衡，进而向着阴阳失调的病理状态转化。因此，机体的正气是维持内环境稳定、预防疾病保持健康的内在因素，它决定着"未病"发展的方向。

中医"治未病"的最重要的方法与原则就是扶助正气，力图保护并加强机体这种自调能力，使机体气机活跃，免疫力提高，物质代谢协调，抗病能力增强。

第七节 皮部论

皮部是经络系统在皮肤上的分布，有广义与狭义之分。广义的皮部，就是指人体暴露于外面的最浅部分，即皮肤；狭义的皮部，则是经脉与络脉在体表的分区。皮部居于人体的最表层，一方面是人体抵御外邪的第一道屏障，另一方面也是在内的经络脏腑之疾反映于体表的部位。张老强调皮部在疾病的诊断与治疗两方面都能发挥重要作用，可运用皮部理论采用不同的针灸治法治疗疾病。

一、皮部理论

1. 组成与分布

《素问·皮部论》指出："欲知皮部，以经脉为纪者，诸经皆然。"经脉有十二，故亦有十二皮部。十二皮部分为三阴三阳，同名经脉名称相同。手足阳明经皮部称为"害蜚"，手足少阳经皮部称为"枢持"，手足太阳经皮部称为"关枢"，手足少阴经皮部称为"枢儒"，手足厥阴经皮部称为"害肩"，手足太阴经皮部称为"关蛰"。同时《素问·皮部论》还指出"皮有分部……凡十二经络脉者，皮之部也"，意思是说十二经脉和络脉在体表的分布范围就是十二皮部。

2. 生理功能

皮肤是感觉器官之一，对痛痒、冷热、触摸极为敏感。因而皮肤具有防御外界各种有害刺激的功能。按照皮部理论，十二皮部又是各经所属脏腑组织器官抵御外邪的防线，具有卫外固表，保护机体的作用。

3. 病理反应

《素问·皮部论》指出"皮者，脉之部也。邪气客于皮，则腠理开，开则邪入客于络脉；络脉满则注于经脉；经脉满则舍于腑脏也"，表明外邪致病的层次是皮部—络脉—经脉—脏腑，由表达里，逐渐深入；当脏腑有病，又可通过经脉、络脉由里达表，反映在皮部。现代研究表明循经性皮肤病、循经性感觉障碍等客观存在，并且与脏腑经络病变有密切关系，正如《素问·脏气法时论》所说"肝病者，两胁下痛引少腹……心病者，两臂内痛"。

二、皮部理论在诊断与治疗中的应用

1. 皮部诊断

现代对于皮部的理解，普遍认为皮部理论是中医经络学说的重要组成部分，《针灸学》中定义"十二皮部是十二经脉功能活动反映于体表的部位，也是络脉之气散布之所在"，历史上对于皮部理论的首次总结见于《素问·皮部论》，这一篇是对于汉代及之前皮部理论的专门总结。《灵枢·经脉》言"人始生，先成精，精成而脑髓生，骨为干，脉为营，筋为刚，肉为墙，皮肤坚而毛发长"，《素问·皮部论》言"皮有分部，脉有经纪，筋有结络，骨有度量"，所以皮脉肉筋骨的层次划分是中国古代基本的解剖层次划分。

《素问·皮部论》中言"凡十二经络脉者，皮之部也"，意思是说十二经脉和络脉在体表的分布范围就是十二皮部。张老认为皮部色泽的变化对判断疾病的性质具有重要的意义，刺激皮部是一种"内病外治"或"外病外治"的重要手段。

临床皮部的诊察主要是审察各部皮肤和络脉的颜色变化，这也是中医色诊的一项内容。中医强调的是"有诸于内，必形于外"，因而诊断上可"司外揣内"。张老认为皮部诊断就是根据皮部特定反应区域皮肤表面色泽、润燥和形态、感觉的病理变化及电学特性的变化来诊断脏腑经络病症的一种重要方法。临床上根据皮肤反应区所在部位可判断病变所在的脏腑经络，尤其是原穴、背俞穴等特定穴所在皮部的异常变化，正如《灵枢·九针十二原》所说："五脏有疾也，应出十二原，明知其原，睹其应而知五脏之害矣。"同时，皮部色泽的变化对判断疾病的性质具有重要的意义，如色鲜红者，从实从火；色淡红者，从肺从卫；色紫红者，从热从血；色暗红者，从滞从瘀。此外，还可根据皮肤温度、知热感度、电阻变化来判断疾病的虚实。

张老在临床上常根据皮肤的颜色来诊断疾病，皮部颜色的变化对某些疾病的诊断确有参考价值。边缘明显的蝶形斑，拟诊红斑狼疮；以蜘蛛痣、肝掌拟诊肝硬化；以皮肤紫癜拟诊血小板减少或血小板再生障碍性贫血等。其实，观察皮部颜色诊断疾病，早成为中医望诊内容之一。《素问·皮部论》记载："其色多青则痛，多黑则痹，黄赤则热，多白则寒，五色皆见，则寒热也。"此即以皮部颜色变化来判断痛、痹、寒、热证候。不过，在观察皮部颜色变化时，还必须注意气候的影响。"寒多则凝泣，凝泣则青黑；热多则淖泽，淖泽则黄赤；此皆常色，谓之无病。"说明察色要随四时而行，全面分析，切不可顾此失彼而误诊。

张老在临床上常通过中医望诊注意患者面色变化来诊断疾病。

《千金翼方》提到"是知人有盛衰,其色先见于面部,所以善为医者,必须明于五色,乃可决生死定狐疑",说明面色在诊断上的重大意义。"常候阙中(眉间)薄泽为风,冲浊为痹,在地(下部)为厥",这是对风证、痹病、厥证于面部的诊断方法。《千金翼方》记载"肝受病色青,心受病色赤,脾受病色黄,肺受病色白,肾受病色黑",指出五脏应五色的病理特征。如果内脏得了热证,于面部可见到"肝热病者,左颊先赤;心热病者,颜先赤;脾热病者,鼻先赤;肺热病者,右颊先赤;肾热病者,颐先赤"。内脏得了风证,其面色表现是:肺风,"诊在眉上,其色白";心风,"诊在口,其色赤";肝风,"诊在目下,其色青";脾风,"诊在鼻上,其色黄";肾风,"诊在肌上,其色黑"。如果内脏由热证而发展为痿证,在观察面色的同时,还要结合毛发、小血管、指(趾)甲、肌肉、牙齿等状态改变进行综合判断。如"肺热者,色白而毛败;心热者,色赤而络脉溢;肝热者,色苍而爪枯;脾热者,色黄而肉蠕动;肾热者,色黑而齿槁",这都是痿证的表现。

许多疾病都有皮肤感觉障碍,张老常通过特殊的皮肤感觉异常来诊断疾病。例如多发性神经炎患者,出现手套型、袜子型的四肢麻木感觉或烧灼样疼痛;麻风病患者常于身体某些局部出现温、痛、触等感觉消失;脊髓压迫症患者出现肢体阶段性感觉减退、消失或运动障碍。以皮肤感觉诊断疾病,中医应用更为广泛,许多内脏病和经络病常常根据热、痛感觉来诊断。例如"面热者,足阳明病""小肠病者……当耳前热,若寒甚,若独肩上热甚,及手小指次指之间热""膀胱病者……肩上热,若脉陷,及小趾外廉及胫踝后皆热",手阳明大肠经所生病"气有余则当脉所过者热肿",足阳明胃经所生病"气盛则身以前皆热,气不足则身以前皆寒栗",手少阴心经所生病"掌中热痛"，足少阴肾经所生病"足下热而痛"，手厥阴心包经所生病"掌中热"等都是脏腑经络疾病反映于皮部的现象。

经络理论认为，经气具有濡养皮、脉、肉、筋、骨的作用。如果经气耗竭，这些组织器官就会出现危险征象。例如"手太阴气绝，则皮毛焦……爪枯毛折，毛折者，则毛先死；手少阴气绝，则脉不通……色不泽，故其面黑如漆柴者，血先死；足太阴气绝则脉不荣肌肉……则舌萎人中满，人中满则唇反，唇反者肉先死，足少阴气绝，则骨枯……故齿长而垢，发无泽，发无泽者骨先死；足厥阴气绝，则筋绝……故饮唇青舌卷卵缩，则筋先死"。面部某些局部颜色变化往往预后不良，如"赤色出两颧，大如一母（拇）指者，病虽小愈，必卒死。黑色出于庭（天庭），大如母指，必不病而卒死"。从整个面部来说，面色鲜明荣润则预后多为良好，面色枯焦晦暗则预后多为不良，如"赤欲如白裹朱，不欲如赭；白欲如鹅羽，不欲如盐；青欲如苍璧之泽，不欲如兰；黄欲如罗裹雄黄。不欲如黄土；黑欲如重漆色，不欲如地苍"，又如"色见青如草兹者死，黄如枳实者死……白如豕膏者生。黑如鸟羽者生，此五色之见生也"。张老认为凡是主生的面色，宜含蓄而不宜暴露，好像颜色包裹一层绸绢一样，"生于心，如以缟裹朱；生于肺，如以缟裹红；生于肝，如以缟裹绀；生于脾，如缟裹栝楼实；生于肾，如以缟裹紫。此五脏所生之外荣也"。

张老还通过面色、脉象、尺肤三者合参判断疾病的预后。如"色青者其脉弦也，赤者其脉钩也，黄者其脉代也，白者其脉毛也，黑者其脉石。见其色而不得其脉，反得其相胜之脉，则死矣，得其相生之脉，则病已矣"，又如"脉急者尺之皮肤亦急，脉缓者尺之皮肤亦缓，脉小者尺之皮肤亦减而少气，脉大者尺之皮肤亦贲而起，脉滑者尺之皮肤亦滑，脉涩者尺之皮肤亦涩"。因此，皮部颜色、感觉、状态的变化，对诊断疾病具有重要的参考价值。

2. 皮部治疗

刺激皮部是一种"内病外治"或"外病外治"的重要手段。早在《灵枢·官针》就有半刺、毛刺、浮刺、扬刺、赞刺、直刺等浅刺皮部的疗法。后世的皮肤针、皮内针、挑刺、割治及现代的腕踝针等均是在此基础上发展起来的。此外，艾灸、药物敷贴、药物熏洗、红外线灯（TDP）照射、磁疗、激光穴位照射、拔罐等疗法也是通过对皮部进行温热、药物、机械、光、电、磁等刺激发挥作用的。这些都是结合皮部分区而应用的，而皮部分区为刺灸法的应用扩大了范围。

六经皮部所属的病症不单从部位来分，还结合疾病的性质和发展过程，六经皮部的命名包含气机变化的深意。张老在临床上以六经皮部来辨证。太阳是三阳之"关"，主一身之表，统营卫而应皮毛，所属皮部称"关枢"，外邪束表，太阳经首先受病，正气抗邪故出现恶寒发热、头项强痛、脉浮等症，其太阳皮部可有皮肤苍白、感觉迟钝、皮下硬结等变化，治宜解表。张老常取穴：风门、列缺、大椎、肺俞、合谷。太阳皮部治疗以半刺针法、皮肤针叩刺、温灸法、腕踝针沿皮刺、刺络拔罐法为主。阳明是三阳之"阖"，阳气亢盛，多气多血，为五脏六腑之海，所属皮部称"害蜚"，外感病中，阳明病是阳气偏亢，邪热最盛的阶段。邪热入里，可见身热汗出，不恶寒反恶热等。邪热灼伤胃肠津液，故阳明病多胃肠病候。其阳明皮部可见皮肤黄赤、灼热、起红色丘疹、皮下硬结压痛等变化，治宜清下实热，保存津液。张老常取穴：曲池、大椎、合谷、天枢、足三里。阳明皮部治疗以挑针法、刺络放血法为主。少阳是三阳之"枢"，介于太阳、阳明之间，司升降和运转，所属皮部称"枢持"。少阳病多见于太阳转阳明的过渡阶段，属半表半里证。邪入少阳已渐伤津化热，故其病机为枢机不利，主症见口苦、咽干、目眩等。其少阳皮部可有皮肤色黄白兼杂、感觉过敏，或起淡红色丘疹等变化，治宜和解枢机。张老常取穴：风池、外关、阳陵泉、足三里、侠溪。少阳皮部治疗以半刺针法、皮肤针叩刺、挑刺及刺络拔罐法为主。

　　太阴是三阴之"关"，所属皮部称"关蛰"，为病邪出入之门户。病从口入，直犯太阴；寒邪直中，先伤太阴。邪犯太阴多从寒湿而化，主症见腹满腹痛、呕吐、饮食不下、下利不止等，其太阴皮部可见皮肤苍白发青、皮肤发凉、感觉迟钝或皮下硬结等变化。治宜温中祛寒、健脾燥湿。张老常取穴：中脘、内关、丰隆、胃俞、公孙。太阴皮部治疗以温灸法、敷贴法、拔罐法、皮内针法为主。少阴是三阴之"枢"，所属皮部称"枢儒"。病入少阴，损及心肾，阳气衰微，阴血不足，病多危重，以脉微细，但欲寐为主症，若心肾阳气衰微，即表现一派虚寒症状，可见恶寒肢冷、精神萎靡、下利、呕吐等症，其少阴皮部可有皮肤苍白或色青、发凉、感觉迟钝、皮下硬结等变化，治宜温经回阳。张老常取穴：关元、气海、神阙、足三里、上巨虚。少阴皮部治疗以温灸法、拔罐、敷贴法为主。若肾阴不足，心火独亢，又表现为阴虚阳亢的症状，可见心烦不得卧、咽干口燥、舌红少苔脉细数等。其少阴皮部可见皮肤发黄微赤、起淡红色丘疹、皮肤灼热等变化，治宜滋阴清热。张老常取穴：三阴交、神门、心俞、肾俞、太溪。皮部治疗以挑刺法、刺络拔罐法、皮肤针叩刺为主。而厥阴是三阴之"阖"，所属皮部称"害肩"。其病机为寒热错杂，上热下寒。主症见消渴、气上撞心、心中疼热、饥而不欲食、食则吐蛔，其厥阴皮部可有黄白兼杂、起淡红色丘疹、皮下硬结等变化，治宜清上温下。张老常取穴：曲泽、内关、足三里、章门、期门。厥阴皮部治疗以挑刺法、拔罐法、敷贴法、皮肤针叩刺为主。

三、皮部理论临床发挥

张老根据解剖、生理、病理特点结合皮部理论，摸索出多项具有鲜明特色的疗法，如循经点按疗法、飞针疗法、电梅花针疗法、挑治疗法、浮刺埋线等。张老的皮部挑治疗法着重于循经于皮部上连续快速挑刺，挑破皮肤，用于治疗小儿惊风、痛经、不射精、精液异常等疾病。张老主张背俞穴皮部浮刺埋线，用于治疗癫痫、大脑发育不全等。

1. 循经点按疗法

《黄帝内经太素》曰："阳明之脉有手有足，手则为上，足则为下。又手阳明在手为下，在头为上；足阳明在头为上，在足为下。诊色、行针皆同法也。余皆仿此。"因此，张老临床诊察治疗病症时将十二皮部合为六经皮部，即太阳皮部、阳明皮部、少阳皮部、太阴皮部、少阴皮部、厥阴皮部。以身体部位来分，在体表胸腹头面属阳明皮部，躯干及头部侧面属少阳皮部，腰背及后头项属太阳皮部。以四肢来分，则上肢内侧太阴皮部在前，厥阴皮部在中，少阴皮部在后；上肢外侧阳明皮部在前，少阳皮部在中，太阳皮部在后。下肢内外侧的分布规律基本同上肢分布规律，唯有下肢内侧内踝上八寸以下厥阴皮部在前，太阴皮部在中，少阴皮部在后。而下肢内侧内踝八寸以上则太阴皮部在前，厥阴皮部在中，少阴皮部在后。而督脉合于太阳，任脉合于少阴，不另有皮部。

针刺前于针刺穴位附近循经按压，可使气散而不痛；进针后循经按压能起到催气作用，使气至病所，气至而有效；出针前循经按压可避免损伤气血，以免发生出血以及酸胀、疼痛、麻木等针刺不良反应。张老常采用的具体点按方法有一指点按、三指点按及五指点按等，重点在于用指尖点按相应皮部。

2. 飞针疗法

飞针，俗称"跑马针""点刺法"，此法源于《黄帝内经》浅刺法，张老在此基础上，根据小儿解剖、生理、病理特点结合皮部理论，摸索出一套具有鲜明特色的飞针疗法。实践表明飞针疗法对小儿多动症、小儿脑瘫、小儿弱智、小儿癫痫等的治疗效果较好。

3. 电梅花针疗法

一般认为，梅花针是通过浅刺皮部从而起到调节脏腑经络作用的，多用于治疗失眠、斑秃、面瘫、肢体麻木等。电梅花针是在梅花针基础上通过微量电流刺激经络腧穴，以防治疾病的一种方法。操作时，要求采用腕力弹刺，即利用手腕部灵巧的弹力，当针尖与皮肤表面呈垂直接触后立即弹起，叩打时落针要稳准，要用弹刺、平刺。弹刺时，要做到网状均匀密刺，且以患者能耐受的刺激强度为宜。电梅花针具有梅花针和电针的双重作用，有养血祛风、补肾益精、镇静安神等功效。电梅花针叩刺部位重点在足阳明经皮部、足太阳经皮部、手足太阴经皮部以及病灶局部，采取电梅花针叩刺一定部位、穴位、阳性反应物处，便可以通过皮部—孙脉—络脉和经脉，起到调整脏腑虚实、调和气血、通经活络、平衡阴阳的治疗作用。电梅花针治疗斑秃、慢性疲劳综合征、带状疱疹等疾病具有较好的疗效。

张老治疗斑秃患者，在其脱发部位采用局部围刺结合电梅花针叩刺法。张老的临床实践表明，电梅花针叩刺治疗斑秃比传统梅花针治疗有痛苦小、见效快、疗程短、生发效果好等特点。张老曾在1年多的时间里收治36例斑秃患者，每天治疗1次，14天为1个疗程，治疗1个疗程后可休息7~10天。一般治疗1~4个疗程后，均能长出新发，总有效率达100%，有的长出比之前更加乌黑的头发，有的白发减少，失眠、健忘等伴随症状亦改善。

4. 挑治疗法

挑治是指挑刺法，即在一定穴位或部位，用特制针具挑断皮下的白色纤维组织治疗疾病的方法。传统挑刺法又称"截根法"，多是在皮肤阳性反应点及背俞穴等特定穴上挑刺，具有清热排毒、疏通经络的作用，主要用于治疗麦粒肿（睑腺炎）、痔疮、胃脘痛、支气管哮喘等症。张老的皮部挑治疗法着重在循经皮部上连续快速挑刺，不出血，只需挑破皮肤即可，使用的是圆利针或溶药针针头（侧孔型）。此法操作方便，患者痛苦小，可调经通气，用于治疗肝郁气滞、气滞血瘀所引起的小儿惊风、痛经、不射精、精液异常等疾病。

挑治的作用部位在皮部。按照皮部理论，十二皮部是各经所属脏腑组织器官抵御外邪的防线，具有卫外固表、保护机体的作用。《素问·皮部论》指出"皮者，脉之部也。邪气客于皮，则腠理开，开则邪入客于络脉；络脉满则注于经脉；经脉满则舍于腑脏"，表明外邪致病的层次是"皮部—络脉—经脉—脏腑"，由表达里，逐渐深入；当脏腑有病，又可通过经脉、络脉由里达表，反映在皮部。现代研究表明循经性皮肤病、循经性感觉障碍等客观存在，并且与脏腑经络病变有密切关系。

挑治法的诊断依据也与皮部理论密切相关。中医强调的是"有诸于内，必形于外"，因而诊断上可"司外揣内"。皮部诊断是根据特定反应区域的皮肤色泽、润燥、形态、感觉的变化，以及电学特性的变化，来诊断脏腑经络病症的一种重要方法。临床上根据皮肤反应区所在部位可判断病变所在的脏腑经络，尤其是原穴、背俞穴等特定穴所在皮部的异常变化，正如《灵枢·九针十二原》所说："五脏有疾也，应出十二原，明知其原，睹其应而知五脏之害矣。"同时，皮部色泽的变化对判断疾病的性质具有重要的意义。此外，还可根据皮肤温度、知热感度、电阻变化来判断疾病的虚实。

故知，疾病反映在皮部，又可根据皮部的表现诊断、治疗疾病。张老认为，当人体发生疾病时，相应皮部会增生白色纤维组织即病理产物，通过挑治的方法将其祛除，能起到良好的治疗效果。

第八节　奇经八脉

　　人体的经络系统是由十二正经和奇经八脉两个子系统一起构成的。张老认为奇经八脉担负着对十二正经的蓄溢、联络和统领的重要使命，在临床上应重视奇经八脉的运用。

一、奇经八脉的源流

　　在《黄帝内经》中，经络学说便已基本定型。因此，可以把《黄帝内经》以前看作经络学说的萌芽时期。现今已知最早记载经脉的中医文献，是1973年底，在湖南长沙马王堆三号汉墓发现的一批帛书，其中有《足臂十一脉灸经》《阴阳十一脉灸经》描述了早期经脉学说的面貌，但未发现八脉的记载，因此推测，八脉的记载要晚于十二经。

　　八脉的全称，首见于《黄帝内经》。《黄帝内经》各篇中分散记载了八脉的循行、腧穴生理功能、主要病候及治疗，如对冲脉的记载分散在《素问》《灵枢》的若干篇章中，关于冲脉起始部位，《灵枢·五音五味》中记载冲脉起于胞中，冲脉的循行很复杂，可分为上下两大部分。上行部分又有前、后、浅、深的不同。《灵枢·逆顺肥瘦》言："夫冲脉者……其上者，出于颃颡，渗诸阳，灌诸精；其下者，注少阴之大络，出于气街，循阴股内廉，入腘中，伏行骭骨内，下至内踝之后属而别。其下者，并于少阴之经，渗三阴。其前者，伏行出跗属，下循跗，入大指间，渗诸络而温肌肉。"《灵枢·五音五味》曰："别络唇口。"这一支，基本上属于"浮而外者"。

《难经》在继承《黄帝内经》有关经络学说的基础上，对八脉理论进一步阐扬和发展，正式提出了"奇经八脉"这个首创的名称，使八脉自成体系，并且进一步指出了奇经八脉的意义，曰："圣人图设沟渠，通利水道，以备不虞。天雨降下，沟渠溢满，当此之时，霶霈妄行，圣人不能复图也，此络脉满溢，诸经不能复拘也。"说明奇经八脉与十二经脉功能各不相同，奇经八脉出入于十二经脉之间，具有调节正经气血的功能。十二经脉中气血满溢时，则流注于奇经八脉。《难经》中还对冲脉与督脉的循行做了归纳，并且补入了带脉、跷脉的具体循行部位和功能作用。《难经》较之《黄帝内经》对奇经八脉的生理、病理做了更进一步阐述，对奇经八脉理论的系统化及奇经理论的实际运用，做出了有益的贡献，给后世学习、运用奇经八脉理论以直接的启迪。

张仲景在《伤寒论》和《金匮要略》中，创先论述了有关奇经八脉为病的辨证治疗。如对督脉表现的"脊强"，李时珍在《奇经八脉考·督脉》中曰："脊强者，五痉之总名，其症卒口噤，背反张而瘈疭，诸药不已，可灸身柱、大椎、陶道穴。"张仲景将《黄帝内经》与《难经》中有关奇经八脉的理论，验之于临床实践，为奇经八脉理论与临床实践相结合奠定了基础。

后世逐渐提出八脉交会穴及奇经八脉脉象。窦汉卿在其所撰《针经指南》中指出八脉与八穴的联系："公孙通于冲脉，内关通于阴维脉，两者合于心胸胃；后溪通于督脉，申脉通于阳跷脉，两者合于项、肩胛、耳、内眼角；足临泣通于带脉，外关通于阳维脉，两者合于项、肩胛、颊、耳、外眼角；列缺通于任脉，照海通于阴跷脉，两者合于咽喉、胸膈。"八脉交会穴的理论在针灸临床上有重要的指导意义，根据"经脉所过，主治所及"的原则，用它治疗两经或两经以上病变，与一般腧穴相比，应用更广泛，疗效更突出。晋代王叔和在《脉经》一书中，专门设有奇经八脉脉象的论述，还把脉象与主病联系起来。如对督脉，论曰："尺寸俱浮，直上直下，此为督脉，腰背强痛，不得俯仰，大人癫病，小儿风痫。"

隋唐时期，杨上善和王冰对《黄帝内经》中有关奇经八脉的论述，分别做了编次注释和阐发。杨上善为了加强《黄帝内经》的系统性，使中医的基础理论更加自成体系，编写了《黄帝内经太素》，在《黄帝内经太素·经脉类》中，把奇经八脉归结在一起，依次加以注释、考证，对于正确理解《黄帝内经》原文很有裨益。注释《素问》影响较大的是唐代的王冰，对中医理论多有发挥，如注释《素问·上古天真论》中"女子二七而天癸至，任脉通，太冲脉盛，月事以时下，故有子"。

明代李时珍，鉴于奇经的理论与有关经验散在各类古籍中，医书中多略而不详，遂"博极群书，参讨古今"并结合自己的认识，著《奇经八脉考》一书。他在书中，首先强调奇经八脉对于诊病的重要性。在奇经理论临床运用方面，李时珍对前贤诸说进行了总结和发挥，开拓了奇经论治的领域，使奇经证治有了初步的规范。如对阳维为病，张洁古认为："卫为阳，阳主表，阳维受邪，为病在表，故苦寒热……宜以桂枝汤和之。"李时珍则根据临床实践，提出了更深刻的看法，曰："洁古独以桂枝一证属之阳维，似未扩充。"对于奇经病症，李时珍提出："因病药之，如此则阴阳虚实，庶乎其不瘥矣。"李时珍对前人散论纷繁的奇经八脉循行路线，也进行了系统的整理、充实，并增补遗穴，使八脉理论更加系统、完善。

二、对奇经八脉的认识

1. 奇经八脉不可或缺

纵观人体的经络系统，如果做个比喻的话，人体就是一个球体，这个球体有三个剖面：任脉、督脉、冲脉构成了纵剖面，带脉构成了球体的横剖面，阳维脉、阴维脉、阳跷脉、阴跷脉构成了冠状面。而十二正经就是行于球体表面和深入球体内心的各条经纬线，奇经八脉行于正经之间。这是一个完整的、任何部分都不可或缺的经络系统。奇经八脉正是在这个结构的基础上发挥着统领、联络和蓄溢诸经的功能。

十二正经系统由经、络、经别构成。十二正经间的联络作用主要由络脉和经别完成。络脉主要负责表里二经之间的沟通，经别则偏重同名经间的沟通，阳经之间行于背部的由督脉来沟通，阴经之间行于胸腹的由任脉来沟通，上下之间经脉由带脉来沟通。如此看来对于沟通四肢百骸的精密的经络系统来说就出现了一个严重的缺陷，难道少阴和太阴之间就没有沟通吗？太阳和阳明之间就没有沟通吗？概括来说，是不是整个经络系统中不是同名经、不是表里经之间就没有沟通呢？非也，此处起作用的正是奇经八脉。

张老认为，行于上肢的不同名、不表里的阴经（手太阴、手少阴、手厥阴）之间由阴维脉来沟通，行于上肢的不同名、不表里的阳经（手阳明、手太阳和手少阳）之间由阳维脉来沟通；行于下肢的不同名、不表里的阴经（足少阴、足厥阴、足太阴）之间由阴跷脉来沟通，行于下肢的不同名、不表里的阳经（足太阳、足阳明、足少阳）之间由阳跷脉来沟通。由此看来，奇经八脉的确是行于各自管辖的区域中，然后把每个区域中经脉联络起来，这样经络系统才能称得上是个相互联通的网络系统。

2. 八脉乃整体平衡之精华

八脉和十二正经之间的气血是"环周"的，八脉的气血由十二正经而来，同时亦可以在需要时流向十二正经，有"蓄"有"溢"，这才是"蓄溢"的真正含义。经络之间的蓄溢功能是实现经络平衡的基础。手足同名经之间要平衡，表里二经之间要平衡，一条经的上下段要平衡，不同名的经络间也要平衡。通过奇经八脉来调节全身经络系统的整体平衡就是八脉运用的精华所在。

八脉交会穴在治疗一些疑难病症、内科病症时效果显著，尤其是当病变累及数经或者在行经络辨证时因病症复杂而不易辨清病变到底属于何经时，取用八脉交会穴，简洁、效著、安全。

三、奇经八脉的临床应用

1. 善用任督

由于任督二脉对全身阴经和阳经具有重要的调节作用，所以任督俞穴主治范围为二经统属经脉的合并症，主治范围之广为他经所不及。一般来说，任脉腧穴可治手足三阴经及其所属脏病，督脉腧穴可治手足三阳经及其所属腑病，同时任督二脉还可滋阴、壮阳及主治其经脉所循行路径上的病症。如督脉要穴大椎，由于督脉总督诸阳，大椎之功效上达颠顶，下至下极之俞，随经所行，遍及全身。根据文献所载，大椎的作用有：疏风清热，发汗解表；泻热开窍，安神定痫；

温阳益气，止咳平喘；温通经络，行滞散瘀；振奋阳气，祛邪截疟；调和阴阳，善治虚损；回阳固脱，祛寒救逆等。大椎临床广泛用于治疗头项强痛、疟疾、热病、癫痫、骨蒸盗汗、咳嗽、气喘、虚脱等病。现代医学研究表明，针灸大椎可增强细胞免疫功能和体液免疫功能，具有抗炎、退热、抗痫、截疟等作用。再如神阙系任脉要穴，位于脐部，而任脉属阴脉之海，与督脉相表里，共同管理人体诸经百脉，所以脐和诸经百脉相通，而任脉、督脉、冲脉"一源而三歧"，故又与冲脉经气相通。由此之故，施治神阙能影响五脏六腑、四肢百骸、五官九窍、皮肉筋骨，具有温中止泻、息风固脱、通络止痛、养生延年等功用。张老在临床治疗泄泻、自汗盗汗、遗尿、疳积、皮肤瘙痒、口舌生疮、小儿重症感染，以及腹胀、厌食、便秘、水肿、咳嗽气喘、胃下垂、小便不通、带下病、肠梗阻等诸疾，以及脐部病变时多选用神阙。

2. 运用八脉交会穴

运用八脉交会穴，扩大正经的主治范围，丰富针灸临床的辨证手段。奇经八脉除任督二脉外，虽没有自己的腧穴，但有经气互通的八脉交会穴及与十二经相交的腧穴，八脉交会穴在一定程度上代表了各条奇经的功能与应用，也正是有这些交会穴的存在，使奇经八脉相互间及与十二经的联系更加紧密，充分发挥奇经涵蓄、调节经脉气血的功能。所以，尽管六条奇经无本经专属经穴，但其病症可以通过交会穴体现出来，如《难经·二十九难》中曰"带脉之为病，腹满，腰溶溶若坐水中"，与其腹部交会穴有关；"阴跷为病，阳缓而阴急；阳跷为病，阴缓而阳急"，与下肢内外侧交会穴相应；"阳维为病苦寒热"，阳维脉的病症表现则与头肩部交会穴相关；"阴维为病苦心痛"则与其腹部交会穴相关；等等。张老认为交会穴可治本经和相交经脉的病症，如阳维会于足少阳经风池，风池可治阳维病寒热。八脉交会穴既可单独治疗各自相通奇经病症，如后溪治督脉的脊柱强痛、角弓反张等病症，又可根据两脉相合的俞穴，互相配合应用，如公孙通冲脉，内关通阴维脉，二穴相配治胃、心、胸之病症。此外，八脉交会穴还可用于灵龟八法、飞腾八法，配合日时地支或日时天干按时取穴治疗相应病症。

3. 奇经辨证

奇经八脉除了阴阳跷与阴阳维外，任脉、督脉、冲脉、带脉的腧穴并不发于四肢。金元时期的窦汉卿得"少室隐者"传书，提出"八脉交会穴"，这是定在四肢的八个常用穴。其主要意义在于：八个腧穴通过所属经脉上会于八脉，而不同于其他数经相交的交会穴。八脉交会穴实际是人体十二经脉通于奇经八脉的八个腧穴。如果为阳维脉病则取外关，阴维脉病取内关，阳跷脉病取申脉，阴跷脉病取照海，带脉病取足临泣，冲脉病取公孙，任脉病取列缺，督脉病取后溪。同时，临床应用又上下肢相配：内关配公孙，主治心、胸、胃疾病；后溪配申脉，主治头、项、内眦疾病；外关配足临泣，主治耳、颊、外眦疾病；列缺配照海，主治肺、喉、胸疾病。可见是从主治所在说明经络所通。八脉交会穴之所以能治许多疾病，主要机制在于八穴与奇经八脉存在着特殊的交会关系。奇经八脉在脏腑经络系统中占有重要的地位。奇经辨证丰富了针灸临床的辨证手段，能有效地指导八脉交会穴的临床应用。

在运用八脉交会穴时，张老根据针灸临床的辨证规律和八脉交会穴与奇经八脉的特殊关系，一般以脏腑、经络辨证为基础，以奇经八脉为重点。单纯性内脏疾患可用脏腑辨证，如属多经合病，症情复杂，以一脏一经难以概括者，或一些精神、神经系统疾患，则可多用奇经八脉辨证。对一些疑难杂症、顽症，从奇经八脉论治可以独辟蹊径。由于奇经八脉的特殊作用，从奇经八脉辨治疾病，可以执简驭繁，提纲挈领抓住主要矛盾。如窦氏的八脉交会穴，每穴各通一条正经和一条奇经，两穴相配，可疏通四经经气，因此治疗范围较大，达到穴少效宏的目的。

张家维学术精华与临床应用

第三章 技法新释

第一节　飞针

飞针，俗称"跑马针""点刺法"。此法源于《黄帝内经》五刺、九刺、十二刺中的半刺、浮刺、直针刺等，是张老在此基础上，根据小儿解剖、生理、病理特点，以及实际操作中的具体困难，摸索出的一套具有鲜明特色的针刺疗法。飞针在临床的应用非常广泛，尤其适用于小儿及畏针者。如治疗儿童多动症和脑瘫采用飞针手法，或双手飞针手法（即双手同时进针），进针不痛或少痛，因此该法对小儿脑瘫、小儿弱智、小儿多动症、小儿癫痫等颇为奏效。

张老采用飞针手法，快速进针，减轻了针刺"透皮"时的疼痛感觉而深受患者欢迎。飞针进针术在进针速度上明显快于一般的进针术，一方面减轻了进针的疼痛，另一方面也符合了现代社会快节奏的要求，节省了医患双方的时间，提高了针刺效率。在行针时，搓、捻、飞法的有效力度较常规针法强，可使针刺感应增强和引气至病所，并能调整虚实状态。飞针进针术可通过控制进针的力度来调整进针的深度，一般的力度只能进到皮下，而不会伤及内层组织，因此对一些内有重要脏器的穴位也是适宜的，如睛明、球后等。此外，接受飞针进针术的患者依从性更好，更易于配合医生的治疗，也就明显减少了一些由于患者不配合或畏针在临床所出现的针刺安全问题。

（一）操作方法

1. 飞指定神法

对初来针灸、哭闹不停、挣扎不休的患儿，有时任何言语都显得苍白无力。张老认为，此时除言语劝慰，争取患儿及其家长的配合和支持外，医生以指代针在神庭、太阳、印堂、素髎等穴位处快速点按，具有镇静安神之功，命曰"飞指定神法"，既能起到押手的作用，使局部气血宣散，同时给患儿一个针刺不痛的错觉。点按、抚摸等非伤害性刺激可通过有髓神经纤维（即粗纤维）的传导而减轻伤害性刺激所产生的痛觉。施行飞指定神法后，大部分患儿均能止住哭闹，给针刺赢得了宝贵时间。飞指定神法的具体操作是：刺手拇、食、中三指夹持针柄，使针尖藏匿于中指指腹而不露出指尖，飞指时拇、食、中三指固定不动，靠刺手腕关节的力量弹击需针刺的穴位，力量大小依据患儿年龄、体质、病情而定。对1~3岁患儿，宜轻轻安抚；对3~5岁患儿，手法宜轻巧；对5岁以上及体质强壮者，手法可稍重，以术后局部皮肤起红晕为宜；实证手法宜重缓，虚证手法宜轻快。

2. 飞针进针法

张老用飞针进针法，轻巧、快速，透皮时不痛或少痛，使得针刺时小儿少哭、少闹动，较好地配合治疗。其具体操作是：押手将针刺的部位绷紧，刺手用拇、食、中三指指腹握持针柄，进针时刺手的拇指内收，食、中指同时相应外展，此时，针体便迅速转动，当针处于快速旋转，并抵达穴位时通过腕、指力将旋转的针弹刺入穴内。此法多用于四肢及头面部腧穴，对控制多动、集中思维、平稳情绪等有较好的疗效。

3. 飞针速刺法

张老认为，飞针速刺既可避免伤及内脏，同时又可在短时内达到一定的刺激量，使气至而有效。运用飞针速刺法的关键在于遵循"经脉所过，主治所及""离穴不离经"的原则。此法的具体操作：刺手拇、食、中三指夹持直径0.30毫米的1寸毫针，用腕及掌指关节的力量将针直刺入皮下，然后快速出针，循经速刺如拔毛状，其要领在于浅刺疾出。

4. 飞针催气法

张老认为，对肢体肌肉丰厚处的穴位行飞针催气法，能起到催针运气之功，使气速至而速效。飞针催气法在古代早有述及，如《医学入门》载："以大指、次指捻针，连搓三下，如手颤之状，谓之飞。"其具体操作是：用右手拇、食指执持针柄，细细捻搓数次，然后松手，拇、食指张开，一捻一放，反复数次，如飞鸟展翅之状。

5. 飞针补泻法

张老在针刺小儿风池、风府、哑门、命门、肾俞、腰阳关等穴时，常在快速进针得气后，根据病情的虚实及穴性特点施行飞针补泻手法。具体操作是：透皮得气后多捻转，边捻边将针刺入深层组织，出针时，快速退针而不捻转为补法；透皮后将针直刺达深层而不捻转，出针时，边捻边将针缓缓退至皮下为泻法。如针命门、肾俞、腰阳关时，常用飞针补法；针风池、风府、哑门等穴时，常用飞针泻法。因穴施法乃综合考虑穴性和穴位解剖特异性。一般认为，命门、肾俞、腰阳关偏于补肾生髓，所处解剖位置较安全，针刺安全性较大，此时采用分层捻转进针较安全，不易伤及内脏；风府、风池、哑门等穴深处乃延髓生命中枢所在，尤其是小儿肌肉、脂肪层较薄，安全范围较小，因此，直刺达所需深度，然后分层捻转出针较为安全。

（二）临床应用

1. 飞针疗法治疗小儿多动症

张老根据多年临床经验总结出一套以头针为主结合梅花针、耳穴压豆的综合疗法，治疗380例儿童注意缺陷多动障碍（即小儿多动症）患者。主穴取四神聪、率谷、脑户、神庭、内关、三阴交、太溪，以飞针进针法治疗，留针30分钟，加电针，并以梅花针循经扣刺背部督脉及膀胱经。治疗12次后，多动症明显改善，患儿注意力较前明显集中，上课能留心听讲及专心做功课，学习成绩大幅度提高。

治疗效果与患者的年龄有一定关系，年龄较小的疗效较好，这可能与幼儿大脑神经尚处于迅速发育阶段，针刺介入可以发挥更大的调节作用有关，而12岁以后儿童大脑形态发育已近成人水平，因此针刺作用有所降低。

2. 飞针疗法治疗面部三病症

张老将面瘫、面痛、面肌痉挛统称为"面部三病症"，由于临床上此三病联系密切常互为因果，因此张老治疗这些病症时，以素髎为必选之穴同时多配伍水沟，两穴相须相使。因素髎与水沟两穴位于面部，针刺时针感强烈，张老常使用飞针进针法针刺，刺入后行飞针催气法，激发兴奋点，不仅具有针刺的良性兴奋传导作用，同时可刺激面神经而达到神经自行修复的目的。此外，飞针疗法针刺素髎、水沟，可转移兴奋灶，从而缓解疼痛与痉挛，达到治愈的目的，体现了腧穴的双向调节作用。

第二节　特种技法

一、穴位埋线疗法

　　穴位埋线疗法，是指在针灸经络理论的指导下，将医用羊肠线或手术外科缝线埋入相应穴位，利用羊肠线对穴位的持续刺激作用以治疗疾病的一种方法，是针灸的延伸和发展，寓粗针透穴、放血、穴位注射、组织疗法于一体。穴位埋线疗法于20世纪60年代应用于临床，在"深纳而久留之，以治顽疾"的理论指导下，本法基于传统针灸手法，创造性地利用现代科技手段，是融合了中、西医的观点和方法的一种新型疗法。

　　穴位埋线疗法问世50多年来，在临床各科得到了进一步的应用。本法主要用于慢性、顽固性疾病，如慢性鼻炎、慢性支气管炎、支气管哮喘、胃溃疡、胃下垂、神经官能症、血栓闭塞性脉管炎、痛经、不孕、小儿麻痹后遗症、面瘫及癫痫、痿证、腰腿痛等。此外，张老尤其善用药物埋线治疗癫痫、腰椎间盘突出症、慢性胃炎、面肌痉挛及肥胖症等。世界针灸联合会指出，研制长效、低创痛针灸疗法，以及缩短疑难杂症的针灸疗程，将是21世纪针灸发展的重要方向，穴位埋线疗法的优势日益显现，目前在临床已得到广泛认可。

　　穴位埋线疗法是多效的复合性治疗方法，该疗法治疗疾病的过程，初为机械刺激，后为生物学和化学刺激，具有短期速效和长期续效两种作用方式。局部麻醉时产生的穴位封闭效应、针具刺激产生的针刺效应和埋线渗血时起到的刺血效应，是短期速效作用；埋线时穴位处机体组织损伤的后作用、羊肠线在体内特殊的留针和埋针效应及组织疗效效应，是长期续效作用。羊肠线作为异体蛋白，埋入穴位后可使肌肉合成代谢加快，能促进机体的营养代谢，亦能提高机体应激能力，使病灶部位血管床增加，血流量增大，血管通透性和血液循环得到改善。羊肠线在体内软化、分解、液化和吸收的过程，对穴位产生的生理、物理及生物化学刺激可达至少两周，超过任何留针或埋针法，能提高穴位的兴奋性与传导性，具有解痉止痛、调和气血、疏通经络、扶正祛邪、平衡阴阳的作用，能调节机体有关脏腑器官功能，使之趋于平衡，起到良性、双向性调节作用。穴位埋线疗法作用持久缓慢、柔和有益，有效弥补了针刺时间短、疾病痊愈差、易复发及就诊次数多等不足。

（一）操作方法

选择患者舒适且医者取穴、操作方便之体位。定穴后，按照无菌操作，用2%碘酊消毒，再用75%酒精棉球脱碘。根据临床具体情况选用不同的埋线方法。

1. 穿刺针埋线法

用12号腰穿针（针芯尖磨平）或7号注射针头（内套28号适当长度毫针做针芯，针尖磨平）。先将针芯向外拔出2～3厘米，镊取一段1～2厘米已消毒的羊肠线从针头斜口植入，左手拇指、食指绷紧或捏起进针部位皮肤，右手持针快速刺入穴内，并上下提插，得气后，向外拔套管，向内推针芯，将羊肠线植入穴位深处，检查羊肠线断端无外露，无出血，按压针孔，包扎3～5天。

2. 缝合针埋线法

在穴位两侧或上下各0.5～1.5厘米处用0.5%盐酸普鲁卡因做局部浸

润麻醉，造成0.3～0.5厘米直径的皮丘，再以穿上羊肠线的弯三棱针，从一个皮丘进针至另一个皮丘出针，亦可透针至邻近几个穴位。来回牵拉，得气后剪去两端，并埋入皮下，包扎5～7天。

3. 特制带钩针埋线法

特制带钩针为坚韧的金属钩针，长12～15厘米，针尖呈三角形，底部有一缺口，将羊肠线挂在缺口上，随钩针进入穴内，送入的羊肠线呈发卡式，羊肠线长3～4厘米，应避开血管和神经干。

4. 切开埋线法

在选定穴位消毒后，用0.5%的盐酸普鲁卡因做局部浸润麻醉，用手术刀尖顺经脉走行纵行切开穴位皮肤0.5～1厘米，然后用止血钳钝性剥离皮下组织至肌层，并在穴位内按揉数秒钟，待产生酸、胀、麻样感觉后，将羊肠线1～2段（长0.5～2厘米）埋入切口底部肌层，与切口垂直，切口处用丝线缝合后，盖上无菌纱布，5～7天拆线。

5. 割治埋线法

在选定穴位消毒后，用0.5%的盐酸普鲁卡因做局部浸润麻醉，在局部皮丘上，用手术刀纵行切开皮肤0.5厘米，用特制的小拉钩，或钝性探针，在穴位底部，上下左右拉动按摩，适当摘除脂肪或破坏筋膜，用力要轻柔，使之产生强刺激后，将羊肠线植入穴位底部，无菌包扎5天。此法可加强和延长对穴位的刺激，增强疗效。

6. 切开结扎埋线法

先在穴位两侧或上下做两个局部麻醉皮丘，用手术刀在一侧切开皮肤0.2～0.5厘米，用弯止血钳插入切口按摩，得气后，将羊肠线穿入弯三棱针从切口刺入，穿过穴位深处至另一侧切口处出针，来回牵拉，得气后从出口处再进针（较第一针浅）至切口，将两线头拉紧并打结，将结埋入切口，包扎5～7天。

7. 羊肠线埋线法

在选穴消毒后，镊取一段1～2厘米长已消毒的羊肠线，放置在7号注射针头的前端，后接针芯。左手拇、食指绷紧或捏起进针部位皮肤，右手持针，刺入所需的深度。当出现针感后，退出针头，将羊肠线埋植在穴位的皮下组织或肌层内。局部无菌棉签压迫止血。

（二）临床运用

1. 药物埋线疗法治疗癫痫

张老等用地西泮液浸泡羊肠线进行辨证选穴埋线治疗癫痫患者160例，并与传统针刺治疗130例进行对比。辨证分型为风痫型、食痫型、痰痫型、血瘀型、先天型。主穴为：①厥阴俞透心俞；②肝俞透胆俞；③脾俞透胃俞；④腰奇穴、癫痫穴。配穴：①风痫型，配风门、大椎；②食痫型，配足三里、梁丘；③痰痫型，配丰隆、足三里；④血瘀型，配膈俞、血海；⑤先天型，配肾俞、命门。结果表明穴位埋线治疗癫痫疗效明确，具有独特优势，可在临床推广应用。临床观察的结果还表明，可能由于癫痫的康复是一个平缓的过程，2个疗程的疗效优于1个疗程的疗效，故药物埋线治疗癫痫应坚持较长时间的治疗。

关于辨证选经取穴，张老多选用足太阳经背俞穴和督脉经穴。这是根据中医针灸学中经络理论而选穴。足太阳膀胱经的走行，从目内眦起，从头后部至背，走行下肢后侧，与脑有密切关系。背俞穴是足太阳膀胱经走行于背部的腧穴的别称，经气输注于背腰部，具有反映内脏疾病和治疗内脏疾病的特异性能。《灵枢·本脏》指出："视其外应，以知其内脏，则知所病矣。"癫痫属于五脏疾病，故临床上选用背俞穴有其确切的疗效。督脉是人体诸阳经之总会，"总督诸阳"，为"阳脉之海"，上通于脑，下连诸经，系精髓升降之路，与脑、脊髓、肾有密切关系。故选督脉经穴大椎、命门以及经外奇穴之癫痫穴，可振奋一身阳经之气，以达开窍通闭、醒神回苏之功效。张老还采用独特的透刺埋线疗法，即主张背俞穴皮部透刺埋线，以涤痰解痉，调节五脏六腑，充盈脑髓，具有长效、少创、微痛的特点。如张老临床上用厥阴俞透心俞、肝俞透胆俞、脾俞透胃俞等，以背俞穴为主进行透刺埋线治疗癫痫。

2. 穴位埋线疗法治疗腰椎间盘突出症

张老将腰椎间盘突出症患者分为穴位埋线疗法及普通电针疗法做治疗对照，主穴均为腰夹脊穴（腰椎间盘突出的节段）及阿是穴。辨经配穴则根据病变部位而选取：下肢足太阳膀胱经放射痛取殷门、承山；下肢足少阳胆经放射痛取环跳、风市、阳陵泉、悬钟；混合型取环跳、承山、阳陵泉、悬钟。辨证配穴：血瘀证加膈俞，寒湿证加腰阳关，湿热证加阴陵泉，肾虚证加命门。结果显示，穴位埋线疗法有较强止痛效果，治疗次数少，具有良好的临床效应及经济效益。

穴位埋线疗法是一种复合的治疗方式，张老指出，穴位埋线对慢性疑难疾病能起到穴位封闭、放血疗法、长效针法的作用。经临床观察腰椎间盘突出症病位主要在足少阳胆经和足太阳膀胱经的循行区域。故张老认为，临床应取其二经为主的经穴治疗，刺激足太阳膀胱经及足少阳胆经可补益肝肾、调和气血、疏通经络、化瘀止痛。阳陵泉为筋会穴，专治经筋之病，主治下肢痿痹麻木、屈伸不利；悬钟为髓会，能壮筋骨生髓而治疗痿痹难行；夹脊穴可调节督脉和足太阳膀胱经经气，使经络气血得以宣通。诸穴合用，使疼痛逐渐缓解，取得良好的疗效。

（三）禁忌证

严重心脏病患者、孕妇有习惯性流产者、过度紧张者，以及不愿配合者、年龄小于3岁者慎用。

（四）注意事项

头、眼部血管丰富，不宜做埋线治疗。胸、腹部宜慎用，腰、背部穴位应严格掌握针刺角度及深度。医者需精通人体解剖，熟练掌握埋线技术，以防止损伤神经、血管及重要脏器。若针后针孔出血或有皮下血肿，可用消毒棉球按压局部数分钟，止血或血肿消退后，再用创可贴保护伤口。埋线后1~2天内保持埋线部位清洁、干燥。若埋线后，患者皮肤有过敏现象（如发热、皮疹、瘙痒等）则停止埋线，并可服用抗过敏药物，一般3~4天后症状可缓解。

二、电梅花针疗法

梅花针疗法是使用特殊针具，浅刺皮部起到调节脏腑、疏通经络作用的特殊中医外治疗法，临床上可用于治疗肢体麻木、皮肤病等。电梅花针疗法是在梅花针的基础上，加予电流刺激，以治疗疾病的一种创新外治疗法，是梅花针与电针的结合，具有养血祛风、补肾益精、镇静安神的作用，对斑秃、慢性疲劳综合征、带状疱疹等疾病有良效。

（一）操作方法

操作时，要求采用腕力弹刺，利用手腕部灵巧的弹力，当针尖与皮肤表面呈垂直接触后立即弹起，叩打时落针要稳准，要用弹刺、平刺。弹刺时，要做到网状均匀密刺，且以患者能耐受的刺激强度为宜。

（二）临床运用

电梅花针治疗斑秃

张老治疗斑秃患者，在其脱发部位采用局部围刺结合电梅花针叩刺法。操作方法：先在斑秃中心处刺1针，再旁开0.3寸前后左右刺4针，组成第1圈；再在距中心0.5寸圆周刺8针，组成第2圈；以此类推，视斑秃大小决定圈数多少。围刺后接G6805电针仪，用连续波，调节电流大小至患者能耐受为度，留针30分钟。出针后，将G6805电针仪的一组输出电线接在梅花针的针柄上，并将电线固定，轻叩斑秃局部至皮肤发红为度，再用生姜片擦斑秃局部。

张老的临床实践表明，电梅花针叩刺治疗斑秃相比传统梅花针治疗具有痛苦小、见效快、疗程短、生发好等特点。

三、电围刺疗法

电围刺疗法是采用飞针加电针围绕病灶进行针刺的方法，结合了电梅花针快速浅刺与电流刺激的优势，且所用针具为一次性毫针，保证了疗效及卫生，有临床推广应用价值。

操作方法

皮肤常规消毒后，选用直径0.28毫米的1寸毫针，先行飞针速刺操作。具体操作为：用右手拇、食、中三指指腹握持针柄，进针时拇指内收，食指与中指同时相应外展，此时针体便迅速转动，当针处于快速旋转并抵达穴位时，通过腕力、指力将旋转的针弹刺入穴位。入针后再行飞针催气，具体为：先将针做小幅度的捻转，然后松手，拇、食指张开，一捻一放，反复6次。如此操作，在距病变处0.5～1厘米四周进行围针，然后接上G6805型电针仪，采用疏密波，电流输出以患者可耐受为度，留针30分钟。每天治疗1次，15次为1个疗程，疗程间休息2～3天。

张老在使用围刺飞针法时反复强调两个要诀，即飞针速刺及飞针催气。飞针可使针体轻巧、快速地透过皮肤而不痛；催气则有运气之功，使气速至而有效。该手法在《医学入门》中已有记载："以大指、次指捻针，连搓三下，如手颤之状，谓之飞。"故张老围刺飞针加电针的治疗方法，是一套融汇古今、痛微效显的针法。

四、挑治疗法

挑治疗法又称针挑法、挑刺法、截根法，即在一定部位（多选皮肤阳性反应点及背俞穴）上，用特制针具钩针挑断皮下的白色纤维组织以治疗疾病的方法，具有清热排毒、疏通经络的作用，主要用于治疗麦粒肿、痔疮、胃脘痛、支气管哮喘等病症。张老的皮部挑治疗法着重在循经于皮部上连续快速挑刺，不出血，只需挑破皮肤即可。

使用的是圆利针或溶药针针头（侧孔型）。挑治疗法至今已发展成挑刮法、挑点法、挑络放血法、挑羊毛疗法、挑筋法、挑挤法、挑湿（脂）法、挑提法、挑拉法、挑摆法、挑罐法、挑药法（挑贴法）、挑灸法等，可灵活选用。

（一）操作方法

用于挑治治疗的针具包括缝衣针、不锈钢小锥子、三棱针、外科巾钳、特制钩针及特制的自动针挑机等。用缝衣针或特制的挑针做针具，局部消毒皮肤后，在挑点皮部横向挑提、牵拉摇摆、拔出纤维，留一个小创口，深度不超过浅筋膜。消毒创口后敷以创可贴或纱布。挑治前也可用普鲁卡因注射一小皮丘进行麻醉，以减少疼痛。挑治选择的部位包括：

1）固定针挑点

固定针挑点指部位固定，取法、执法和主治功能已有明确认识的挑点，可分为：①经定针挑点；②分区折算针挑点；③头皮针挑点。

2）非固定针挑点

挑点指患者在病理变化过程中形于外的异常现象，又称"病理阳性反应点（物）"。病理部位因人因病之不同而异，非固定部位，可分为：①皮肤异点；②皮肤异感点；③颗粒点；④结节点、脉络点。

（二）临床运用

1. 挑治疗法治疗甲状腺肿

单纯性甲状腺肿是甲状腺功能正常的甲状腺肿，是缺碘、致甲状腺肿物质或相关酶缺陷等原因所致的代偿性甲状腺肿大，不伴有明显的甲状腺功能亢进或减退，后期可发展为结节性肿大。张老多行气软坚散结，取水突、扶突、天突、璇玑、气舍等，采用挑摆法。选点消毒后，用钩状挑治针刺入皮下，挑起皮肤做有节奏的不断摇摆，每分钟4～5次。摇摆幅度视挑点皮肤的松紧程度而定，若皮肤松弛，则摇摆度可大些，反之要小些。挑摆时间为5分钟，摆力分强、中、弱三等，视患者病情而施，出针后，按常规处理针口。

2. 挑治疗法治疗不育症

不育症指正常育龄夫妇婚后有正常性生活，在1年或更长时间，不避孕，也未生育，女方检查未见异常，男方精液异常。男方精液异常是指经化验检查的精液常规的改变，包括精子总数减低、精子活动率低下及畸形精子数增高。张老多疏肝益肾强精，取肾俞、次髎、气海、关元、肝俞等，采用挑筋法。常规消毒，进针后挑破表皮，牵拉住皮下白色纤维组织，做左右摇摆旋转动作，挑断皮下白色纤维组织样物数根。伤口涂上碘酒，贴盖小纱垫或创可贴固定。

3. 挑治疗法治疗痛经

痛经是妇科最常见的症状之一，是指行经前后或月经期出现下腹疼痛、坠胀，伴腰酸或其他不适，其程度严重影响生活和工作质量者。张老多行气活血，通络止痛，取次髎、腰眼、脾俞、胃俞、气海等，采用挑筋法。常规消毒，进针后挑破表皮，牵拉住皮下白色纤维组织，做左右摇摆旋转动作，挑断皮下白色纤维组织样物数根。然后再在针口的表面上，放上一粒如绿豆大小的艾炷，点燃施灸，灸3～5壮，灸完后伤口涂上碘酒，贴盖小纱垫或创可贴固定。

五、刺络放血疗法

刺络放血疗法古称"刺血络"，亦称"刺血疗法""放血疗法""刺络疗法"，是一种使用三棱针、注射针头等粗而尖的器具，在穴位或浅表血络施针放血的外治法。

张老认为，经络具有由里及表、通达内外、联络肢节的作用，是气血运行的通道，其"内属于腑脏，外络于肢节"。经络是沟通人体内外表里的桥梁，具有灌渗气血、濡养全身的作用。而气血是人体生理活动的根本，两者并行于脉内，充润营养全身。人体的各种生理活动，均依赖于气血的正常运行，并通过经络发挥其生理功能。气血与经络既为人体正常的生理基础，也是疾病产生的重要病机转化所在。当人体内脏和经脉功能失调时，机体就会发生疾病，络脉也会相应地表现出充血、扩张，甚至变形等病理变化。《黄帝内经》云："血有余，则泻其盛经出其血……视其血络，刺出其血，无令恶血得入于经，以成其疾。"所以针刺放血可以疏通经络中壅滞的气血，调整脏腑的功能紊乱，使气滞血瘀的一系列病变恢复正常，从而达到治疗疾病的目的。

刺络放血疗法主要通过泄热解毒、祛瘀活络、消肿止痛、定惊开窍等途径，使脏腑阴阳、经络气血调和而通畅。对急慢性病及诸多疑难重症，疗效皆显。

操作方法

临床上，张老采用多种方法进行刺络放血，如三棱针点刺、梅花针叩刺、毫针散刺，或刺络后配合拔罐、割治疗法等，不拘一格，随机应用。而放血量的多少，张老认为应根据具体情况而定，一般而言，病新、证实、体质强的患者，出血量较大，反之则较少。同样，针刺放血的时机，也应根据病情缓急和病体强弱酌情而定。

六、火针疗法

火针是《黄帝内经》中"九针"之一，是将特制的针具用火烧红针体后，迅速刺入人体一定穴位或部位，借助火力和温热刺激，以温阳祛寒、疏通气血来达到治疗目的。火针疗法是传统中医针灸疗法学的重要部分，属于温通疗法的范围。一般认为火针具有温经散寒、通经活络、活血化瘀、软坚散结、升阳举陷、祛腐生新的作用，多用于风寒湿痹、痈疽、癥瘕积聚及瘫痪等。张老认为火针还有"以热引热""火郁发之"的作用，用以治疗因热毒内蕴，拒寒凉药而不受之热证，如乳腺炎、带状疱疹、腮腺炎等；并且认为火针具有针刺、直接灸、三棱针等多种作用，故临证时可根据不同情况变通使用，治疗多种疑难杂症。治疗特点有"以热引热""以点代灸""以痛为腧"三方面。

火针疗法是集针刺、温热于一体的传统疗法，具有改善血流动力状态、血液流变及微循环，以及抗炎消肿、修复组织创伤等多种作用。通过炽热的针体，使局部血液、淋巴循环加快，加速炎性组织的清除吸收；使穴位组织炭化，炭化组织对于人体是一种异物，可以激活自身免疫系统，并长时间刺激穴位而产生长效调整和治疗作用。

（一）操作方法

火针是一种特殊针灸针具，从远古针具"九针"中的"大针"发展而来，用耐受高温并对人体无伤害的金属材料制成，可反复灼烧使用。

在临床上根据患者与症状的不同，选择的穴位不同，所使用的火针种类也不同。根据粗细可分为3类：一是细火针，直径0.5毫米，主要施于面部，因面部神经、血管丰富，痛觉敏感，故用细火针以减少痛苦，且不易留疤，亦适用于体弱患者；二为中粗火针，直径为0.8毫米，适应范围比较广泛，除面部和肌肉组织较薄的部位外，均可使用；三为粗火针，直径在1.1毫米以上，适用于针刺大的病灶或骨骼肌肉组织深厚的部位，如癥瘕、痞块、疮疡、膝关节等处。此外亦有三头火针，用于祛除体表痣。

火针疗法在操作时还应注意三个要点，即"红""准""快"。"红"是指在针体烧至通红白亮时，迅速刺入穴位，《针灸大成·火针》中载："灯上烧，令通红，用方有功。若不红，不能去病，反损于人。""准"指进针入穴要准，医者应迅速将针准确地刺入穴位或部位，并敏捷地将针拔出。"快"指进针速度快，使患者少受痛苦。在火针红白亮时迅速入针，则穿透力强、热刺激效果好，且不易损伤机体，否则易拉出肌肉纤维，疗效亦差。这一过程时间很短，要求施术者全神贯注，动作熟练敏捷。

不同种类的火针具有不同的适应证或者应用范围，临床选择火针时，宜审病察人，依症择具，从位施针。火针的操作根据针具的不同和治疗疾病的不同而不同，概而言之，主要包括针前准备、加热针体、进针、出针等几个方面。

1. 针前准备

根据刺烙点的不同及患者的体质要求，选择适当的体位。一般以便于施术者取穴、操作方便、刺烙点定位后不易偏移和患者舒适的体位为宜，对老年、小儿或体弱者，宜采用卧位或靠坐位。由于火针治疗多进针迅速，故宜事先对选择的穴位或者烙刺点进行定位，并加以标记，以确保针刺的准确性。准确定位后，若刺烙部位为黏膜或溃疡，则宜用0.5%安尔碘溶液进行消毒。

因火针治疗所用针具较粗，多为明火操作，且疼痛较重，患者多有畏惧心理。故医者应态度温和，坚定患者信心，进针前宜向患者解释火针的感应，解除患者疑惑，消除患者的畏惧心理。此可谓《古今医统大全》所云："凡行火针，必先安慰病患，令勿惊动。"

加热针体即烧针，烧针是使用火针的关键步骤，一般以酒精灯或者95%的酒精棉球点燃烧针。

根据治疗目的的不同可将针烧至白亮、通红、微红3种热度，加热到所需热度后，即可对患处施针。烧针的各个环节均要注意，否则将影响针刺的疗效，正如《针灸大成·火针》所云："灯上烧，令通红，用方有功。若不红，不能去病，反损于人。"

2. 针刺方法

火针进针包括进针方法、进针的角度、进针的深度几个方面。火针进针的关键是快。要求针体烧至所需热度后，迅速准确地刺入穴位或者烙刺点。按进针方式可分为点刺法、散刺法、密刺法、围刺法、烙熨法和割治法等，按出针的快慢可分为快针法、慢针法等。

1）点刺法

点刺法是最常用的火针刺法，即将火针烧到所需热度后迅速刺入选定穴位的方法。其他火针刺法多以点刺法为基础，只是针刺的深度、密度等有所不同。点刺法多用于缓解疼痛及用于治疗脏腑疾患等。

2）密刺法

密刺法是用火针密集地刺激病变局部的一种刺法，针刺间隔一般为1厘米左右，病情重者可相应地密集。密刺法可在病变局部蕴积足够的热力，使气血流通，促进组织的再生和修复，多用于治疗增生性及角化性皮肤病变，如神经性皮炎等。

3）围刺法

围刺法是以火针围绕病变部位周围进行针刺的方法。围刺一般先用中粗火针，针刺间隔以1～1.5厘米为宜。对于局部红肿热痛者，可直接用火针刺络放血。此法可改善局部血液循环，可用于臁疮、带状疱疹等疾病。

4）散刺法

散刺法是以火针疏散地刺入病变部位的针刺方法。散刺一般选择细火针，每隔1.5厘米一针，以浅刺为宜。此法可以疏通局部气血，具有除痹止痒、解痉止痛的功用，可用于治疗四肢麻木、躯体痛痒、肢体拘挛、疼痛等病症。

5）烙熨法

烙熨法一般是在施术部位表面轻而缓慢地烙熨，多用平头火针或鍉针，可治疗色素痣、老人斑、白癜风等疾病或者疣、赘生物中体积较小者。此法针头与皮肤接触的面积较大，停留时间长，所以患者疼痛较甚，必要时可以在局部麻醉下进行。

6）割治法

用火铍针或粗火针，烧针至所需热度，将火针刺入选定的囊腔低垂部，深度以穿透囊壁为度，出针时摇大针孔，出针后可按压囊肿，务令脓液、瘀血、水液等尽出。因割治疗法创伤相对较大，要防止术后感染。如赘生物较多，可分批分次治疗。

7）快针法

快针法是进针达适合深度后迅速将针提出的方法，整个过程只有0.1秒左右，根据进针的深度又可分为深速刺、浅点刺等，此法进针出针速度快，往往还未达到痛阈，操作已结束，所以疼痛感很轻或无疼痛感。操作结束后局部常有灼热感，有时还向远端放射。此法具有温阳散寒、激发经气、行气活血的作用。快针法是火针最常用的方法之一。

8）慢针法

慢针法又称深留刺，是快速将火针刺入一定深度后，逗留一段时间，然后再出针的方法。留针时间多在1～5分钟。在留针期间，可行捻转、提插等手法加强针感。此法针感除局部灼热感外，常有酸麻胀感等。此法具有祛腐、化痰、软坚散结的作用，主要用于顽症痼疾，如三叉神经痛、肩周炎、慢性腹泻等。

进针的深度视针刺的部位、病情的性质、患者的体质情况及季节气候等多方面因素而定。《针灸大成》有云："切忌太深，恐伤经络，太浅不能去病，惟消息取中耳。"一般来说，皮肤肌肉丰厚的地方可稍深刺，如四肢腕踝关节以上可针刺0.6～1厘米；皮肤肌肉菲薄的地方宜浅刺，如头面部、井穴针刺深度常在1毫米左右，腕踝关节周围及以下、胸胁部穴位常控制在3～6毫米。泻时，宜速刺；补时，宜频频浅刺。年轻人、体质强壮者可稍深刺；老人、小孩宜浅刺，特别是幼儿皮肤菲薄更要浅刺。一般阿是穴、病变部位要深刺9～15毫米，《备急千金要方》就认为疗肿、痈疽的针刺深度约1毫米，要根据疮疡大小适当调整针刺深度，如"当头以火针，针入四分瘥"。针刺压痛点时，医者觉针下沉紧时应停止进针，针刺脓肿时，针下出现空虚感则止。

3. 出针护理

火针出针后，涂抹跌打万花油，并以棉签用力按压针孔，严禁揉按，以免出血，重而速按则可减轻或者消除痛感。若火针针刺后出血，不必止血，待自然停止后用干棉球擦拭即可。若以火针烙洞排脓或者割烙排脓者，务使脓汁出尽，然后包扎，必要时宜加压包扎。火针治疗后需注意生活调摄，忌食辛辣及发物，忌碰冷水及脏水，保持心情舒畅。火针针口多在治疗后1～2天出现瘙痒或红肿，均属正常火针后反应，此外火针的"针疮效应"，具有持续刺激穴位的效果。

（二）临床应用

张老认为，火针能直接、快速地将"热"送达治疗部位，起到"温""通""补""消""清"的作用，一法多效。具体如下：

1. 温阳散寒，化气利水

火性属阳，火针能借火的温热作用，振奋人体阳气，人体阳气充盛，温煦有常，阴寒得散，脏腑功能得以正常运行，则脉络调和、气机疏利、津液运行。明朝张景岳云："燔针，烧针也，劫刺因火气而劫散寒邪也。"张老认为，火针借助火气的温热作用，可以温肺化饮、疏通肺气，使其得以正常宣发肃降，能治疗各种痰浊阻肺、风寒束肺之咳嗽、喘证、哮证等；火针可以温中理脾，治疗寒邪犯胃或脾胃虚寒所致的脘腹闷胀、冷痛、泄泻等证；火针可以温肾散寒，治疗肾阳虚所致的腰膝酸痛、畏寒肢冷、五更泄泻等证；火针还可以通过温阳化气，使肺气通调、脾气传输、肾气蒸腾，治疗脏腑功能失调、三焦决渎失职、膀胱气化不利所致的水肿和小便失利等症。

2. 温经通络，祛瘀止痛

张老认为，火针具有针和火的双重作用，热力透达，可疏通经络中壅滞之气血，使气血运行通畅，以调整脉络，增加局部血液供给而濡养筋脉，筋得血养，柔而不拘，起到止痛的作用，如《景岳全书》云："凡大结大滞者，最不易散，必欲散之，非借火力不能速也。"因此，火针可以治疗经络阻滞、气血瘀滞、经行不畅、筋肉失养导致的肌肉痉挛、麻木、瘙痒、偏瘫、抽搐等证。火针可以温通经脉，鼓动人体阳气，行气活血，使脉络调和、气机疏利、津液运行、血行经通、经络通调，治疗风寒湿痹证及寒邪凝滞之关节肿痛等病症。火针温通心阳、运行血脉、祛瘀止痛，能治疗心阳虚衰、心脉痹阻所致的胸痛心悸等证。

3. 补养气血，升阳举陷

火针通过温补阳气、引阳达络而补养气血，能使气至血通，气机疏利，起到养血祛风止痒之功，治疗以瘙痒、麻木为主要症状的各种皮肤病，如神经性皮炎、牛皮癣等；火针可以温补肺气，治疗肺气不足之咳嗽、喘息、自汗等病症；火针可以补益心气、益气养血，治疗心气不足、心阴血虚之心悸气短等症；火针可以补益中气、健脾养胃，治疗胃中虚寒，或纳少腹胀、大便溏泻等脾胃虚弱之证。火针通过补益阳气以达升阳举陷、调节脏腑、收摄止泻之效，临床上常用此法治疗中气下陷引起的子宫下垂、胃下垂、肾下垂、久泻久痢等，以及肾阳不足所致遗精早泄、痛经、月经不调、腰膝酸软及脏腑亏虚所致的各种痿证等。

4. 清热解毒，引邪外达

火性属阳，阳可升散，开泻畅达，而火针疗法有引气和发散之功，温通之性强而力量集中，能直达肌肤筋肉，因而可使火热毒邪外散，引热外达，清热解毒，即"以热引热""火郁发之"。火针治热证，通过灼烙人体腧穴腠理而开启经脉脉络之外门，给贼邪出路，达到开门祛邪之功，加上火针本身针身较普通针灸针粗，借助火力，出针后针孔不会马上闭合，使有形之邪可以直接排出体外，使邪毒得清。正如《针灸聚英》云："盖火针大开其孔，不塞其门，风邪从此而出。""若风寒湿之气在于经络不出者，宜用火针以外发其邪"，火针治疗后机体都留下针孔，可使邪气从针孔而出，达到邪去正安的效果，临床常用于治疗蛇串疮、乳痈、痄腮等病症。

5. 消癥散结，生肌敛疮

火针能消癥软坚散结、温经通络、行气活血、疏利气机，正如《针灸聚英》云："破瘤、坚积结瘤等，皆以火针猛热可用。"火针可以治疗气血、痰、湿等各种病理障碍积聚凝结而成的肿物、包块，无论在体表，或聚结在体内，均有不同程度的疗效。同时火针可以使局部气血运行加快，气血通畅，从而加速其消散；临床上常用于治疗腱鞘囊肿、瘿瘤、瘰疬、脂肪瘤、子宫肌瘤、纤维瘤、疣、痣等病症。火针的温热之性能加速气血运行，鼓舞正气，正气充盛，能托毒生肌，排脓敛疮，加快肌肤更新，促进疮口组织的物质代谢，加速疮口愈合，临床上常用于治疗静脉炎、痤疮、痈疮、痔疮、象皮腿等病症，并对一些经久不愈的疮口，或慢性溃疡具有促进生肌敛疮之功。

七、耳针疗法

耳针疗法是指使用短毫针、耳穴贴压等刺激耳穴，以治疗疾病的方法。人体是一个有机的整体，脏腑组织器官的生理病理变化，可不同程度地反映于耳部。人体的耳部形如倒置的胎儿，通过耳部，既可观察了解人身整体的情况，又可在耳部施加治疗手段。运用耳穴诊治疾病历史相当悠久，早在《灵枢·五邪》篇就有记载"邪在肝，则两胁中痛……取耳间青脉以去其掣"。唐代《备急千金要方》有取耳中穴治疗马黄黄疸、寒暑疫毒等病记载。历代医学文献也记载了用针、灸、吸、按摩、耳道塞药、吹药等方法刺激耳郭以防治疾病，以望、触耳郭诊断疾病的方法，并一直为很多医家所应用。

张老认为，人体以五脏为中心，通过经络系统，把六腑、五体、五官、九窍、四肢百骸等全身组织器官联系成有机的整体。这种五脏一体观反映出人体内部器官是相互关联而不是孤立的一个统一的整体，因此，脏腑与耳息息相关。脏腑之精气充足，则上荣耳窍，表现为听觉灵敏，反应敏捷；反之，脏腑精气亏虚，功能减退，则耳窍失养，出现耳鸣、耳聋等病变。同时，脏腑病变也通过经络的感应和传导作用，在耳郭局部发生异常的阳性反应点，如压痛、结节、隆起、丘疹，以及耳郭色泽的变化等。因此，通过望耳诊察内脏疾病，运用耳针治疗内脏疾病，以疏通经络、运行气血，调节机能平衡、纠正阴阳的偏盛偏衰，促进脏腑机能的迅速恢复。

（一）治疗特点

张老运用耳针疗法注重整体，处方精练，强调配伍，巧用对穴，充分发挥耳针疗法简、便、廉、验的治疗特点。

1. 注重整体

耳针处方通常由穴位及刺灸方法组成。耳针处方在辨证论治指导下，以证为据，依治法而组方，处方用穴突出整体观念，注重整体调治，常按患病相应部位、脏象学说、经络学说、现代医学理论、临床经验等原则，综合选取适当的耳穴和刺灸方法。如治疗瘀血阻络的踝关节急性扭挫伤，根据上述原则，选取踝、肾、肝、神门、皮质下5穴组成处方，施用耳毫针术。处方中"踝"是相应病变部位取穴，能疏通患部经气，祛瘀活血；足少阴肾经"循内踝之后，别入跟中"，故取耳穴"肾"疏通足少阴经气，以助踝部受损络脉恢复；肝主筋，取耳穴"肝"舒筋利节；按现代医学理论选用"皮质下"及"神门"以降低大脑皮质对痛阈的敏感而共达镇静止痛之效，诸穴同用，踝痛速缓甚至消失。由此可见，其耳穴处方是以辨证为准绳，以耳穴理论为依据而组方。

2. 处方精练

张老耳针处方精练，用穴如用兵。张老精于辨证识病，熟谙穴性，耳针处方善用精兵强将；又因耳针疗法是巧拨千斤，故一穴能治者不用两穴。张老的耳针处方一般有2～5穴，耳压处方则有4～8穴。其或攻或补，或攻补兼施，调兵遣将以邪正盛衰为据。遇热邪伤人，则用峻攻之穴以逐邪外出。如风热乳蛾则于"耳尖"放血，使邪随血出，奏疏散风热、清热解毒之功，此方临床常有桴鼓之效。遇虚邪之体，则补虚与逐邪之穴合用成方。如治肾虚寒湿痹阻的腰肌劳损，则处方为腰骶椎、皮质下、神门、肾、肾上腺5穴，方中泻腰骶椎通经逐邪、散寒除湿通痹；平补平泻神门、皮质下以镇静止痛；补益肾及肾上腺以益肾填精。如此攻补兼施，使邪去正复则疾病渐愈。

3. 强调配伍

张老耳针处方强调组合配伍，处方常由主穴、配穴组合而成。如流行性腮腺炎的耳针处方中，对屏尖、面颊、肾上腺3穴为主穴，神门、内分泌、皮质下、肝透胰胆为配穴。主穴中，对屏尖又名腮腺穴，是治腮腺炎的特效穴；面颊为相应患部取穴；肾上腺有较强的消炎止痛作用，并能增强人体免疫功能。配穴中，肝透胰胆疏调少阳经脉，解郁散结；皮质下、内分泌、神门增强消炎止痛之功。配穴每次酌选1～2个。

4. 巧用对穴

对穴多由具有相须或相使作用的两个穴位组成，对穴的组合能更好地协同发挥穴位的性能以增强疗效。张老的耳针处方常应用对穴，如神门、皮质下这一对穴具有镇静安神、镇痛消炎之功，故临床中凡神志病及痛证，常在处方中配此对穴；再如肾及肾上腺这一对穴有补益强壮、提高免疫力之功，故凡体虚之病均用之；角窝上及耳背沟有降压之功，凡治高血压的处方均配伍此对穴。张老处方常依疾病的标本缓急，因地、因时、因人灵活组方，随机应变，从不偏执一方一穴。

（二）操作方法

张老常用耳穴贴压治疗疾病。具体方法：在耳穴相应区域贴压王不留行籽，并嘱患者每天按压3～5次，每次以耳郭发热为度。也可让患者自行用拇指、食指搓捏耳郭，对称性捏压耳穴，每穴1分钟。耳穴贴压或自行按摩既省时又经济，还可辅助针灸治疗。

（三）临床应用

1. 治疗小儿多动症

张老总结出以头针为主，结合体针，配合梅花针叩刺、耳穴贴压综合治疗小儿多动症的方法，疗效显著。主穴为百会、风府、四神聪、神庭、率谷、印堂、素髎等。根据症状配穴，注意力不集中者配本神、内关、神门；行为表现活动过多者配大椎、譩譆、心俞；情绪不稳、烦躁甚者配太冲、合谷、劳宫。同时梅花针叩刺督脉及膀胱经，以局部皮肤潮红为度。王不留行籽耳穴贴压，治疗选神门、脑干、心、肾、皮质下、枕等。

2. 其他杂症

张老采用耳穴贴压治疗痛经、急性角膜炎、神经衰弱均获显著疗效，且操作方便，易为广大患者所接受。痛经耳针处方为内生殖器、内分泌、神门、交感4穴。急性角膜炎耳穴处方为眼、肝点刺放血。神经衰弱之失眠的耳穴压丸处方为神门、皮质下、心、肾、胃5穴。如此耳穴处方，不仅使患者减少皮肉之苦，又能发挥特定耳穴效力。

耳穴处方常双耳交替施治，使一侧耳穴处于刺激状态，一侧耳穴处于休息状态，避免耳穴疲劳，充分发挥耳穴的调衡作用。

八、刮痧疗法

刮痧疗法是我国劳动人民在长期与疾病做斗争的过程中积累并流传下来的民间疗法之一。因其适应证广，方法简便，所以张老在临床上经常采用此法。他认为凡临床上针灸、按摩、点穴指压等医疗手段能解决的病症，刮痧疗法均能解决，而且刮痧的部位不仅仅局限于"点"和"线"，可随着病变部位的不同，相应扩大治疗"面"，起到调血理气、疏通经络、活血化瘀的作用，促使病变部位的血行通畅及新陈代谢加快，使病变的器官、细胞得到营养的补给和氧气的补充，发生活化，达到扶正祛邪、治愈疾病的目的。同时还可以通过对病变部位皮肤的刮拭，把阻经滞络的病源呈现于体表，为临床诊断及疾病的转归提供参考依据。

（一）操作方法

操作者持握刮痧板，与皮肤呈45°，按照人体血液循环方向，由上而下或由内而外刮拭，头部、背部、四肢应由上而下，脸部、胸部应由内向外，以疏通病变部位的经络气血。力度以患者感觉舒适为准，对选择的刮痧部位反复刮拭，直至刮拭出痧疹为止。

第二次刮拭，务必在前次刮拭的局部皮肤无明显疼痛或痧疹大多消退后再实施。一般情况下，两次刮痧需相隔5天以上，直到再次刮痧后，局部皮肤无累积疹块或无痧疹出现，病症即告痊愈。一般3～7次为1个疗程，但也可根据疾病的缓急、病程长短而决定。

（二）临床应用

刮痧疗法对肩周炎、肠胃疾病、咳喘、扭挫伤、颈椎病等数十种临床常见病，有立竿见影的效果。

第三节　拔罐疗法

　　拔罐疗法是中医学传统的外治疗法，因古人使用兽角作为治疗工具，故称"角法"，又称吸筒疗法、火罐气，民间俗称"拔火罐"。拔罐疗法是以罐为工具，利用燃火、抽气等方法排出罐内空气，造成负压，使之吸附于腧穴或病变处，使局部皮肤充血，以达到防治疾病的方法。此疗法最早记载于马王堆出土的帛书《五十二病方》，如对痔疾的治疗就有"以小角角之"的方法，说明当时是以角法作为治疗痔疾的手段之一。这表明早在先秦时期，便已有应用负压原理治疗疾病的经验。在东晋医家葛洪的《肘后备急方》中，有以制成罐状的兽角拔脓血，治疗疮疡疖肿的记载。唐代王焘在《外台秘要》中提及："患殗殜（肺痨之类）等病……即以墨点上记之，取三指大青竹筒，长寸许，一头留节，无节头削令薄似剑，煮此筒子数沸，及热出筒，笼墨点处按之良久……数及以此角之，令恶物出尽，乃疾除。"此时器具也由竹筒代替了兽角，适应证也有进一步的扩大。

　　20世纪50年代以来，随着历史的变革和科技的发展，罐法得以继承和发展。如在器具方面，由古代的兽角、竹筒、陶罐，发展为玻璃罐、金属罐、抽气罐、挤压罐等；在拔罐方式上，由煮水传气、罐火排气，发展为抽气筒排气、挤压排气、电动抽气等；在操作方法上，也从单一的留罐，发展为走罐、闪罐；在运用形式上，从单纯的拔罐，发展为各种方法的综合运用，如药罐、针罐、刺络拔罐、按摩软罐等，以及配合电针、TDP照射等各种现代理疗方法；在临床应用方面，从吸拔脓血，发展到包括内、外、妇、儿、骨伤、皮肤、五官等科的近百种病症，成为临床治疗疾病常用的一种方法。以下将介绍两种张家维教授临床上常用的拔罐疗法。

一、闪罐法

闪罐法也叫快罐、吻罐，是利用火罐在体表快速闪拔以治病的一种疗法。张老在临床上应用闪罐疗法治疗多种虚、寒之证，疗效颇佳，现将其闪罐操作技法介绍如下。

操作方法

1. 基本操作

患者取适当体位，施术者一手持玻璃罐，口径与施术部位相适应，另一手以止血直钳持95%酒精棉球，将火罐置于施术部位附近，点燃酒精棉球后以闪火法将罐吸拔于施术部位，吸拔成功后迅速将火罐取下，再拔，再取。如此反复操作30次左右。当罐腰底部发烫时，再以罐壁滚熨施术部位，直至皮肤潮红、充血为度。

2. 操作要领

酒精棉球的酒精含量要适度，首先酒精的含量不能太少，否则火力不足，闪几次后酒精用完，就会燃烧棉球，产生灰烬，污染皮肤；另外，酒精含量也不能太多，如果太多，拔罐时棉球碰撞罐口（这无法避免）酒精易滴下，烫伤肌肤。酒精含量以轻挤酒精棉球无酒精滴下为宜。火罐吸拔上后，要迅速取下火罐，不可留置太久，这样才能顺利反复施术，否则不易取下，影响操作速度；如在面部留置太久，还易出现罐斑，影响患者面容，引发不必要的争端。迅速起罐的方法是：翻腕起罐法，即施术时左手5指轻握罐壁向上翻腕，内侧提，外侧压，很容易将罐起下，如果整体用力起罐多不易起下。若在面部闪罐，患者头部应靠稳，轻快施术，反之易造成烫伤或面部罐斑。起罐也不使用按压起罐法，如按压罐口周围皮肤起罐，一般需要双手操作，起罐速度太慢，闪罐时不易获得温热效应。

闪罐要求速度快，要做到快速，需注意几个方面的问题：一是火罐离施术部位不能太远，否则，闪罐速度慢且吸拔力弱，不易获效；二是采用正确的持止血钳的方式，将止血钳平放于掌心，让它沿前臂延伸出去，以便于操作，如果用通常的方式持止血钳，止血钳就会与前臂形成一个角度，从而降低操作的速度；三是掌握闪罐的节奏，闪罐时先不能太快，以中等速度操作，当形成熟练的闪罐模式后，可加快闪罐速度，当速度快到一定程度后，即使不看，施术者也能进行闪罐操作。当然，也不能一味追求速度，因为速度太快，火焰很易熄灭，反而从整体上降低了闪罐速度。

闪罐时火焰不能太小，若火太小，起罐时的声响也小，几乎不会有什么吸拔作用和温热作用。因此，闪罐不能用75%的消毒酒精，必须用95%的酒精或纯酒精。在此基础上，通过选用不同大小的棉球，可以很好地控制火焰大小，这主要是根据火罐尺寸、罐的大小而定。快速闪罐时火很容易熄灭，影响闪罐操作的流畅性，只有罐的大小与火的大小相配，才能顺利进行闪罐操作。

闪罐法是快速反复地进行吸拔，火焰会使一侧罐口过烫，可能会让患者感到灼痛，甚至烫伤肌肤，因此，闪罐操作时必须旋转火罐，方法是：起罐时以左手食指尖端按住罐底，拇指尖与其余三指指尖相对，做少许顺时针移动后握住罐体，旋转起下火罐，指尖的移动幅度不必太大，但必须有，反复操作，火罐就会缓慢地持续旋转，从而避免一侧罐口过热。操作时，应避免用手掌握住罐底，而应用指尖，否则就会呆板不灵活。

二、走罐法

走罐是临床常用的一种治病方法，因其操作简便，疗效显著，多年来一直广泛应用于临床治疗多种疾病。张老在临床实践中，总结出一套简便实用的走罐治疗手法，现介绍如下。

操作方法

走罐前，在施术部位涂少许红花油，以起润滑作用。

1. 通卫法

用镊子夹75%酒精棉球点燃后，应用闪火法，火焰在罐内一闪即出，迅速将罐子罩在应拔的部位上。医生右手握住罐底，快速向前推动，速度为每秒10～15厘米，如此在皮肤表面上下或左右来回推拉移动数次，至皮肤潮红为止。

2. 通营法

应用闪火法，用镊子夹95%酒精棉球点燃后，在罐内绕两圈再抽出，迅速将罐子罩在应拔的部位上。在罐子罩在应拔部位上之前，由助手用手轻度按压应拔部位，使卫气散离，医者与助手要配合好。医者用右手握住罐底，稍向前倾斜，即前半边罐口边缘着力，后半边略提起，慢慢向前推动，速度为每秒1.5～2厘米，如此在皮肤表面上下或左右来回推拉移动数次，至皮肤有少许出血点为止。

3. 营卫双通法

应用闪火法，用镊子夹95%酒精棉球点燃后，在罐内绕一圈即抽出，迅速将罐子罩在应拔的部位上。医生右手握住罐底，稍向后倾斜，即后半边罐口边缘着力，前半边略提起，中等速度向前推动，每秒5～7厘米，在皮肤表面上下或左右来回推拉移动数次，以皮肤潮红为度。

应用不同手法走罐，可以通卫、通营和营卫双通，扩大了走罐的治病范围。外邪袭表，首先伤卫，卫气闭郁，应用"通卫法"，75%酒精燃烧时火焰小，而且在罐内一闪即出，罐内负压小，吸力小，作用层次浅，加之快速推拉罐，激发卫气，抗邪外出，可以起到很好的疏风散寒、祛风除湿的作用。临床多用于治疗外感风寒湿邪引起的表证、痹痛等。"通营法"是以《难经·七十一难》为指导思想，先按压皮肤表面，使卫气离散，罐口前半边着力，慢慢推罐，可以使卫气散去。拔罐时，用95%酒精棉球点燃后，在罐内绕两圈，使罐内负压大，吸力大，作用层次深，慢慢推罐，推动脉中营血向前流动，激发其活力，可以起到加快血液循环、祛瘀通脉的作用，临床多用于治疗慢性软组织损伤性疾病及具有经络不通、营血瘀滞病机的病症。"营卫双通法"可以通营卫，罐内负压较"通卫法"大，较"通营法"小，作用层次在中间，走罐速度适中，既可激发卫气，又可祛瘀通脉，气行则血行，此法具有行气活血、通经活络的作用，临床可用于治疗胃脘痛、背肌筋膜炎、肩凝症、第三腰椎横突综合征、腰椎间盘突出症、失眠等多种疾病。

第四节 灸法

灸法，古称灸焫。《说文解字》说"灸，灼也，从火音'久'，灸乃治病之法，以艾燃火，按而灼也"，又言"刺以石针曰砭，灼以艾火曰灸"。灸法就是用艾绒或其他药物放置在体表的穴位上烧灼、温熨，借灸火的温热力及药物的作用，通过经络传导，起到温通气血，扶正祛邪的作用，达到防治疾病目的的一种外治疗法。

灸法与针刺同样都是通过刺激腧穴，激发经络功能，从而达到调节机体各组织器官功能的治疗目的，《医学入门》曰"寒热虚实，皆可灸之"。

（一）灸法的作用

灸法治疗作用广泛，可归纳为以下几点。

1. 疏风解表，温阳散寒

《素问·调经论》言"血气者，喜温而恶寒，寒则泣不能流，温则消而去之"，《素问·异法方宜论》言"脏寒生满病，其治宜灸焫"，《素问·骨空论》言"灸寒热之法，先灸项大椎""大风汗出，灸譩譆"。由此可见，灸法适用于治疗风寒表证，或寒邪为患所致诸证，或偏于阳虚者。

2. 温经通络，活血祛瘀

《灵枢·禁服》曰："陷下者，脉血结于中，中有著血，血寒，故宜灸之。"意即脉陷不起者，是由于寒气入于血，血因寒而凝滞，血瘀脉中，故灸法常用于治疗风寒湿邪所致的痹证。

3. 回阳固脱，升阳举陷

《素问·生气通天论》曰："阳气者，若天与日，失其所则折寿而不彰。"可见阳气对于人体的重要性。阳气衰而阴气盛，阴盛则为寒、为厥，甚则欲脱。当此之时，可用灸法来温补虚脱之阳气。如遇阳虚暴脱之急危证，灸之亦有回阳固脱的作用。《伤寒论》言"下利，手足厥冷者，无脉者灸之""伤寒六七日，脉微，手足厥冷，烦躁，灸厥阴，厥不还者死""少阴病，下利，脉微涩，呕而汗出，必数更衣，反少者，当温其上，灸之"，都是有关阳气下陷和外脱危证应用灸法的例证。因此，临床上多用于治疗因阳气虚脱引起的大汗淋漓、四肢厥冷、脉微欲绝等虚脱证，以及因阳气下陷所致的遗尿、脱肛、阴挺等。

4. 消瘀散结，拔毒泻热

《灵枢·刺节真邪》曰："脉中之血，凝而留止，弗之火调，弗能取之。"气为血帅，血随气行，气得温则疾，气行则血亦行。灸能使气机温调，营卫和畅，故瘀结自散。《圣济总录》曰："凡痈疽发背初生……须当上灸之一二百壮，如绿豆许大。凡灸后却似燃痛，经一宿乃定，即火气下彻。肿内热气被火导之，随火而出也。"因此，灸法可用于乳痈初起、瘰疬、寒性疖肿未化脓者。

5. 防病保健，延年益寿

《备急千金要方》曰："凡入吴蜀地游官，体上常须三两处灸之，勿令疮暂瘥，则瘴疠、温疟、毒气不能着人也。"《扁鹊心书·须识扶阳》曰："人于无病时，常灸关元、气海、命门、中脘，虽未得长生，亦可保百年寿矣。"《医说·针灸》说："若要安，三里常不干。"由此可知，灸法用于防病保健有着悠久的历史，无病施灸，可激发人体正气，增强抗病能力，使人精力充沛，长寿不衰。

因此，灸法的治疗作用和适应证，与针刺及中药同样十分广泛。《医学入门·针灸》载"药之不及，针之不到，必须灸之"，说明灸法还可以弥补药物及针刺治疗的不足。

（二）常用灸法

张老在临床上常应用灸法，治疗多种内、外、妇、儿科杂病，以下介绍其常用的灸法。

1. 隔姜灸

隔姜灸是将新鲜生姜切成约0.5厘米厚的薄片，中间用针穿刺数孔，上置艾炷，放在穴位上施灸，当患者感到灼痛时，可将姜片稍许上提，使之离开皮肤片刻，旋即放下，再行灸治，反复进行，直到局部皮肤潮红为止。

隔姜灸，属于间接灸法中最常用的一种，其火力温和，具有艾灸和生姜的双重作用，此法古今沿用，疗效可靠，适用范围广泛。《素问·异法方宜论》曰："脏寒生满病，其治宜灸焫，故灸焫者，亦从北方来。"说明灸法与寒病关系密切。《孟子·离娄》篇中说"七年之病，求三年之艾"，即久病宜用艾灸之法。《本草从新》曰："艾叶苦辛，性温，熟热，纯阳之性，能回垂绝之阳，通十二经，走三阴，理气血，逐寒湿，暖子宫……以之灸火，能透诸经而除百病。"

生姜辛温无毒，升发宣散，散寒解表，调和营卫，通经活络，温胃止呕，理气止痛，姜艾结合施灸，发挥两者协同作用，有相得益彰之效。张老以隔姜灸法应用于临床治疗虚寒、阳虚、气虚、肾虚等久治不愈的虚证患者，取得了一定疗效，应该说是证法相宜之故。

2. 温针灸

温针灸，又称为针上加灸、针柄灸、传热灸、烧针尾，是中医针刺疗法中的一种方法。此法就是将毫针刺入穴位以后，在针柄上插艾绒团或插1寸长艾条段，或者在针上先套上姜、蒜等物后，再插艾条段施灸，使燃烧的艾所产生的热通过针的热传导传入腧穴，具有温经通脉、行气活血的作用。由于温针灸有针刺和艾灸双重作用，所以对一些针刺难以治疗的疾病有独到功效。

温针灸的作用是通过针的热传导刺激经络腧穴以调节经气运行、平衡阴阳，从而取得疗效。是否得气是影响温针灸疗效的重要因素，"得气"是指在针刺时施以一定手法使循经感传直达病所所产生的感受，也称为"针感"。在临床上，医者往往未重视温针灸的"得气"，只认为局部皮肤红晕就是"得气"的反应。张老认为局部皮肤发红并不是穴位刺激后唯一的反应，温针灸时，热流除循任、督脉走行外，还通到四肢，并认为温针灸的感应传导感有四种，即热流感、运气感、蚁行感、热沉重等。温针灸的感传关键在于热量适中、持续，深透体内，透入肌肤，才能取得较好的疗效。温热感沿经络流动传导的距离因各人的反应有所不同，有的反应极差，传导不明显，练气功的患者感应传导特别明显。另外，温针灸在临床应用中，可同时施灸多个穴位，具有方便、省时的优点。

张老认为温针灸防治疾病的机制如下：

（1）发挥针刺的直接作用。

（2）针柄上放置一段艾条，具有一定的重力，起到持续行针的作用。

（3）发挥艾条温和灸的作用，燃烧着的艾段熏烤穴位，使局部皮肤红晕。

（4）艾灸的热量通过针体传入穴位深层，直接温通体内经脉，祛除体内的寒邪，温通脏腑，是区别于其他针刺或艾灸的关键所在，也是温针灸发挥作用的最重要的机制。

3. 药线灸

药线点灸疗法是流传于壮族民间的一种治疗方法，是采用经过药物泡制的苎麻线，点燃后直接灼灸患者体表的一定穴位或部位的治疗方法。张老认为药线灸具有温经通络、活血祛瘀、消肿散结、消炎止痛的功效。药线灸之所以能够治病，就是因为它以局部的刺激，通过经络的传导，调整气血归于平衡，使人体各部恢复正常的功能，用于寒、热、肿、痛、痿、麻及痒疾等，疗效较好。若能综合运用中医针灸理论，因病因人辨证论治而灵活应用，此疗法能获桴鼓之效。

张老临床应用药线灸以"肿在梅点灸法"为主。该法以药线点灸疗法中的局梅穴（局部梅花穴）为主，或配合其他消肿散结、消炎止痛的穴位，采用一号药线（直径为1毫米，适用于灼灸皮肤较厚处穴位及治疗癣类疾病，以及在冬季使用），先确定病变部位的形状和大小，按药线灸点灸方法操作，沿其周边点灸4个穴位，再加中间1个穴位，如病变部位面积较大，也可采用局葵穴（局部葵花穴），即沿其周边或病损部位点灸9个穴位，再加中间4个穴位，每日或隔日点灸1次，10天为1个疗程。本法适用于体表的良性肿块、异物及皮肤病变，如乳癖、梅核气、疟腮、带状疱疹、股癣、外痔等。

张老常提点后辈，灸法在临床上应用广泛，操作虽简便，但过程却疏忽不得。灸疗要求操作者注意操作规范，确保安全。药线灸火力应先小后大，灸量先少后多，程度先轻后重，以使患者逐渐适应。采用瘢痕灸时，必须先征得患者同意。直接灸操作部位应注意预防感染。

张家维学术精华与临床应用

第四章 穴位妙用

第一节　头项部穴位

1. 素髎

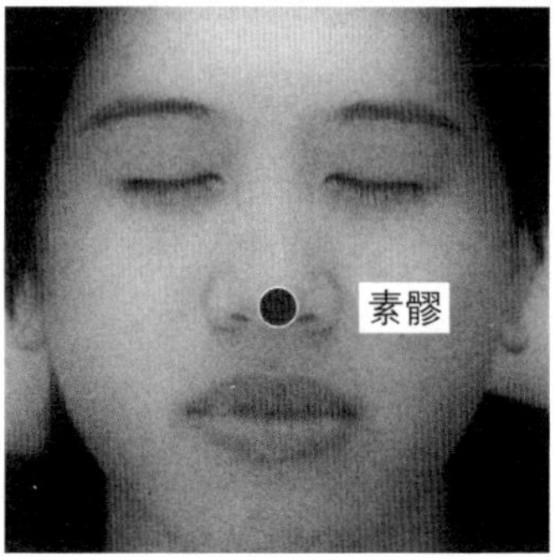

【定位】在面部，鼻尖的正中央。

【源流】《针灸甲乙经·卷三》载“素髎，一名面王，在鼻柱上端，督脉气所发”；《针灸甲乙经·卷十二》载“鼽衄洟出，中有悬痈，宿肉，窒洞不通，不知香臭，素髎主之”；《备急千金要方·针灸下》言“曲差、上星、迎香、素髎、水沟、龈交、通天、禾髎、风府主鼻窒，喘息不利，鼻㖞僻，多涕，鼽衄有创”。

【适应证】鼻塞，鼻渊，鼻衄，酒皶鼻，目痛；惊厥，昏迷，窒息。

【操作】向上斜刺0.3～0.5寸，或点刺出血。一般不灸。

【按语】张老根据古代医籍有关素髎功效的记载，结合自己多年的临床实践，认为素髎一穴除具有利鼻窍、苏厥逆功效外，更具有“镇静安神、通阳行气、通利下窍”之功。进针手法上张老认为其要点可概括为“轻、准、快”3个字。

轻：是指手法要轻柔。施术时患者大多精神紧张，害怕针刺，小儿尤其如此。所以进针时要求手法轻巧娴熟，这样才能达到刺入时“浮瓜不沉”的功夫。手法虽轻，但轻而不浮，柔而有力，刺入顺利，痛觉轻微。

准：是指刺穴要准。“中气穴则针染于巷，中肉节则皮肤痛”，只有刺中穴位，才易得气，从而收到"一针中穴，其病若失"的疗效，这点在针刺小儿时尤为重要。小儿惧怕针刺，针刺时多有哭闹挣扎。而素髎位于鼻尖，位置小，这更加大了针刺的难度，只有手法熟练，才能针刺准确。

快：是指出针要快。素髎属性为阳，此处经气敏感，疼痛感较强，故针刺透皮速度宜快，对于小儿更是如此。小儿为纯阳之体，阳气旺盛，经气更为敏感，针刺速度快可以最大限度地减轻进针疼痛，这对于减少患儿对针灸的恐惧感、坚持治疗极其重要。

在传统飞针的基础上，张老根据多年的临床经验，摸索出一套具有鲜明特色有别于他人的飞针疗法，集"速刺、浅刺、补泻、留针"于一体。实践证明，熟练的飞针手法能很好地达到"轻、准、快"的进针要求。临床上，张老常用素髎辅助治疗诸多疾病，小儿多动症突出表现为一个"动"字，如东张西望、坐卧不安，甚至手舞足蹈等。动属阳，以动制动，以阳克阳，这是张老运用素髎治疗小儿多动症最基本的理论基础，而素髎有利窍之功效，在此也可发挥其通利脑窍的辅助功效。又如面部三病症是指面瘫、面痛、面肌痉挛这三种病症，由于临床上此三病联系密切，常互为因果，故合称为面部三病症。临床上，张老治疗这些病症时，素髎为必选之穴，多同时配伍水沟，两穴相须相使。张老认为，从中医角度分析，面瘫、面痛、面肌痉挛或为风动，或为气滞，或为血瘀，针刺素髎能通阳行气，气行则血行，血行则瘀祛、风灭；从西医角度分析，面瘫因面神经受损导致面肌松弛无力，针刺素髎则有相当于激发兴奋点的作用，使针刺的良性兴奋传导并刺激面神经而达到神经自行修复的作用；相反，面痛、面肌痉挛多有诱发点，针刺非诱发点的局部敏感穴位如素髎、水沟能转移兴奋灶，从而缓解疼痛与痉挛，达到治愈的目的，这也恰好体现了腧穴的双向调节作用。张老亦用素髎配合治疗某些下焦病症，如前列腺炎、前列腺增生、睾丸鞘膜积液等男科病症。张老认为，此类病症多因下焦气机郁滞，浊窍不通。素髎有利窍之功，通上而利下，达到"提壶揭盖"之效。

总之，治疗多数头面五官、神志疾患，张老均会适时针刺素髎。张老认为，针刺素髎的要点在于对穴位刺激量的掌握，因人因时而异。因人，即根据年龄、身体状况而异，如老年及幼年患者，针后多不运针，入针点到为止；对于青壮年，则可适当运针以加强刺激。因时，即根据病症发展的不同时期、不同阶段而有所差异，如治疗普通的早期面瘫，刺激量应以小为上策，而顽固性面瘫的刺激量则应适当增大。腧穴的双向调节作用在素髎上亦体现得淋漓尽致，醒神开窍，功效近乎水沟；镇静安神，疗效胜于神门。总之，只要恰当地使用素髎，往往能收到"四两拨千斤"的效果。

2. 印堂

【定位】在额部，两眉头之中间。

【源流】《素问·刺疟》载"刺疟者，必先问其病之所先发者，先刺之。先头痛及重者，先刺头上两额两眉间出血"；《千金翼方·卷二十六》载"灸煨退风半身不遂"；《针灸大全·卷五》载"两眉角痛不已：攒竹阳白印堂合谷头维"；

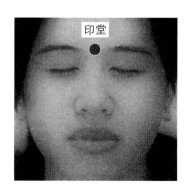

《医学纲目·卷十五》言"头重如石：印堂（一分，沿皮透攒竹，先左后右，弹针出血）"；《针灸学简编·卷二百四十一》言"小儿急慢惊风，头痛，眩晕，眼病，鼻渊，鼻塞，产后血晕，子

痫，三叉神经痛，高血压，失眠等"。

【操作】提捏局部皮肤，向下平刺或向左、向右透刺0.3～0.5寸；或用三棱针点刺出血。可酌情使用灸法。

【适应证】目赤肿痛，颜面疔疮，鼻塞，鼻渊，鼻衄。头痛，头晕，面瘫，面痛，眼昏，重舌。失眠，急、慢惊风，子痫，产后血晕，高血压。配迎香、合谷，有清热宣肺、利鼻窍的作用，主治鼻渊、鼻塞；配百会治疗抑郁症。

【按语】印堂位于督脉循行线上，目前已归至督脉经穴中，而位处鼻部，邻近目部，故能清头明目，通鼻开窍。《扁鹊神应针灸玉龙经》称其为"通神之穴"，《理瀹骈文》又认为"此穴上通脑，下通舌，而其系则连于心"。张老认为，运用印堂多以针法，亦可用三棱针放血及灸法。定穴时，患者取正坐、仰靠或仰卧位。一般针法为向下平刺0.3～0.5寸。张老运用印堂穴主治以下疾病：①鼻炎，张老常把它与迎香、风池或足三里合用，施平补平泻法。针印堂时针尖向鼻根方向平刺，局部有酸胀感。局部针刺后常有立通之效，可配用足三里固其效。②脑病，其可作为配穴使用。③失眠，患者取仰卧位。斜向下刺0.8寸，轻轻捻转提插，得气后留针30分钟。或直刺，轻轻捻转，有沉重感。留针期间行针2～3次，以加强刺激，行平补平泻手法。10次为1个疗程。对病情较重，患病时间较久者应配合内关、神门、三阴交等。④治小儿夜啼，刺入0.2～0.5寸，得气后，施平补平泻手法，不留针。可配合四缝挑刺，往往治疗1～2次即可痊愈。⑤头痛，向下平刺，配合太阳、风池等及按部位配穴。

3. 四神聪

【定位】正坐位。在头顶部，百会前后左右各1寸，共4个穴位。

【源流】《银海精微·卷下·患眼头痛》言"患眼，偏正头痛……灸……四神聪穴……又以百会穴为中，四边各开两寸半，乃神聪穴也"；《太平圣惠方·卷九十九》载"神聪四穴，理头风目眩，狂乱、风痫，针入三分"。

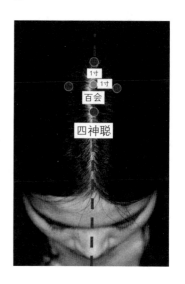

【适应证】头痛，眩晕，失眠，健忘，癫痫。

【操作】平刺0.5～0.8寸。可酌情使用灸法。

【按语】张老认为，四神聪位居百会穴四周，也有清脑明目、镇静安神的作用。张老运用四神聪有三种刺法：①向外刺，刺的面积广泛，刺激范围广泛，此法偏泻；②向内刺，则使神气聚于百会，此法偏补；③平行刺，则为顺经络刺法，也就是在督脉的穴位顺着督脉刺，余下两穴平行于督脉刺，这种刺法更容易，痛苦也更小，对于少数头皮难以行针者或过于畏针者可选用之。对于小儿病初发者，可浅刺，点到为止；对病久者可用透刺，也可梅花针叩刺、指压。

张老在临床上常配伍其他穴位治疗诸病。①儿童多动症，四神聪为张老治疗该病的要穴，采用四神聪可以镇静安神，以静制动，可配合素髎、神庭、印堂、四关穴等。②脑瘫，可配合风府、本神、印堂、素髎、肩髃、外关、后溪、合谷、环跳、阳陵泉、足三里、绝骨、太冲、太溪等。③痴呆、健忘，可配合神门、太溪、足三里等。④失眠。四神聪在百会周围，有二穴在督脉之上，督脉行于背部正中，百会入络脑，脑为元神之府，人体的一切神气活动都受其支配，通过调督脉达到调节睡眠的作用。可配神门、照海等。⑤眩晕，兼肝阳上亢加太冲，痰浊内阻加丰隆，肾精不足加太溪，内耳性眩晕可配合百会压灸。⑥头痛，可配合风池、太阳，并依经配穴，如厥阴头痛配太冲、内关，太阳头痛取束骨、后溪，少阳头痛配外关、足临泣；阳明头痛加合谷、内庭。⑦震颤麻痹（帕金森病），可配合舞蹈震颤控制区、四关穴、神门、阳陵泉、太溪等。⑧面肌痉挛，采用四神聪可以镇静安神，以静制动，可配合面部穴位飞针浅刺。

4. 百会

【定位】在头部，前发际正中直上5寸，或两耳尖连线的中点处。

【源流】《针灸甲乙经·卷三》载"百会，一名三阳五会，在前顶后一寸五分。顶中央旋毛中陷可容指。督脉足太阳之会"；《针灸甲乙经·卷七》言"痓取囟会、百会、天柱、膈俞、上关、光明主之"；《针灸甲乙经·卷十》载"顶上痛，风头重，目如脱，不可左右顾，百会主之"；《肘后备急方·卷一》言"卒死尸厥……针百会"；《肘后备急方·卷三》言"脚气之病，先起岭南，稍来江东，得之无渐，或微觉疼痹或两胫小满，或行起忽弱，或小腹不仁，或时冷时热，皆其候也，不即治，转上入腹，便发气则杀人……可灸百会五十壮。穴在头顶凹陷中也"；《备急千金要方·卷八》又言"治大风，灸百会七百壮"；《太平圣惠方·卷一百》载"主脑重，鼻塞，头目眩痛，忘前失后，心神恍惚及大人小儿脱肛也"；《针经摘英集·卷七》载"治中风，气塞，涎上不语，昏危者，针百会"。

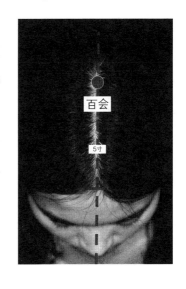

百会

5寸

【适应证】头痛，眩晕，中风失语，癫狂痫。

【操作】平刺0.3～0.5寸。可酌情使用灸法。

【按语】百会穴作为人体诸阳之会，在古籍中常有记载，张老临床上多以百会穴治疗神经系统疾病，如癫痫、小儿脑瘫、失眠、头痛等，常采用压灸百会穴治疗眩晕。

张老治疗小儿脑瘫用顶区百会围针，前后左右各旁开1～3寸，在相当于四神聪位置，以围针形式分别进4针，针尖均对准百会穴；治疗失眠常用百会与四神聪配伍，因督脉行于背部正中，百会入络脑，脑为元神之府，人体的一切神气活动都受其支配，通过调督脉达到调节睡眠的作用，可配神门、照海等。

张老临证用穴心思巧妙，随证选用，常选用风府、四神聪（或百会）、神庭、本神、素髎等，以通督醒脑，调动五脏六腑之精气。

5. 颈百劳

【定位】正坐位或俯伏坐位。在颈部，大椎直上2寸，后正中线旁开1寸。

【源流】《针灸集成》言"百劳，在大椎向发际二寸点记，将其二寸中折墨记，横布于先点上，左右两端尽处是。主治瘰疬，灸七壮，神效，又瘰疬联珠疮，灸百劳三七壮至百壮"。

【适应证】颈项强痛；咳嗽，气喘，骨蒸潮热，盗汗。

【操作】直刺0.5～1寸。

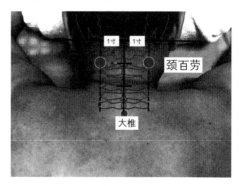

【按语】近代将大椎旁1寸也叫百劳，即定喘旁开0.5寸。为将两个百劳区别，分别命名为

上百劳、下百劳，合称为"百劳四穴"。

张老根据长期的临床经验认为，本穴能治疗瘰疬、劳损、劳伤、颈部疾病、眼病、鼻炎。上百劳，即颈百劳偏重颈部疾病、眼病、鼻炎，下百劳偏重劳损、颈病。张老常应用此穴治疗颈部疾病、眼病、鼻炎及一些劳损性疾病：①鼻炎，可针刺或天灸百劳，尤其是慢性鼻炎，不愿针刺者，可采用天灸方法。因面部不宜采用天灸，而百劳就是非常好的治疗穴位，可配合肺俞、脾俞等。②近视眼、眼睑痉挛，可用针刺法或按摩法，张老常嘱患者自己或家属进行按摩，配合风池、眼部穴位。③颈部疾病，张老在治疗颈病时常配用百劳穴。④劳损性疾病，张老治疗劳损性疾病时常用灸法，温和灸或天灸百劳，配合相应背俞穴使用。

6. 睛明

【定位】在面部，目内眦角稍上方凹陷处。

【源流】《素问·气府论》言"手太阳脉气所发者三十六穴，目内眦各一"；《针灸甲乙经·卷三》言"睛明，一名泪孔，在目内眦外，手足太阳、足阳明之会。刺入六分，留六呼，灸三壮"；《针灸甲乙经·卷十二》言"目不明，恶风，目泪出，憎寒，目痛，目眩，内眦赤痛，目䀮䀮无所见，眦痒痛，淫肤白翳，睛明主之"；《循经考穴编》载"主一切目疾，胬肉攀睛，眼红肿痛，迎风冷泪，内外翳障"。东垣曰："刺太阳阳明出血，则目愈明。盖此经多血少气故，目翳赤痛自内眦起者，必刺攒竹、睛明，以宣泄

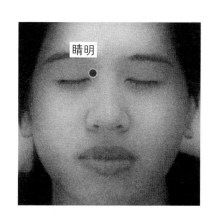

睛明

太阳之热，然睛明刺一分半，攒竹刺一寸三分，为适深浅之宜。今医刺攒竹，直抵睛明，不补不泻，而又久留针，非古人意也。"

【适应证】近视，目视不明，目赤肿痛，迎风流泪，夜盲，色盲，目翳；急性腰痛。

【操作】仰卧，嘱患者闭目。左手轻推眼球，向外侧固定；右手持针，紧靠眼眶缘缓慢垂直进针0.5～1寸。不宜捻转、提插，出针后消毒干棉球按压针孔3分钟，以防出血。本穴禁灸。

【按语】《百症赋》载："观其雀目肝气，睛明、行间而细推。"《玉龙歌》曰："两眼红肿痛难熬，怕日羞明心自焦，只刺睛明鱼尾穴，太阳出血自然消。"这说明了睛明穴的局部治疗作用，临床上治疗各种眼疾多配此穴。

张老临床上在治疗眼部疾病与脑部疾病时常配伍使用。《灵枢·大惑论》曰"五脏六腑之精气，皆上注于目而为之精……上属于脑，后出于项中"，可见睛明与脑应有密切的联系，这种联系归纳为以下三种途径：①通过足太阳膀胱经与脑发生联系。《灵枢·经脉第十》言："膀胱足太阳之脉，起于目内眦，上额，交巅，其支者，从巅至耳上角，其直者，从巅入络脑，还出别下项。"②通过目系与脑发生联系。《灵枢·寒热病》言"足太阳有通项入于脑者，正属目本，名曰眼系"，眼系就是目系，指眼后与脑相连的组织。《灵枢·大惑论》言"邪中于项，因逢其身之虚，其入深，则随眼系以入于脑，入于脑则脑转，脑转则引目系急"，这证明了目系与大脑的紧密联系。③通过阴阳跷脉与脑相联系。《灵枢·寒热病》言："足太阳有通项入于脑者……在项中两筋间，入脑乃别阴跷、阳跷，阴阳相交，阳入阴，阴出阳，交于目锐眦。"

如上所说，睛明治疗脑部疾病能在文献中找到不少理论支撑，张老在临床上，也常选睛明，配合百会、素髎、四神聪等穴，治疗小儿脑瘫、癫痫、儿童多动症等，可醒神开窍、通督调神。同时张老常使用睛明治疗急性腰痛、腰扭伤、腰椎间盘突出症等腰部疾病。

7. 太阳

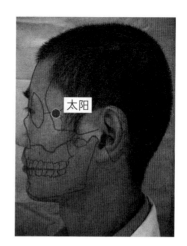

太阳

【定位】正坐或侧伏坐位。在颞部，眉梢与目外眦之间，向后约一横指的凹陷处。

【源流】《太平圣惠方·卷九十九》言"前关两穴，在目后半寸是穴，亦名太阳之穴"；《银海精微·卷下》言"太阳穴，在外眦五分是"；《圣济总录》言"眼小眦后1寸，太阳穴"；《针灸大成》言"太阳：二穴，在眉后陷中，太阳紫脉上是穴。治眼红肿及头，用三棱针出血"；《银海精微·卷下》则记载"人之患眼，偏正头痛，烂弦，风牵㖞斜，灸太阳等穴"；《太平圣惠方·卷九十九》言"理风赤眼，头痛，目眩，目涩"。

【适应证】头痛，目疾，齿痛，面痛。

【操作】直刺0.3～0.5寸。或用三棱针点刺出血。可酌情使用灸法。

【按语】张老在临床应用本穴较多，可归纳为以下三种：①针刺法。斜刺1～3寸。张老认为直刺过深可能出现血肿等不适，因此多用斜刺。治疗头痛、面瘫、面肌痉挛、眼病、感冒、三叉神经痛、眩晕等。治疗偏头痛时，一般可用太阳透率谷，使针与皮肤呈15°左右的夹角进针，然后沿皮透向率谷方向，进针1.5～3寸，针感为局部酸胀或沿针尖方向传导。治疗面瘫时，采用太阳穴透率谷、透颊车或透下关。必须注意的是，该处血管较丰富，一般起针时应注意按压针孔，以防出现血肿。②刺络法。临床实践证明，该法有泻热、通络、祛瘀、消肿、止痛之作用，应用广泛，应手取效。此法要求施术者操作准确、熟练，针体与血管呈45°，可有效减少血肿发生，利于血液流出。可配合拔罐，加大出血量，加强刺络放血的治疗作用，出血量视病情而定。若血管不明显者，可令患者咬紧牙关，使颞部肌肉紧张隆起，显露血管。③按摩法。以点按为主。对眼病、失眠、头晕、亚健康患者不愿针灸者给予穴位按摩，往往有较好的效果。

在临床应用方面，张老主要用太阳治疗头面部、眼病、热证疾患。①头痛。外感内伤，气滞血瘀均可瘀滞窍络，清不升而浊不降，即出现头痛。太阳穴治疗头痛效果甚好，尤其是实证和颞侧头痛用之最好。可先以飞针浅刺法进针，得气后将针轻提至皮下，向率谷透刺。急性发作者，可用刺络拔罐，常立效。"头为诸阳之会"，太阳穴刺血可理气活血，疏通脑络，头痛自止。②眼病。在临床上应用太阳治疗一些急性发作的眼病效果甚好，如急性结膜炎、麦粒肿等，多为外感风热、肝火上扰，致经气阻滞，火郁不宣，血壅气滞而成。针尖向眼区斜刺，得气后用泻法，出针时不按针孔，并挤出数滴血，也可直接用刺络拔罐。《玉龙歌》曰："两眼红肿痛难熬，怕日羞明心自焦，只刺睛明鱼尾穴，太阳出血自然消。"点刺太阳出血，以泄热消肿，通络明目。刺太阳穴，邪随血出，病症霍然。对于斜视，可用毫针向率谷方向斜刺1寸左右，此为近治作用。③面痛、面瘫、面肌痉挛。《张氏医通》曰："面痛……不能开口言语，手触之即痛，此是阳明经络受风毒，传入经络，血凝滞而不行。"此病多由风寒或风热之邪外袭，经络气血阻滞不通而致。对于面痛，张老常采用毫针向下或向后斜刺，泻法，使针感直达病所。顽固者则采用刺络拔罐。太阳刺血后，脉络疏通，气血通畅，疼痛自止。④发热。张老常采用双侧太阳、大椎刺络拔罐，使邪热随血外泄，而达到热退病除的显著效果。此法尤其适用于伴有头痛的患者，效果更明显。

8. 下关

【定位】在面部耳前方，颧弓与下颌切迹所形成的凹陷中。取法：在颧弓下缘凹陷处，下颌骨髁状突的前方，闭口处取穴。

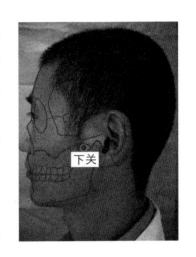

【源流】《素问·气府论》言"下关二穴……凡三百六十五穴，针之所由行也"。《灵枢·本输》卷一："刺下关者，欠不能呿。"《针灸甲乙经·卷十二》言"耳聋鸣，下关及阳溪、关冲、液门、阳谷主之""失欠，下齿龋，下牙痛，颊肿，下关主之"。《备急千金要方·卷三十》曰："下关、大迎、翳风、完骨主牙齿龋痛。"《铜人腧穴针灸图经·卷三》曰："疗聤耳有脓汁出，偏风口目㖞，牙车脱臼。"

【适应证】耳聋，耳鸣，聤耳；齿痛，口㖞，面痛。

【操作】直刺或斜刺0.5～1寸。

【按语】张老认为下关配听宫、翳风、合谷，有泻热通络镇痛的作用，主治颞颌关节炎，配伍地仓、颊车、上关、颧髎、太阳、听宫治疗咬肌痉挛、中耳炎、面神经麻痹、聋哑等，通过温针治疗中耳炎，缘以热引热，泻热。

9. 颊车

【定位】在面颊部，下颌角前上方约1横指，当咀嚼时咬肌隆起，按之凹陷处。

【源流】《灵枢·经脉卷三》言"足阳明之脉……循颊车，上耳前"；《针灸甲乙经·卷十二》载"颊肿，口急，颊车痛，不可以嚼，颊车主之"；《备急千金要方·卷八》言："治久风，卒风，缓急诸风，卒发动不自觉知，或心腹胀满，或半身不遂，或口噤不言，涎唾自出，目闭，

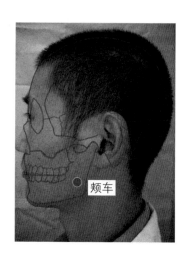

耳聋，或举身冷直，或烦闷恍惚，喜怒无常或唇青口白，戴眼，角弓反张，始觉发动，即灸神庭七壮……次灸颊车二穴各七壮。"

【适应证】口㖞，颊肿，齿痛，口噤不语。

【操作】直刺0.3～0.5寸，或向地仓方向透刺1.5～2寸。

【按语】张老认为颊车在治疗中风、面瘫、颞颌关节炎、牙痛等方面均有较好的疗效。如治疗面瘫，常选用头针风池、百劳、太阳、印堂，配合素髎、四白、阳白、颊车、地仓以祛风邪，还有用太阳穴透率谷、透颊车，或透下关。该处血管较丰富，一般起针时应注意按压针孔，以防出现血肿；常配合谷，治疗颞颌关节炎，有泻阳明热邪的作用。

10. 听宫

【定位】在面部，耳屏前，下颌骨髁状突的后方，张口时呈凹陷处。

【源流】《灵枢·刺节真邪》言"岐伯曰：刺此者，必于日中，刺其听宫，中其眸子，声闻于耳，此其输也"；《针灸甲乙经·卷十一》言"癫疾狂瘛疭，眩仆癫疾，喑不能言，羊鸣沫出，听宫主之"；《备急千金要方·卷三十》言"天容、听会、听宫、中渚主聋，嘈嘈若蝉鸣"；《太平圣惠方·卷九十九》言"主耳聋填如无所闻，恍恍嘈嘈蝉鸣，心腹满，臂痛失色"。

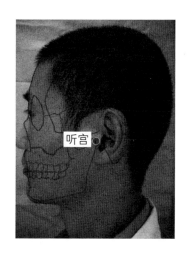

【适应证】耳鸣，耳聋，聤耳，齿痛，癫狂痫。

【操作】张口，直刺0.5～1寸。

【按语】张老常配伍听宫、听会、中渚治疗神经性耳聋；治疗癫狂病时，常选用听宫配百会、水沟。

11. 水沟

【定位】在面部，人中沟的上1/3与中1/3交点处。

【源流】《针灸甲乙经·卷三》言"水沟，在鼻柱下人中，督脉手足阳明之会"；《针灸甲乙经·卷八》言"寒热头痛，水沟主之"；《针灸甲乙经·卷八》言"水肿人中尽满，唇反者死，水沟主之"；《针灸甲乙经·卷十》言"口不能水浆，喎僻，水沟主之"；《针灸甲乙经·卷十一》言"癫疾互引，水沟及龈交主之"；《针灸甲乙经·卷十二》言"鼻鼽不

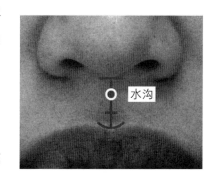

得息，不收涕，不知香臭及衄血不止，水沟止之"；《肘后备急方·卷一》言"救卒死尸厥方……又方灸鼻人中七壮，又灸阴囊下，去下部一寸，百壮。若妇人灸，两乳中间，又云爪刺人中良久，又针人中至齿，立起""救卒死，或先病痛或常居寝卧，奄忽而绝，皆是中死；救之方……又方，令爪其病患人中，取醒，不者，卷其手，灸下文头随年。又方，灸鼻人中三壮也"；《备急千金要方·卷八》言"脾风占候声不出或上下手，当灸手十指头，次灸人中"；《千金翼方·卷二十六》言"肝风占候，口不能言，灸鼻下人中，次大椎，次肝俞各五十壮"；《千金翼方·卷二十七》言"治目风痒赤痛，灸人中鼻柱二壮，仰卧灸之"；《太平圣惠方·卷一百》言"水沟一穴，在鼻柱下宛宛中，灸五壮，主消渴饮水无休，水气遍身肿，笑无时节，癫痫病"。

【适应证】昏迷，晕厥，中风，癫狂痫，抽搐；口㖞，唇肿，齿痛，鼻塞，鼻衄，牙关紧闭；闪挫腰痛，脊膂强痛；消渴，黄疸，遍身水肿。

【操作】向上斜刺0.3～0.5寸（或用指甲按掐）。一般不灸。

【按语】张老治疗面部三病症（面痛、面瘫、面肌痉挛）时，常选用素髎配伍水沟。有言"心胸取内关，小腹三阴谋，酸痛阿是穴，急救刺水沟"，张老也常将水沟作为急救的常用穴，在临床上多用于治疗晕厥、昏迷、癫狂痫、脏躁、急惊风、中风等。

同时，张老根据《针灸资生经》将水沟和商丘、关冲、曲池、劳宫、中膂俞、兑端、水沟、阳纲8个穴位作为治疗糖尿病的新穴位，在治疗糖尿病时也会选用水沟。张老认为水沟为全身反应之刺激点，可用于休克、虚脱，又为颜面神经第三支麻痹及三叉神经上颚支之刺激点，可用于口部及眼窝诸肌之痉挛及麻痹；通过运动针法可治疗急性腰扭伤。

12. 风府

【定位】在项部，后发际正中直上1寸，枕外隆凸直下，两侧斜方肌之间凹陷中。

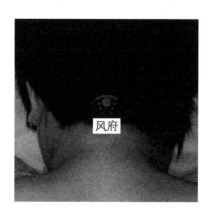

风府

【源流】《素问·风论》言"风气循风府而上，则为脑风"；《素问·骨空论》言"黄帝问曰：余闻风者百病之始也。以针治之，奈何？岐伯对曰：风从外入，令人振寒，汗出头痛，身重恶寒，治在风府""调其阴阳，不足则补，有余则泻。大风颈项病，刺风府"；《针灸甲乙经·卷十》言"足不仁，刺风府""头痛项急，不得倾倒，目眩，鼻不得喘息。舌急难言，刺风府主之"；《针灸甲乙经·卷十一》言"狂言多言不休，及狂走欲自杀，及目妄见，刺风府"；《针灸甲乙经·卷十二》言"暴喑不能言，喉嗌痛，刺风府"；《备急千金要方·卷五》言"小儿暴痫，若目反上视，眸子动，当灸囟中……次灸风府，当项中央发际，亦可与风池三处高下相等"；《备急千金要方·卷六》言"治鼻出血不止方……衄时痒，痒便灸大指节横理三毛中十壮，剧者百壮，衄不止灸之，并治阴卵肿。又灸风府一穴四壮。不止，又灸涌泉二穴各百壮"；《备急千金要方·卷八》言"治猥退风，半身不遂，失音不语者……灸百会。次灸本神，次灸承浆，次灸风府，次灸肩髃，次灸心俞，次灸手五册，次灸手髓孔，次灸手少阳，次灸足五册，次灸足髓孔，次灸足阳明各百壮"；《备急千金要方·卷十》言"风府穴在项后发际一寸，去上骨一寸针之，治头中百病马黄黄疸等病"。

【适应证】头痛，眩晕，项强，中风不语，半身不遂，癫狂痫；目痛，鼻衄，咽喉肿痛。

【操作】伏案正坐，使头微前倾，项肌放松，向下颌方向缓慢刺入0.5～1寸。针尖不可向上，以免刺入枕骨大孔，误伤延髓。

【按语】张老汲取医经精华，结合多年临床经验，治疗中风之病首取督脉，风府为髓海，穴多取风府、百会、上星、神庭、素髎、人中、命门、筋缩等，临床上随证选取其中三四穴。若是闭证者，当以开闭醒脑为主，可首选风府、人中、百会通督开窍醒脑，中风后吞咽困难为中风患者常见并发症，张老一般取风府、风池、廉泉（或舌三针）、合谷、丰隆。舌强硬者，刺金津、玉液。廉泉行合谷刺，或用舌三针，使针感放射至咽部为佳。面瘫后味觉缺失的加用风府透哑门，针风池、风府、哑门等穴时，常用飞针泻法。

因穴施法需综合考虑穴性和穴位解剖特异性。一般认为，风府、风池、哑门等穴深处乃延髓生命中枢所在，尤其是小儿肌肉、脂肪层较薄，安全范围较小，因此，直刺达所需深度，然后分层捻转出针较为安全。张老还常将风府用于治疗昏迷，常配合素髎或人中、四神聪等以开窍促醒。后头痛及脑震荡后的头昏头痛常配用昆仑、风府、百会、足三里，脑瘫可配合风府、本神、印堂。

13. 风池

【定位】在项部，枕骨之下，与风府相平，胸锁乳突肌与斜方肌上端之间的凹陷处。

【源流】《灵枢·热病》言"所谓五十九刺者，两手外内侧各三，凡十二痏；五指间各一，凡八痏；足亦如是；头入发一寸旁三分各三，凡六痏；更入发三寸边五，凡十痏；耳前后口下者各一，项中

一，凡六痏；巅上一，囟会一，发际
一，廉泉一，风池二，天柱二"；
《伤寒论·卷二》言"太阳病，初服
桂枝汤反烦不解者，先刺风池、风
府。却与桂枝汤则愈"；《针灸甲
乙经·卷七》言"热病（《千金》

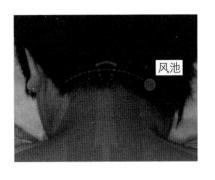

下有烦满二字）汗不出，上星主之。先取譩譆，后取天牖、风池"；
《针灸甲乙经·卷八》言"风水膝肿，巨虚上廉主之。面胕肿，上星
主之。先取譩譆，后取天牖、风池主之"；《针灸甲乙经·卷九》言
"头痛，目窗及天冲、风池主之"；《针灸甲乙经·卷十一》言"癫
疾僵仆，狂，疟，完骨及风池主之"；《针灸甲乙经·卷十二》言
"鼻鼽衄，上星主之。先取譩譆，后取天牖、风池"；《备急千金要
方·卷三十》言"精明、龈交、承泣、四白、风池、巨髎、瞳子髎、
上星、肝输主目泪出，多眵蔑，内眦赤痛痒，生白肤翳"；《针经摘
英集·卷四》言"偏正头痛……次针足少阳经风池二穴，针入气分，
吸气五口，顶上痛为效"；《针经摘英集·卷十》言"治眼痛不可
忍，刺足阳明经风池二穴、手阳明合谷二穴立愈"；《医学入门·内
集·卷一》言"风池主肺中风，偏正头风"；《审视瑶函》言"风
池……主治中风偏正头痛，颈项如拔，痛不得回，目眩，赤痛泪出，
《通玄赋》云，头晕目眩觅风池"。

　　【适应证】头痛，眩晕，失眠，癫痫，中风（内风）；目赤肿
痛，视物不明，鼻塞，鼻衄，鼻渊，耳鸣，咽喉肿痛；感冒，热病，
颈项强痛（外风）。

　　【操作】向鼻尖方向斜刺0.8～1.2寸。

　　【按语】风池属足少阳胆经穴，为手足少阳经、阳维脉、阳跷脉

之会。根据经穴的特点和文献记载，张老应用风池的经验总结为以下三方面：首先是局部和近部治疗，如头脑、眼、耳、鼻、颈椎等部位疾患；其次是祛风，包括内风和外风；最后是循经和属脏治疗，经脉所过，主治所及，该穴可治肝胆疾病。

　　风池常用于治疗以下疾病：①头痛。感冒头痛、项强、恶寒发热，配太阳、大椎，用泻法；后头痛配用昆仑、风府，偏正头痛配太阳、率谷，眉棱骨痛配刺攒竹，颠顶痛配百会。②眩晕。《通玄赋》云："头晕目眩觅风池。"颈源性眩晕配用颈夹脊；梅尼埃病配用百会穴压灸；脑震荡后的头昏头痛，可配百会、风府、足三里，若伴恶心欲呕者，再加印堂、内关。③眼疾。《针灸资生经》有"风池等主目痛不能视、风池治目眩苦头痛""风池治目泪出、欠气多"等记载。可配用太阳、睛明。④耳聋、耳鸣。《针灸资生经》有"风池治耳塞"的记载。常配合局部的听会、翳风、中渚。急性者多有风邪外袭，常配用风市；慢性者多为肾虚，常配用太溪；清气不升者，配用足三里。⑤鼻炎。《针灸资生经》说风池"主鼻衄窒喘息不通"。《玉龙歌》也云"不闻香臭从何治，迎香两穴可堪攻"。张老常用本穴与迎香、印堂合用，施平补平泻手法。针本穴时针尖向鼻尖方向斜刺0.5～1.2寸，局部酸胀感，或针感向头顶、颞部、前额及眼眶扩散。⑥不寐证。与四神聪、神门、太溪相配。⑦癫痫。针刺可配大椎、百会、间使、筋缩，用捻转泻法。顽固者、慢性或巩固疗效者可用背俞穴埋线。

14. 神庭

【定位】在头部，前发际正中直上0.5寸。

【源流】《针灸甲乙经·卷三》言"神庭，在发际直鼻，督脉、足太阳阳明之会"；《针灸甲乙经·卷七》载"头脑中寒，鼻衄，

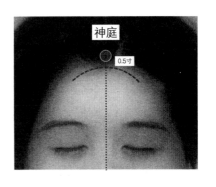

神庭

0.5寸

目泣出，神庭主之"；《针灸甲乙经·卷十》载"风眩、善呕，烦满，神庭主之"；《针灸甲乙经·卷十一》载"癫疾呕沫，神庭及兑端、承浆主之"；《备急千金要方·卷八》载"治久风、卒风缓急，诸风卒发动不自觉知，或心腹胀满，或半身不遂，或口噤不开，涎唾自出、目闭耳聋，或举身冷直，或烦闷恍惚，喜怒无常，或唇青口白戴眼，角弓反张，始觉发动，即灸神庭一处七壮"；《医心方·卷二》载"主寒热头痛，喘鸣，目痛，呕沫，风眩，疟疾"；《太平圣惠方·卷一百》载"心神神庭一穴在鼻柱上发际中，灸三壮，主登高而歌，弃衣而走，角弓反张，羊痫吐舌也"；《采艾编翼·卷一》载"神庭，主治目戴，清涕"；《重楼玉钥·卷下》载"神庭……主治头风目泪诸证，凡喉风，切禁针灸"。

【适应证】失眠，健忘，角弓反张，惊悸，癫狂痫；鼻渊，鼻衄，目赤肿痛，目翳，雀目，流泪；头痛，眩晕。

【操作】平刺0.3～0.5寸。

【按语】神庭、本神在靳三针中被命名为智三针，在治疗认知障碍方面素来为针灸医家所喜用，张老在临床上大量使用，取得了很好的疗效。张老在治疗小儿多动症时常选用四神聪、神庭、率谷、脑户。此穴还用于治疗前额神经痛、鼻出血、急性鼻炎、失眠，配伍攒竹、阳白、迎香、印堂。

15. 上星

【定位】在头部，发际正中直上1寸。

【源流】《针灸甲乙经·卷三》言"上星一穴，在颅上，直鼻中央，入发际一寸陷中，可容豆。督脉气所发"；《针灸甲乙经·卷七》言"目中痛不能视，上星主之。先取譩

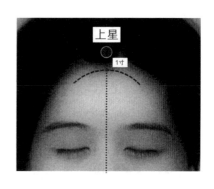

譆，后取天牖、风池"；《针灸甲乙经·卷八》言"风水膝肿，巨虚上廉主之。面胕肿，上星主之。先取譩譆，后取天牖、风池主之"；《针灸甲乙经·卷十二》言"鼻鼽衄，上星主之。先取譩譆，后取天牖、风池"；《备急千金要方·卷八》言"治风，灸上星及百会各二百壮，前顶二百四十壮，脑户及风府各三百壮"；《备急千金要方·卷三十》言"上星主风头眩，颜清"；《千金翼方·卷二十六》言"治鼻中息肉，灸上星二百壮"；《千金翼方·卷二十七》言"犯口鼻出血者，名曰脑衄。灸上星五百壮"；《太平圣惠方·卷一百》言"上星一穴……主头风目眩，鼻塞不能闻香臭"；《秘传眼科龙木论》言"上星一穴……治头风目眩，睛痛不能远视"。

【适应证】鼻渊，鼻衄，目痛，头痛，眩晕，癫狂，热病，疟疾。

【操作】平刺0.5～0.8寸。

【按语】张老治疗中风之病首取督脉，穴多取风府、百会、上星、神庭。在治疗热病汗不出时，常选用上星配风池；在治疗鼻窒喘息不利、鼻鼽衄时，常选上星、素髎、水沟、迎香相配伍，配合谷治疗鼻衄。

第二节　胸腹背部穴位

1. 大椎

【定位】在后正中线上，第7颈椎棘突下凹陷中。

【源流】《素问·骨空论》言"灸寒热之法，先灸项大椎，以年为壮数"；《伤寒论·卷四》言"太阳与少阳并病，头项强痛或眩冒，时如结胸，心下痞硬者，当刺大椎第一间、肺俞、肝俞"；《针灸甲乙经·卷七》言"伤寒热盛，烦呕，大椎主之"；《肘后备急方·卷三》言"香港脚之病，先起于岭南……其灸法，孔穴亦甚多……先灸大椎"；《备急千金要方·卷五》言"牛痫之为病，目正直视，腹胀，灸鸠尾骨及大椎各三壮""若脊强反张，灸大椎"；《备急千金要方·卷十》言"疟灸上星及大椎，至发时令满百壮，灸艾炷如黍米粒"；《备急千金要方·卷十七》言"肺胀胁满，呕吐上气等病，灸大椎并两乳上第三肋间各灸七壮"；《千金翼方·卷二十八》言"治冷痹，胫膝疼……大椎可三百壮"；《针灸大成》言"疗五劳七伤，乏力，温疟痎疾，气注背膊拘急，颈项强不得回顾，风劳食气……"。

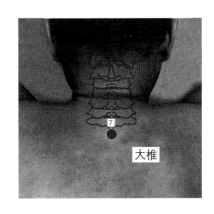

【适应证】热病，疟疾，骨蒸盗汗，咳嗽，气喘；癫痫，小儿惊风；感冒，畏寒，风疹，头项强痛。

【操作】斜刺0.5～1寸。

【按语】大椎为诸阳之会，张老以此穴刺络拔罐的方法治疗热病，使邪热随血外泄，而达到热退病除的显著效果。如果感冒头痛、项强、恶寒发热，配太阳、大椎，针刺用泻法；治疗癫痫，可配大椎、百会、间使、筋缩，针刺用捻转泻法。在骨病方面，大杼配列缺、大椎治疗颈项强痛，骨质赘生之物多由寒、痰、湿等阴性之物累积而成，应采用温阳益气的方法从根本上从阳而散之，可选用督脉的大椎、命门、腰阳关等穴，以及疼痛部位循行经过阳经的穴位或是最痛点采用艾炷灸。手少阳三焦经原穴阳池和足少阳胆经原穴丘墟配大椎可治疗寒热往来等。

2. 身柱

【定位】在背部，后正中线上，第3胸椎棘突下凹陷中。

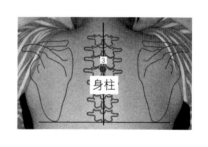

【源流】《素问·刺热论》言"热病气穴；三椎下间，主胸中热"；《针灸甲乙经·卷三》言"身柱，在第三椎节下间，督脉气所发，俯而取之"；《针灸甲乙经·卷七》言"身热狂走，谵语见鬼，瘈疭，身柱主之"；《医学入门·卷一》言"身柱……主癫疾……怒欲杀人，胸热口干，烦渴，喘急，头痛，吐而不出"；《医宗金鉴·刺灸心法要诀》言"身柱主治羊痫风，咳嗽痰喘腰背疼"。

【适应证】咳嗽，气喘，身热；瘈疭，癫狂，小儿风痫；腰脊强痛；虚损五劳七伤，小儿体虚，小儿百病。

【操作】斜刺0.5～1寸。

【按语】张老认为身柱在治疗脑及脊髓疾患方面十分有效，如癫痛、夜惊、衄血、小儿抽搐、小儿发育不良、癔病、热病感冒、腰肌强痛。常配大椎、肺俞、天突、膻中，治疗咳嗽，效可；灸身柱可治疗小儿咳嗽，为小儿百病要穴。

3. 大杼

【定位】在背部，第1胸椎棘突下，旁开1.5寸。

【源流】《素问·水热穴论》言"大杼、膺俞、缺盆、背俞，此八者以泻胸中之热也"；《素问·骨空论》

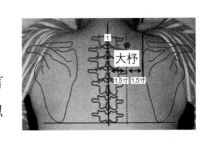

言"膝痛不可屈伸，治其背内（谓大杼穴也）"；《灵枢·癫狂》言"筋癫疾者，身倦挛急脉大，刺项大经之大杼。呕多涎沫，气下泄，不治"；《灵枢·五乱》言"气在于头者，取之天柱、大杼"；《针灸甲乙经·卷七》言"颈项痛不可以俯仰，头痛，振寒，瘛疭，气实则胁满，夹脊有并气，热，汗不出，腰背痛，大杼主之"；《备急千金要方·卷三十·针灸下凡八类》言"大杼、心俞，主胸中郁郁"，"大杼主僵仆不能久立，烦满，里急，身不安席"；《铜人针灸经·卷四》言"大杼二穴……理风劳气，咳嗽，气急，头痛，目眩，腹痛"；《古今医统大全·卷六》言"主治膝痛不可屈伸，伤寒汗不出，腰脊痛，项强，疟疾，头痛，咳嗽身热，癫疾，筋挛"；《医学入门·卷一》言"大杼主遍身发热，胆疟咳嗽"。

【适应证】头痛，项背强痛，肩胛酸痛；发热，外感鼻塞，喉痹；咳嗽，气喘；骨病。

【操作】斜刺0.5～0.8寸。

【按语】张老认为大杼为骨之会，治疗慢性病为主的周身关节痛、骨痛、脊柱痛，张老多选用大杼。大杼所在的第1胸椎因骨形如织布的机杼而被称为杼骨，故得名。大杼属足太阳膀胱经，肾与膀胱相表里，肾主骨生髓，髓上聚于脑，脑向下灌注时，首先经过大杼，故大杼为骨之会穴。大杼主治骨病，治疗退行性关节炎、骨质疏松、骨折等均可选此穴。

大杼穴下肌肉丰厚，且分布着丰富的神经及血管，因此施针时以斜刺为宜，亦可艾灸。此外，大杼可治疗局部疾病如肩胛背脊骨节疼痛。大杼为足太阳膀胱经穴，位处上背部，故又可治疗外感之证。临床主治咳嗽、发热、鼻塞、头痛、项强、喉痛、肩胛骨痛等，《医宗金鉴》记载："主治遍身发热，疟疾，咳嗽多痰。"大杼常配风池、百会治疗头痛，配肩井、天宗治疗肩背痛，配曲池、外关治疗发热，配列缺、大椎治疗颈项强痛，配列缺、尺泽治疗咳嗽、气喘，配心俞治疗胸中郁郁，配长强穴治疗小肠气痛，配曲泉治疗风痹痿软，配夹脊、绝骨等穴治疗颈椎病。

4. 风门

【定位】在背部，第2胸椎棘突下，旁开1.5寸。

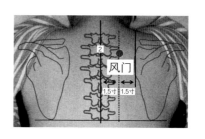

【源流】《针灸甲乙经·卷三》言"风门，一名热府，在第二椎下两旁各一寸五分"；《针灸甲乙经·卷七》言"风眩头痛，鼻不利，时嚏，清涕自出，风门主之"；《备急千金要方·卷十》言"热府穴在第一节下两旁相去各一寸五分，针灸无在，治马黄黄疸等病"；《备急千金要方·卷三十》言"风门，五处主时时喷嚏不已"；《千金翼方·卷二十七》言"上气短气，咳逆，胸背

彻痛，灸风门热府百壮"；《医学入门·卷一》言"风门主易感风寒，咳嗽痰血，鼻衄，一切鼻病"；《秘传眼科龙木论·卷八》言"治目瞑风劳"；《外科大成·卷一》言"风门穴治玉枕疽，又能宣通背上诸阳热气一名热府穴"。

【适应证】伤风，咳嗽；发热，头痛，项强，胸背痛。

【操作】斜刺0.5～0.8寸。

【按语】张老认为风门穴除了有局部的治疗作用外，还有疏风散热、宣泄诸阳之热、调理肺气之用，善治伤寒、头痛、感冒、中风、荨麻疹、支气管炎、肺炎等。风门，配大椎、肺俞、中府、孔最、外关治发热、咳嗽、胸痛；配大椎、肺俞、天宗、肩髃治肩背痛；配曲池、外关、风市、血海、足三里、三阴交治荨麻疹。

5. 肺俞

【定位】在背部，第3胸椎棘突下，旁开1.5寸。

【源流】《灵枢·背腧》言"五脏之腧，出于背者……肺俞在三椎之间……皆夹脊相去三寸所"；《针灸甲乙经·卷七》言"痉，反折互引，腹胀腋挛，背中快快引胁痛，内引心，肺俞主之"；《针灸甲乙经·卷八》言"肺气热，呼吸不得卧，上气呕沫，喘，气相追逐，胸满胁膺急，息难，振栗，脉鼓，气膈，胸中有热，支满不嗜食，汗不出，腰脊痛，肺俞主之"；《针灸甲乙经·卷十一》言"癫疾憎风，时振寒不得言，得寒益甚，身热狂走，欲自杀，目反妄见，瘈疭泣出，死不知人，肺俞主之"；《备急千金要方·卷五》言"肺痈之为病，面目白，口沫出，灸肺俞三壮，又灸

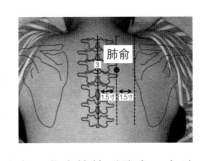

手阳明、太阴各二壮""若脊强反张，灸大椎，并灸诸脏俞及督脊上当中……上背部十二处，十日儿可灸三壮，一月以上可灸五壮"；《备急千金要方·卷十八》言"水疰（口中涌水），经云：肺来乘肾，食后吐水，灸肺俞，又灸三阴交，又灸期门……泻肺补肾也，各随年壮"；《备急千金要方·卷三十》言"肺俞、肾俞主喘咳少气百病"；《千金翼方·卷二十七》言"心烦上气，灸肺俞，针入五分""吐血、唾血，上气，咳逆，灸肺俞随年壮"；《千金翼方·卷二十八》言"消渴……造次则并灸肺俞募。按流注孔穴，壮数如灸阴家法""盗汗，寒热恶寒，灸肺俞随年壮，针入五分"；《圣济总录·卷第一百九十一》言"肺俞二穴……治上气呕吐，支满不嗜食，汗不出，腰背强痛，寒热喘满，虚烦口干，传尸骨蒸劳，肺痿咳嗽……治胸中气满，背偻如龟，腰强，头目眩，令人失颜色"。

【适应证】咳嗽，气喘，咳血，鼻病（肺及肺系相关疾病）；骨蒸潮热，盗汗，皮肤病。

【操作】斜刺0.5～0.8寸。

【按语】肺俞作为肺的背俞穴，张老认为治疗肺及肺系相关疾病，肺俞必不可少。肺俞配中府（俞募配穴），主治肺病、咳嗽、哮喘等（哮喘患者有特别压痛点）；配伍风门、中府、天突、膻中、尺泽治肺结核、咳嗽、哮喘；配大椎、膏肓、天突、膻中治气管炎；配风池、太阳、肝俞治头项强痛或眩冒。大杼、风门、肺俞配伍治疗上焦疾病。

6. 膈俞

【定位】在背部，第7胸椎棘突下，旁开1.5寸。

【源流】《灵枢·背腧》言"膈俞在七椎之间"；《脉经·卷

二》言"关脉芤，大便去血数斗者，以膈俞伤故也……灸膈俞"；《针灸甲乙经·卷七》言"背痛恶寒，脊强俯仰难，食不下，呕吐多涎，膈俞主之""凄凄振寒，数欠伸，膈俞主之"；《针灸甲乙经·卷十一》言"癫疾多言，耳鸣，口僻，颊肿，实则聋，龋，喉痹不能言，齿痛，鼻鼽衄，虚则痹，膈俞、偏历主之"；《备急千金要方·卷十三》

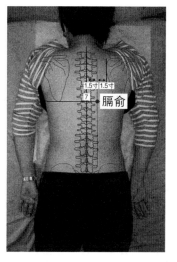

言"心痛如锥刀刺气结，灸膈俞七壮"；《备急千金要方·卷十六》言"吐呕逆，不得下食，今日食明日吐者，灸膈俞百壮"；《备急千金要方·卷三十》言"膈俞主嗜卧怠惰，不欲动摇，身常湿，不能食"；《医心方·卷二》言"膈俞二穴……主咳，膈寒"；《太平圣惠方·卷九十九》言"理心痛痰饮，吐逆，汗出，寒热骨痛，虚胀支满，痰疟，疾癖气块，膈上痛，喉痹，身常湿，不食，切痛"；《针灸聚英·卷一》言"膈俞……主心痛周痹，吐食，翻胃，骨蒸，四肢怠惰，嗜卧，疟癖，咳逆，呕吐，膈胃寒痰，食饮不下，热病汗不出，身重常湿，不能食，食则心痛，身痛腹胀，胁胀满，自汗，盗汗"。

【适应证】胃脘痛，呕吐，呃逆，饮食不下，便血；咳嗽，气喘，吐血，潮热，盗汗；瘾疹。

【操作】斜刺0.5～0.8寸。

【按语】张老针对血热患者常用刺血法，如刺大椎、委中、膈俞以泻血解毒。四关配内关、膈俞，主治呃逆、顽固性呕吐。张老认为血会膈俞，能调血理气，治血分诸疾。因此，膈俞穴主治血病，如贫血、瘀血、吐血、便血等皆可取之。有报道针刺膈俞、膏肓具有纠正贫血的作用。

膈俞穴在斜方肌的下缘，其下有丰厚的肌肉及丰富的神经、血管，当斜刺为宜。该穴具有理气宽中、和胃、降血压、调节血糖的功效。

【常用配伍】膈俞、胆俞合称"四花穴"，具体功用见胆俞穴。

7. 心俞

【定位】在背部，第5胸椎棘突下，旁开1.5寸。

【源流】《灵枢·背腧》言"心俞，在五椎之间"；《针灸甲乙经·卷八》言"寒热心痛，循循然与背相引而痛，胸中悒悒不得息，咳唾血，多涎烦中，善噎，食不下，咳逆，汗不出如疟状，目䀮䀮，泪出悲伤，心俞主之"；《备急千金要方·卷五》言"若脊强反张，灸大椎，并灸诸脏俞及督脊上当中"；《备急千金要方·卷十三》言"心懊侬，微痛烦逆，灸心俞百壮"；《太平圣惠方·卷九十九》言"理心中风，狂痫，心气乱语，悲泣，心腹烦满，汗不出，结积寒热，呕逆不食，食积吐血，目痛"；《针灸大成·卷六》言"主偏风半身不遂，心气乱恍惚，心中风，偃卧不得倾侧，汗出，唇赤，狂走，发痫，语悲泣，心胸闷乱，咳吐血，黄疸，鼻衄，目眴目昏，呕吐不下食，健忘，小儿心气不足，数岁不语"。

【适应证】心痛，心悸，心烦，失眠，健忘，梦遗，癫狂痫，偏头痛；咳嗽，吐血，盗汗。

【操作】斜刺0.5～0.8寸。

【按语】张老临床上选取厥阴俞透心俞，肝俞透胆俞，脾俞透胃俞等背俞穴为主进行透刺埋线治疗癫痫。心俞配巨阙，主治心悸、怔忡、胸

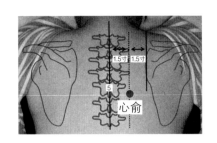

痛、癫痫、失眠等；心俞配风池、百会、足三里、三阴交，治疗神经衰弱；心俞还可治疗偏头痛，缘心主血，对血管性头痛疗效甚佳。

8. 胆俞

【定位】在背部，第10胸椎棘突下，旁开1.5寸。

【源流】《素问·奇病论》言"胆虚，气上溢，而口为之苦，治之以胆募俞"；《针灸甲乙经·卷九》言"胸满，呕无所出，口苦舌干，饮食不下，胆俞主之"；《西方子明堂灸经·卷四》言"理心胀满，吐逆短气，痰闷，食难下不消，舌干，食饮不下，目黄，胸胁不能转侧，头痛振寒，汗不出，腋下肿"；《医宗金鉴·刺灸心法要诀》言"胆俞主灸胁满呕，惊悸卧睡不能安，兼灸酒疸目黄色，面发赤斑灸自痊（注：胆俞穴主治两胁胀满，干呕，惊悸，卧睡不安及酒疸，目睛发黄，面发赤斑等症）"；《针灸逢源·卷四》言"胆俞……治口苦，咽干，酒疸，目黄"。

【适应证】黄疸，口苦，呕吐，食不化，胁痛；肺痨，潮热。

【操作】斜刺0.5～0.8寸。

【按语】四花穴乃膈俞和胆俞穴合称，为古代治疗骨蒸劳瘵之著名灸穴。但张老在临床上运用更广，如高血压、偏头痛、失眠、呃逆、噎膈、周身痹痛、癫痫、中风等病症。应用四花穴治疗多种疾病，体现了中医异病同治的观点。张老认为两者一阴一阳，一气一血，相互制约，相互为用，调气和血，理顺阴阳，相得益彰。

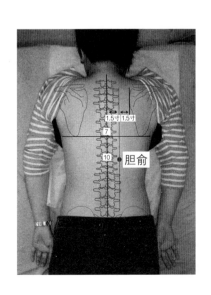

现存最早记载四花穴名称的医籍是唐代王焘《外台秘要》一书。在古代医籍中记载了几种不同的定位。高武在《针灸聚英》里明确提到四花穴为膀胱经的膈俞和胆俞。血会膈俞，属阴，有行血活血宽胸理气之功；《循经考穴编》载"膈俞主诸血症妄行及产后败血冲心，骨蒸咳逆，自汗盗汗"。胆俞为胆腑之气输注于背部处，胆主一身之气，属阳，有疏肝利胆，升清降浊之效；《循经考穴编》载"胆俞主胸胁痛，于呕吐，口苦咽干，胆家一切症，亦治骨蒸劳热"。

《针灸聚英》记载了"崔知悌云，灸骨蒸劳热，灸四花穴"，《针灸四书》言"膏肓、肺俞、四花主治传尸骨蒸，肺痿"。张老在刺灸法上喜用以下4种方法：①艾灸法。此法是四花穴最早的用法，多采用直接灸，主要用于虚证。②针刺法。多采用1.5寸针，刺向脊柱。③刺血法。这在临床上常用，主要用于实证。如需刺血量大可用三棱针刺，刺血量小者则可用毫针点刺拔罐。④埋线法。向脊柱方向埋线，或顺着膀胱经埋线。常用于时间少、不能经常就诊的患者，以及疗效巩固。

在临床应用中，张老治疗以下病种颇有见地。①亚健康：中医认为健康是人与自然环境及社会之间的一种动态平衡，即所谓"阴平阳秘，精神乃治"，而亚健康和疾病都属于人体的阴阳气血失调。张老认为血会膈俞，属阴，有行血活血宽胸理气之功；胆俞为胆腑之气输注于背部处，胆主一身之气，属阳，有疏肝利胆，升清降浊之效。四花穴合用可调气和血，理顺阴阳，疏肝理气，在治疗亚健康方面较好。针对不同的患者，可采用艾灸、针刺、埋线治疗。②呃逆：现代医学称为膈肌痉挛，由于某种刺激引起膈神经过度兴奋，膈肌痉挛所致。中医认为，呃逆无论虚证或实证，皆由胃气上逆而致。张老常采用四花穴来治疗呃逆。新发之呃逆可针刺翳风穴，然后点刺拔罐，往往一次而愈；寒证可用四花加中脘艾灸；对于体质虚弱，久病而出现的虚呃则应艾灸四花、中脘、足三里，必要时可加灸气海穴。顽固者、易反复者可在四花穴埋针以巩固疗效。对胃痉挛、胆结石引起的急性腹痛，取胃俞、胆俞、梁丘、阳陵泉等穴做短时间的强刺激手法，可明显缓解疼痛。肝俞透胆俞，脾俞透胃俞等背俞穴为主进行透刺埋线，可治疗癫痫。胆俞配日月（俞募配穴），主治胀满、胁痛、呕吐、黄疸等。

9. 肾俞

【定位】在腰部，第2腰椎棘突下，旁开1.5寸。

【源流】《灵枢·背腧》言"愿闻五脏之腧……肾腧在十四椎之间，皆夹脊相去三寸所"；《脉经·卷十》言"寸口脉沉著骨，反仰其手乃得之，此肾脉也，动苦少腹痛，腰体酸，癫疾，刺肾俞入七分；又刺阴维入五分""初持寸口中，脉如躁状，洪大，久按之细而坚牢，动苦腰腹相引痛，以下至足胻重也，不能食，刺肾俞，入四分至五分亦可。灸胃管七壮"；《针灸甲乙经·卷七》言"热痓，脾俞及肾俞主之"；《针灸甲乙经·卷八》言"寒热，食多身羸瘦，两胁引痛，心下贲痛，心如悬，下引脐，少腹急痛，面急（一本作黑），目䀮䀮，久喘咳，少气，溺浊赤，肾俞主之""骨寒热，溲难，肾俞主之"；《备急千金要方·卷十》言"凡灸疟，必先问其病之所先发者，先灸之。从头顶发者，于未发前预灸大椎尖头，渐灸过时止，从腰脊发者灸肾俞百壮"；《备急千金要方·卷三十》言"胃俞、肾俞主呕

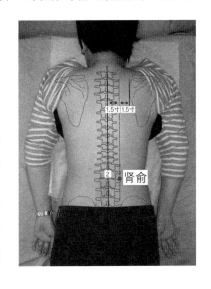

吐""肾俞主头痛身热赤、振栗，腰中四肢淫泺，欲呕"；《千金翼方·卷二十七》言"丈夫梦失精，小便浊难，灸肾俞百壮"；《太平圣惠方·卷九十九》言"腰肾俞二穴，……理虚劳，耳聋，肾虚及水脏胀"。

【适应证】遗精，阳痿，月经不调，带下，遗尿，小便不利，水肿；耳鸣，耳聋；气喘；腰痛；男性不育。

【操作】直刺0.5～1寸。

【按语】张老认为肾俞、京门（俞募配穴）治肾病，又可治与肾有关的耳鸣耳聋（肾开窍于耳，肾和则耳能闻五音）、骨髓病、牙齿病（肾主骨生髓，齿为骨之余）、阳痿（肾藏精、主生殖）、白发（肾其华在发）。肾俞配志室、次髎隔姜灸治疗男性不育，提高精子质量；肾俞配京门，主治遗精、白带、肾虚腰痛。

张老认为补肾贯穿于中风的治疗始终，穴多取命门、肾俞、阴谷、太溪等，临床上随证选取其中一至两穴，亦可用灸法。

10. 大肠俞

【定位】在腰部，第4腰椎棘突下，旁开1.5寸。

【源流】《针灸甲乙经·卷三》言"大肠俞，在第十六椎下两旁各一寸五分，刺入三分，留六呼，灸三壮"；《备急千金要方·卷八》言"大肠中风者，卧而肠鸣不止，灸大肠俞百壮，可服续命汤""大肠俞……主风，腹中雷鸣，肠澼泄利，食不消化，小腹绞痛，腰脊疼强，或大小便难，不能饮食。灸百壮，三日一报"；《备急千金要方·卷三十》言"大肠俞主肠鸣，腹肿，暴泄""大肠俞，周荣主食不下，喜饮"；《千金翼方·卷二十六》言"大肠俞主风，腹中雷鸣，大肠灌沸，肠澼泄痢，食不消化，少腹绞痛，腰脊强痛，大小便难，不能饮食，灸百壮，三报"；《金针秘传》言"大肠俞，治腰痛，肠鸣，腹胀，绕脐切痛，大小便不利，洞泄食不化，脊强不得俯仰"；《针灸聚英·卷一上》言"大肠俞……大肠中风而鸣，大肠灌沸，肠癖，泄利，白痢，食不化，小腹绞痛，大小便难。东垣云：中燥治在大肠俞"。

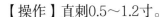

【适应证】腰痛；腹胀，泄泻，便秘，痢疾，痔疾。

【操作】直刺0.5～1.2寸。

【按语】张老认为大肠俞主治腰痛、脊强不得俯仰、肠鸣、腹胀绕脐切痛、小腹绞痛、洞泄食不化、多食身瘦、痢疾、肠痈、脱肛、便秘、大小便不利、遗尿、痛经、小儿消化不良、阑尾炎、神经衰弱、坐骨神经痛等。大肠俞为大肠经气转输之处，有调理肠胃、泄热通便、强健腰膝作用；大肠俞配中脘、天枢、支沟、足三里、三阴交、照海，治疗便秘；大肠俞配肾俞、环跳、风市、委中，治疗坐骨神经痛；大肠俞配天枢，主治大便秘结或泄泻、腹胀、水肿等；大肠俞配环跳、委中、昆仑，治疗腰椎间盘突出症。

11. 志室

【定位】在腰部，第2腰椎棘突下，旁开3寸。

【源流】《针灸甲乙经·卷三》言"志室，在第十四椎下两旁各三寸陷者中"；《针灸甲乙经·卷九》言"腰痛脊急，胁中满，少腹坚急，志室主之"；《备急千金要方·卷三十》言"志室、京门主腰痛脊急"；《古今医统大全·卷六》言"志室……主治阴肿阴痛，背脊强，两胁痛，霍乱，吐逆不食"；《类经图翼·卷七》言"志室……主治阴肿阴痛，失精，小便淋沥，背脊强，腰胁痛，腹中坚满，霍乱吐逆不食，大便难。'此穴主泻五脏之热，与五脏俞同'"。

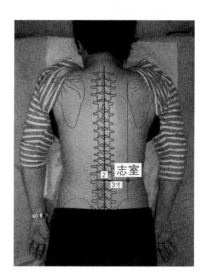

【适应证】遗精，阳痿，遗尿，小便不利，水肿，月经不调；腰脊强痛。

【操作】直刺0.5～1寸。

【按语】张老认为志室主治背痛、腰脊强痛不得俯仰、两胁急痛、饮食不消、腹泻、霍乱、阴肿、阴痛、遗精、小便淋沥、肾炎、肾绞痛、阳痿等，有滋补肾阴、清利下焦湿热作用。志室配肾俞、三阴交治肾绞痛；志室配肾俞、关元、三阴交治阳痿、遗精、阴部肿痛。治疗肾虚腰痛，针刺和推拿都取肾俞、志室补肾填精。

12. 次髎

【定位】在骶部，髂后上棘内下方，适对第2骶后孔处。

【源流】《针灸甲乙经·卷三》言"次髎，在第二空夹脊陷者中"；《针灸甲乙经·卷九》言"腰痛快快不可以俯仰，腰以下至足不仁，入脊腰背寒，次髎主之。先取缺盆，后取尾骶与八髎"；《针灸甲乙经·卷

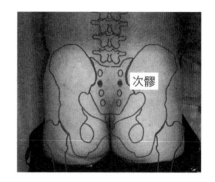

十二》言"女子赤白沥，心下积胀，次髎主之"；《备急千金要方·卷十九》言"腰痛……又灸八髎及外踝上骨约中"；《针灸聚英·卷一》言"次髎……主大小便不利，腰病不得转摇，背膝寒，小便赤，心下坚胀，疝气下坠，足清不仁，阴气痛，肠鸣注泄，偏风，妇人赤白淋"。

【适应证】腹胀，腹泻，痢疾，便秘，痔疮，小便不利，遗尿，尿频，尿痛；疝气，腰骶疼痛，下肢疼痛；遗精，阳痿，白浊，带下，月经不调，痛经。

【操作】直刺0.8～1寸。

【按语】张老认为上髎、次髎、中髎、下髎作为一组穴位，主治类同，统称"八髎"。其中次髎最常用，常用于治疗痛经、月经不调、腰脊痛、阴器痛、小便赤、心下坚胀、肠鸣泄泻、半身不遂、赤白带下、阳痿等。

13. 长强

【定位】在尾骨端下，尾骨端与肛门连线的中点处。取法：胸膝位或侧卧取之。

【源流】《灵枢·经脉》言"督脉之别，名曰长强。夹膂上项，散头上，下当肩胛左右，别走太阳入贯膂"；《素问·骨空论》言"灸寒

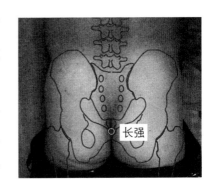

长强

热之法，先灸项大椎，以年数为壮；次灸橛骨，以年数为壮"；《灵枢·癫狂》言"治癫疾者，常与之居，察其所当取之处，病至，视之有过者泻之。置其血于瓠壶之中，至其发时，血独动矣。不动，灸穷骨二十壮。穷骨者，骶骨也"；《针灸甲乙经·卷三》言"长强……

督脉别络……少阴所结"；《针灸甲乙经·卷七》言"痉反折，心痛，行气短，尻腄涩，小便黄闭，长强主之"；《针灸甲乙经·卷十二》言"小儿㿉㿗，呕吐泄注，惊恐失精，瞻视不明，眵瞙，瘈脉及长强主之"；《循经考穴编》言"主肠风脏毒，痔瘘，尸瘵，虫疳蚀及腰尻骨痛，小儿囟陷"。

【适应证】痔疾，脱肛，泄泻，便秘；癫痫，瘛疭；腰痛，尾骶骨痛。

【操作】斜刺，针尖向上与骶骨平行刺入0.5～1寸。不得刺穿直肠，以防感染。

【按语】张老认为长强穴治疗小肠气痛，治疗脱肛可上取百会，下取长强。长强近部作用，可主治腰骶痛、痔疾、脱肛等。长强作为督脉上的穴位，督脉入络脑，张老常用其治疗癫痫、惊风、瘛疭等病。

14. 中府

【定位】在胸前壁的外上方，云门下1寸，平第1肋间隙，距前正中线6寸。取法：正坐位，以手叉腰，先取锁骨外端下方凹陷处的云门，在云门直下1寸，平第1肋间隙处取中府。

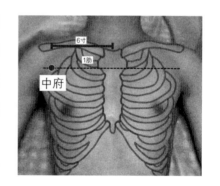

【源流】《脉经·卷二》言"寸口脉细，发热，呕吐，宜服黄芩龙胆汤。吐不止，宜服橘皮桔梗汤，灸中府"；《针灸甲乙经·卷八》言"肺系急，胸中痛，恶寒，胸满悒悒然，善呕胆，胸中热，喘逆气，气相追逐，多浊唾不得息，肩背风，汗出，面腹肿，膈中食噎不下食，喉痹，肩息肺胀，皮肤骨痛，寒热烦满中府主之"；《备急千金

要方·卷五》言"若腹满短气，转鸣灸肺募"；《针灸聚英·卷一》言"中府（一名膺俞）云门下一寸……主腹胀，四肢肿，食不下，喘咳胸满，肩背痛，呕晼，咳逆上气，肺系急，肺寒热，胸悚悚，胆热，呕逆，咳唾浊涕，风汗出，皮痛面肿，少气不得卧，伤寒，胸中热，飞尸遁疰，瘿瘤"。

【适应证】咳嗽，气喘，咯血，胸闷，胸中烦满；咽喉疼痛，喉痹；面肿，浮肿；胸痛，肩臂疼痛；呕吐，呃逆。

【操作】略向外斜刺0.5～0.8寸。

【按语】张老认为肺病咳嗽可取局部腧穴肺募中府，同时远取本经之尺泽、太渊。肺病可前取华盖、中府，后取肺俞。肺俞配中府，主治肺病、咳嗽、哮喘、咯血。取足太阴脾经原穴太白和手太阴肺经原穴太渊，配中府，能治疗脾虚咳嗽。

15. 膻中

【定位】在胸部前正中线上，平第2肋间，两乳头连线的中点。

【源流】《灵枢·根结》言"厥阴根起于大敦，结于玉英，络于膻中"；《难经·论脏腑》言"气会三焦外，一筋直两乳内也，热病在内者，取其会之气穴也"；《脉经》卷六"寸口脉

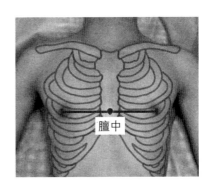

芤，吐血，微芤者，衄血。空虚，去血故也，宜服竹皮汤、黄土汤，灸膻中"；《针灸甲乙经·卷九》言"咳逆上气，唾喘短气不得息，口不能言，膻中主之"；《肘后备急方·卷一》言"尸蹶之病，卒死而脉犹动……灸膻中穴二十八壮"；《备急千金要方·卷三十》言

"治消渴咽喉干……一云灸胸堂五十壮，又灸足太阳五十壮"；《针灸聚英·卷一》言"膻中……主上气，短气，咳逆，噫气膈气，喉鸣喘咳，不下食，胸中如塞，心胸痛，风痛，咳嗽，肺痈唾脓，呕吐涎沫，妇人乳汁少"。

【适应证】胸闷，气短，胸痛，心悸，咳嗽，气喘；乳汁少，乳痛；呕逆，呕吐。

【操作】平刺，针尖向下。

【按语】膻中位于两乳头连线之中间，内为肺脏所居之处，肺主气。膻中是宗气所居之处，即脾胃吸收的水谷之气与肺吸入自然界的大气相会合聚集之处。膻中是心包之募穴，心包与三焦相表里，三焦是人体气机升降出入的道路，故膻中为气之会穴。膻中主治气病，若有胸膈胀闷、气短、呼吸喘促、呃逆等病症，皆可取用。

膻中是"气"之大会处，又是心包的募穴，也是足太阴脾经、足少阴脾经、足少阴肾经、手太阳小肠经、手少阳三焦经与任脉的交会穴。因其能调理气机，治疗气海诸疾，故名。膻中具有宽胸理气、降逆化痰的功效，主治气喘、噫膈、胸痛、心悸、心烦、咳嗽、乳汁少等病。《备急千金要方》以膻中配华盖，主治短气，配天井主治心胸痛。《针灸大成》用膻中配中脘、气海、足三里、乳根、支沟主治吐血等。膻中配心俞、内关治疗心绞痛，配肺俞、天突、尺泽、列缺主治肺部疾患。有报道以膻中埋针为主，治疗哮喘疗效较好；临床也常在三伏天以发泡法灸膻中，有预防支气管哮喘发作而取效者；也有三伏天用白芥子、莱菔子、白附子、斑蝥等制成膏药贴敷膻中，治慢性支气管炎而收到远期疗效者。厥阴俞配膻中，主治胸膈气闷、呼吸困难等。

16. 期门

【定位】在胸部，乳头直下，第6
肋间隙，前正中线旁开4寸。

【源流】《伤寒论·辨太阳病
脉证并治（中）》言"伤寒，腹满谵
语，寸口脉浮而紧，此为肝乘脾也，
名曰纵，刺期门""伤寒发热，啬啬
恶寒，大渴欲饮水，其腹必满，自

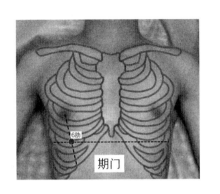

汗出，小便利，其病欲解，此肝郁乘脾也，名曰横，刺期门"；《伤
寒论·辨太阳病脉证并治（下）》言"妇人中风，发热恶寒，经水适
来，行之七八日，热除而脉迟，身凉，胸胁下满，如结胸状，谵语
者，此为热入血室也。当刺期门，随其实而取之"；《脉经·卷二》
言"寸口脉弦，心下悒悒，微头痛，心下有水气。宜服甘遂丸，针
期门泻之"；《针灸甲乙经·卷七》言"痉，腹大坚，不得息，期门
主之"；《针灸甲乙经·卷八》言"咳，胁下积聚，喘逆卧不安席，
时寒热，期门主之""奔豚上下，期门主之"；《针灸甲乙经·卷
九》言"伤食胁下满，不能转展反侧，目青而呕，期门主之"；《针
灸甲乙经·卷十一》言"霍乱泄注，期门主之"；《针灸甲乙经·卷
十二》言"喑不能言，期门主之""妇人产余疾，食饮不下，胸胁楮
满，眩目，足寒，心切痛，善噫，闻酸臭，胀癖腹满，少腹尤大，期
门主之"；《针灸聚英·卷一》言"期门直乳二肋端……胁下积气，
伤寒心切痛，喜呕酸，食饮不下，食后吐水，胸胁痛支满，男子、妇
人血结胸满，面赤火燥，口干消渴，胸中痛不可忍，伤寒过经不解，
热入血室，男子则由阳明而伤，下血谵语，妇人月水适来，邪乘虚而

入，及产后余疾"。

【适应证】胸胁胀痛，腹胀，呃逆，吐酸；乳痈，郁闷。

【操作】向外斜刺或平刺0.5～0.8寸。多用泻法。右侧穴下内部是肝脏右叶前缘，宜用指切压手法，针尖沿指切手指甲边缘缓慢刺入，短针、斜刺。

【按语】张老认为肝俞、期门既能治肝病，又能治目疾（肝开窍于目）、抑郁（肝主疏泄）、筋脉拘急（肝主筋）、月经不调（肝主疏泄、肝藏血）。肝俞配期门，主治肝病、胁肋痛、呕吐、吞酸、黄疸、寒热往来等；配肝俞、三阳络、阳陵泉，治肝炎、肋间神经痛。

17. 日月

【定位】在上腹部，乳头直下，第7肋间隙，前正中线旁开4寸。

【源流】《脉经·卷三》言"胆俞在背第十椎，募在日月（穴在期门下五分）"；《针灸甲乙经·卷十一》言"太息善悲，少腹有热，

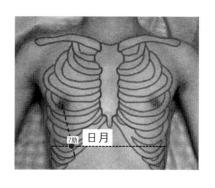

欲走，日月主之"；《备急千金要方·卷三十》言"日月、大横主少腹热，欲走，太息"；《太平圣惠方·卷一百》言"主善悲不乐，欲走，多唾，言语不正，四肢不收"。

【适应证】黄疸，呕吐，吞酸，呃逆，胃脘痛；胁肋胀痛。

【操作】向外斜刺或平刺0.5～0.8寸。

【按语】张老认为日月因其近部作用，而主治胁肋疼痛。日月为胆的募穴，常与胆俞相配（俞募配穴），善治呕吐、吞酸、呃逆、黄疸等胆脏相关疾病。

18. 鸠尾

【定位】在上腹部，前正中线上，胸剑结合部下1寸。

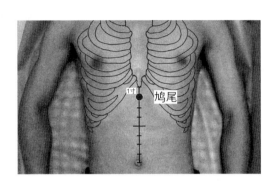

【源流】《灵枢·九针十二原》言"膏之原，出于鸠尾"；《针灸甲乙经·卷十二》言"喉痹食不下，鸠尾主之"；《备急千金要方·卷三十》言"鸠尾主心寒胀满不得食，息贲唾血厥，心痛善哕，心疝，太息""鸠尾主腹皮痛、瘙痒"；《黄帝明堂灸经·卷上》言"鸠尾一穴……主心惊悸，神气耗散，癫痫病狂，歌不择言也"；《针灸聚英·卷一》言"鸠尾……主息贲热病，偏头痛，噫喘喉鸣，胸满，咳呕，喉痹咽肿，水浆不下，癫痫狂走，不择言语，心中气闷，不喜闻人语，咳唾血心惊悸，精神耗散，少年房多，短气少气"。

【适应证】胸闷，心痛，心悸，癫狂痫；噎膈，胃痛，吞酸，呕吐。

【操作】向下斜刺0.3～0.6寸。

【按语】张老认为鸠尾为督脉络穴，督脉入络脑，而可主治癫狂痫、狂走不择言语、脏躁病；鸠尾位于剑突下缘，与心、肺、胃相近，可治胸满、咳逆、哮喘、心惊悸、呃逆、呕吐、胃脘痛等病；亦可作急救用，如休克、一时性窒息。

19. 中脘

【定位】在上腹部，前正中线上，脐中上4寸。

【源流】《素问·气穴论》言"背与心相控而痛，所治天突与十椎及上纪，上纪者，胃脘也。下纪者，关元也"；《针灸甲乙经·卷三》言"中脘，一名太仓，

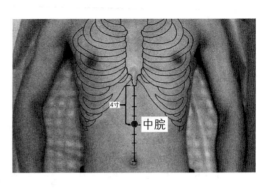

胃募也居心蔽骨与脐之中手太阳、少阳、足阳明所生，任脉之会"；《脉经·卷二》言"寸口脉数即为吐，以有热在胃脘，熏胸中，宜服药吐之，及针胃脘，服除热汤"；《针灸甲乙经·卷九》言"心痛有寒，难以俯仰，心疝气冲胃，死不知人，中脘主之""腹胀不通，寒中伤饱，食饮不化，中脘主之""小肠有热，尿赤黄，中脘主之"；《针灸甲乙经·卷十一》言"霍乱，泄出不自知，先取太溪，后取太仓"；《备急千金要方·卷十四》言"狂癫，风痫吐舌，灸胃脘百壮"；《千金翼方·卷二十七》言"腹中雷鸣相逐，食不化，逆气，灸上管下一寸，名太仓，七壮"；《古今医统大全·卷六》言"中脘（一名太仓）……主治五膈，五噎，翻胃不食，腹胀脾疼，心积伏梁，面黄温疟，霍乱吐泻，寒热不已"。

【适应证】胃痛，呕吐，吞酸，腹胀，食不化，泄泻，黄疸；咳喘痰多；癫痫，失眠。

【操作】直刺1～1.5寸。

【按语】张老认为中脘穴属于任脉，中脘是腑之会穴，又是胃的募穴，又名太仓，是手太阳小肠经、手少阳三焦经、足阳明胃经的交会穴。该穴其深部正对幽门部，其下有腹壁上动、静脉，用针时可直刺，亦可灸，具有调理中焦、化痰行气活血、清热化滞之功效。

《难经本义》曰"六腑皆禀于胃"，故名。肺经起于中焦，相当

于中脘的位置。下络大肠，肺与大肠相表里，所以大肠与中脘也有联系。肝经在中脘与肺经相连，肝胆相表里，所以胆与中脘也有联系。又因中脘为胃之募穴，脾胃相表里，为后天之本，六腑皆禀气于胃，故中脘为腑之会穴。中脘主治六腑病，以治胃、大肠病为主，如脘腹胀痛、便秘、泄泻病症。

张老常在中脘埋线治疗癫痫。胃俞配中脘，主治胃痛、呕吐、消化不良等；四关配中脘、足三里，主治神经性呕吐、消化性溃疡、胃炎。

20. 关元

【定位】在下腹部，前正中线上，脐中下3寸。

【源流】《素问·气穴论》言"背与心相控而痛，所治……下纪者，关元也"；《灵枢·寒热病》言"身有所伤血出多及中风寒，若有所堕坠，四肢懈惰不收，名曰体惰，取

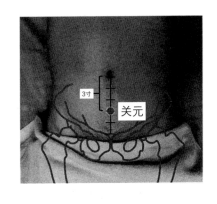

其小腹脐下三结交。三结交者，阳明、太阴也，脐下三寸关元也"；《脉经·卷二》言"关脉芤，大便去血数斗者，以膈俞伤故也……若重下去血者，针关元"；《针灸甲乙经·卷八》言"石水痛引胁下胀，头眩痛，身尽热，关元主之"；《针灸甲乙经·卷九》言"胞转不得溺，少腹满，关元主之"；《针灸甲乙经·卷十二》言"女子绝子，衃血在内不下，关元主之"；《备急千金要方·卷三十》言"关元主胞闭塞，小便不通，劳热石淋。又云：主石淋，脐下三十六疾，不得小便，并灸足太阳。又云：主伤中尿血"。

【适应证】虚劳羸瘦，中风脱证，眩晕；阳痿，遗精，月经不调，痛经，闭经，崩漏，带下，不孕，遗尿，小便频数，癃闭，疝气；腹痛，泄泻。

【操作】直刺1~2寸，需排尿后进行针刺。孕妇慎用。

【按语】张老常用气海、关元、归来、三阴交、太溪治疗不孕；治疗前列腺炎，针气海、关元、归来、三阴交时，针尖指向耻骨联合部，使针感传至下腹部及会阴部，使下腹有收缩者为佳；带下肾亏者，配合关元、太溪。更年期综合征肾阳虚者配气海、关元，治小便癃闭、遗尿、消渴等；小肠俞配关元，痿证常配伍足三里、太溪、关元。肾虚腰痛取关元、气海补益元气。老年人平素可灸足三里、悬钟、关元等以补肾健脾。

21. 气海

【定位】在下腹部，前正中线上，脐中下1.5寸。

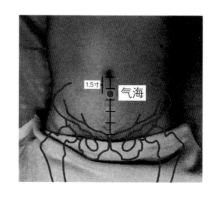

【源流】《灵枢·九针十二原》言"肓之原，出于脖胦，脖胦一"；《灵枢·四时气》言"腹中肠鸣，气上冲胸，喘不能久立，邪在大肠，刺肓之原、巨虚上廉、三里"；《脉经·卷二》言"尺脉微，厥逆，小腹中拘急，有寒气。宜服小建中汤（一本更有四顺汤），针气海"；《针灸甲乙经·卷九》言"少腹疝，卧善惊，气海主之"；《备急千金要方·卷二》言"妇人水泄痢方，灸气海百壮三报"；《千金翼方·卷二十八》言"小儿遗尿，灸脐下一寸半，随年壮"；《太平圣惠方·卷一百》载"气海一穴，在

脐下一寸五分……主冷病，面黑，肌体羸瘦，四肢力弱"；《针灸逢源·卷四》载"气海……治脐下冷气，阳脱欲死，阴证卵缩，四肢厥冷，奔豚，七疝，妇人带下，小儿遗尿，囟门不合"。

【适应证】腹痛，泄泻，便秘；遗尿，阳痿，遗精，闭经，痛经，崩漏，带下，阴挺，疝气；中风脱证，虚劳羸瘦。

【操作】直刺1～2寸。

【按语】张老认为气海穴主治胃脘痛、腹肿胀、绕脐冷痛、脐下冷痛、水肿、臌胀、癥瘕结块状如覆盆、腹中暴胀按之不下、呕逆、呕吐、大便不通、小便赤涩、真气不足、肌体羸瘦、四肢力弱、虚劳、气疾久不瘥、中风脱阳欲死、类中风、阴证卵缩、四肢厥冷，以及子宫出血、赤白带下、经闭、月经不调、痛经、产后恶露不止、产后腹痛、胞衣不下、子宫脱垂、遗精、阳痿、小儿遗尿、高血压、失眠等。气海穴具有调补下焦气机、补肾虚、益元气、振阳固精之效。气海配足三里、三阴交、肾俞治泌尿生殖系统疾病。

22. 天枢

【定位】枢指枢纽。脐上应天，脐下应地，穴当脐旁2寸。

【源流】《灵枢·骨度》言"髑骬以下至天枢长八寸，过则胃大，不及则胃小"；《针灸甲乙经·卷七》言"疟振寒，热甚狂言，天枢主之"；《针灸甲乙经·卷八》言"脐疝绕脐而痛，时上冲心，天枢主之。气疝哕呕，面肿，奔豚，天枢主之"；《针

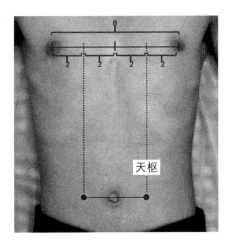

天枢

灸甲乙经·卷九》言"腹胀肠鸣，气上冲胸不能久立，腹中痛濯濯，冬日重感于寒则泄，当脐而痛，肠胃间游气切痛，食不化，不嗜食，身肿，夹脐急，天枢主之"；《针灸甲乙经·卷十二》言"女子胞中痛，月水不以时休止，天枢主之"；《备急千金要方·卷十四》言"狂言恍惚，灸天枢百壮"；《备急千金要方·卷十五》言"小便不利，大便注泄……灸天枢百壮"；《普济方·卷四百一十五》言"天枢（一名长溪，一名谷门）……主脐疝，绕脐而痛，时上冲心，女子胞络中痛，月水不以时，腹胀肠鸣，气上冲胸，不能久立，胸中濯濯，冬日重感于寒则泄，当脐而痛，肠胃间游气切痛，食不化，不嗜食，身重，疟振寒，热盛狂言，腹胀四肢重，不能衣，阴疝，气疝，烦呕，面肿，大肠胀"。

【适应证】腹胀肠鸣，绕脐腹痛，泄泻，痢疾；癥瘕，月经不调，痛经。

【操作】直刺1～1.5寸。

【按语】张老认为四关配天枢、上巨虚，主治肠炎、痢疾、肠粘连；大肠病多取天枢；大肠俞配天枢，主治大便秘结或泄泻、腹胀、水肿等。天枢配中脘、关元、合谷、足三里、公孙，治急慢性胃肠炎、腹痛、腹泻、痢疾；天枢配合谷、阑尾、上巨虚、关元，治阑尾炎；天枢配气海、关元、大肠俞、上髎治肠麻痹。

23. 归来

【定位】在下腹部，脐中下4寸，距前正中线2寸。

【源流】《针灸甲乙经·卷三》言"归来，一名溪穴，在水道下二寸"；《针灸甲乙经·卷十二》言"女子阴中寒，归来主之"；《针灸甲乙经·卷八》言"奔豚，卵上入腹，痛引茎，归来主之"。

【适应证】腹痛，疝气；痛经，闭经，月经不调，阴挺，带下，产后腹痛。

【操作】直刺1～1.5寸。可沿经略向上或下斜刺，或略向耻骨联合方向斜刺。多用泻法，活血散滞；配艾灸，温经散寒；用补法，摄胞固脱。

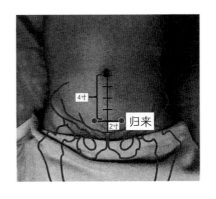

【按语】张老常以三阴交、气海、归来、隐白为主穴治疗崩漏，痛经实证选用归来、气海、太冲、血海，并用泻法；归来配关元、中极、三阴交、肾俞治男女外生殖器病症及经闭、白带过多。

24. 大横

【定位】仰卧，在腹中部，距脐中4寸。

【源流】《针灸甲乙经·卷三》言"大横，在腹哀下三寸，直脐旁。足太阴阴维之会。刺入七分，灸五壮"；《针灸甲乙经·卷十》言"大风逆气，多寒善悲，大横主之"；《备急千金要方·卷二十七》言"惊怖心忪，少力，灸大横五十壮"；

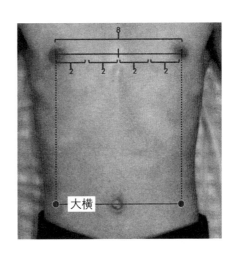

《千金翼方·卷二十七》言"夹脐旁相去两边各二寸半，名大横，主四肢不可举动，多汗洞痢，灸之随年壮"。

【适应证】便秘，腹痛。

【操作】直刺1～1.5寸。

【按语】大横为脾经穴位，张老常以此穴治习惯性便秘。

25. 气冲

【定位】在腹股沟稍上方，脐中下5寸，距前正中线2寸。

【源流】《素问·禁刺论》言"刺气街中脉，血不出为肿鼠仆"；《灵枢·杂病》言"腹痛，刺脐左右动脉，已刺按之，立已；不已，刺气街，已刺按之，立已"；《针灸甲乙经·卷九》

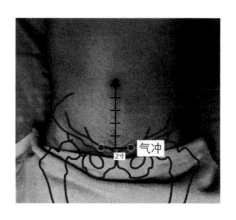

言"腹满痛不得息，正卧屈一膝，伸一股，并刺气冲，针上入三寸，气至泻之"；《针灸甲乙经·卷十二》言"妇人无子及少腹痛，刺气冲主之"；《备急千金要方·卷三十》言"月水不利，或暴闭塞，腹胀满，癥，淫泺身热，乳难，子上抢心，若胞不出，众气尽乱，腹中绞痛，不得反息。正仰卧屈一膝伸一膝，并气冲针上入三寸，气至泻之"；《医学入门·内集卷一》"气冲，天枢下八寸动脉，禁针，灸五壮。主腹中大热攻心，腹胀，脐下坚，癫疝，阴肿阴痿，茎中痛，两丸牵痛不可仰卧及石水腹满，热淋不得尿，妇人月水不通，无子，气乱绞痛，胞衣不出"。

【适应证】腹痛，月经不调，不孕；阳痿，阴肿，疝气。

【操作】直刺0.5～1寸。

【按语】气冲又名气街，善理气机。张老认为气冲主治腹胀满、腹痛、腹水、阳痿、月经不调、胎产诸疾。

26. 大赫

【定位】在下腹部，脐中下4寸，前正中线旁开0.5寸。

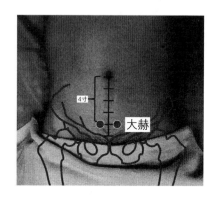

【源流】《针灸甲乙经·卷三》言"大赫，一名阴维，一名阴关，在气穴下一寸，冲脉、足少阴之会"；《针灸甲乙经·卷十一》言"男子精溢，阴上缩，大赫主之"；《针灸甲乙经·卷十二》言"女子赤淫，大赫主之"；《备急千金要方·卷十九》言"男子虚劳失精，阴上缩，茎中痛，灸大赫三十壮"；《类经图翼·卷七》言"大赫（一名阴维，一名阴关）……主治虚劳失精，阴痿上缩，茎中痛，目赤痛，女子赤带"。

【适应证】阴部痛，少腹痛；月经不调，带下，痛经，子宫脱垂，遗精，阳痿，不孕不育；遗尿，小便不通；泄泻，痢疾；疝气。

【操作】直刺或斜刺0.5～1寸。

【按语】张老认为大赫主治生殖器疾患如阴痿、阴茎痛、精液缺乏、遗精、早泄，慢性阴道炎，以及眼疾如眼球充血、角膜炎。

27. 精宫（男子独有）

【定位】仰卧位。在下腹部，脐中下4寸，中极旁开3寸。

【源流】《针灸大成·卷十》言"灸精宫专主梦遗"。

【适应证】急慢性前列腺炎，急性尿道炎，急性附睾炎，阴茎硬结症，性欲减退，早泄，遗精，男性不育症，前列腺增生。

【操作】直刺0.8～1.2寸；可灸。

【按语】此穴为张老的经验穴，善治男性不育，可提高精子质量。此穴位置相当于女子的子宫穴，主要用于治疗男性生殖系统疾病，常配合气穴、肓门使用。

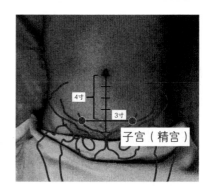

28. 子宫（女子独有）

【定位】仰卧位。在下腹部，脐中下4寸，中极旁开3寸。

【源流】《针灸大成·卷七》言"子宫……治妇人久无子嗣"；《中国针灸学》言"妇人不孕"。

【适应证】子宫脱垂，不孕，痛经，崩漏，月经不调。

【操作】直刺0.8～1.2寸；可灸。

【按语】张老认为子宫穴主治子宫脱垂、月经不调、痛经、不孕症、附件炎、盆腔炎。

第三节　四肢穴位

1. 列缺

【定位】在前臂桡侧缘，桡骨茎突上方，腕横纹上1.5寸。在肱桡肌与拇长展肌腱之间。简便取穴法：两手虎口自然交叉，一手食指按在另一手桡骨茎突上，指尖下凹陷中是穴。

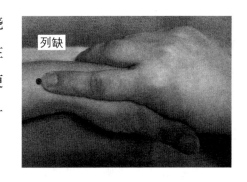
列缺

【源流】《灵枢·经脉》言"手太阴之别，名曰列缺，起于腕上分间，并太阴之经，直入掌中，散入鱼际。其病实则手锐掌热，虚则欠𫘤，小便遗数"；《针灸甲乙经·卷七》言"热病，先手臂瘛疭，唇口聚，鼻张，目下汗出如转珠，两乳下二寸坚，胁满，悸，列缺主之"；《针灸甲乙经·卷八》言"寒热，胸背急，喉痹，咳上气喘，掌中热，数欠伸，汗出，善忘，四肢逆厥，善笑，溺白，列缺主之。……寒热，咳呕沫，掌中热，虚则肩臂寒栗，少气不足以息，寒厥，交两手而瞀，口沫出。实则肩背热痛，汗出，四肢暴肿，身湿摇，时寒热，饥则烦，饱则善面色变，口噤不开，恶风泣出，列缺主之"；《备急千金要方·卷三十》言"曲池、列缺主身湿摇，时时寒"；《徐氏针灸大全·卷一》言"头项寻列缺"。

【适应证】外感头痛，项强，咳嗽，气喘，咽喉肿痛；口㖞，齿痛。

【操作】向上斜刺0.3～0.5寸。

【按语】列缺为八脉交会穴之一，与任脉相通。因肺朝百脉，任脉为阴脉之海，列缺具有宣通肺气、通调经脉的功能，善治肺及肺相关疾病。又因列缺为手太阴肺经络穴，与手阳明大肠经相表里，手阳明大肠经循行上至头面，且肺主表，头项部为风邪易袭之位，因此列缺穴可用于治疗头面部疾病。

《四总穴歌》言"头项寻列缺"，《马丹阳天星十二穴治杂病歌》言"列缺腕侧上，次指手交叉，善疗偏头患"，以上记载均说明列缺能够治疗头项疼痛等症。但目前临床上用列缺穴治疗头项痛较少，张老在临床也只在治疗风邪所致头痛时用列缺。对于证属外感风寒、风热及痰浊型的偏正头痛，均可以列缺配合局部取穴来治疗，有较好疗效。

张老也常用列缺治疗脑病（如中风），因列缺乃是八脉交会穴之一，通于任脉，任脉与督脉相通，脑为督脉所循行的部位。除头项病外，张老也常用列缺治疗肺病、咽炎、尿潴留等。

【常用配伍】列缺配照海为金水相生，能宣肺养阴，补肺益肾，主治头痛、呼吸系统疾病、泌尿系统疾病、生殖系统疾病、自主神经功能紊乱等病症。

2. 鱼际

【定位】在手拇指本节（第1掌指关节）后凹陷中，约第1掌骨中点桡侧，赤白肉际处。

【源流】《灵枢·本输》言"肺出于少商……溜于鱼际。鱼际者，手鱼也。为荥"；《灵枢·热病》言"热病而汗且出，及脉顺可汗者，取之鱼际、

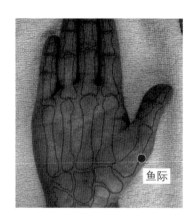

鱼际

太渊、大都、太白。泻之则热去，补之则汗出"；《灵枢·厥病》言"厥心痛，卧若徒居心痛间，动作痛益甚，色不变，肺心痛也，取之鱼际、太渊"；《针灸甲乙经·卷七》言"寒厥及热，烦心，少气不足以息，阴湿痒，腹痛不可以食饮，肘挛支满，喉中焦干渴，鱼际主之""痉，上气，鱼际主之"；《针灸甲乙经·卷八》言"凡唾血，时寒时热，泻鱼际，补尺泽"；《针灸甲乙经·卷九》言"短气心痹，悲怒逆气，怒狂易，鱼际主之"；《针灸甲乙经·卷十一》言"胃逆霍乱，鱼际主之。霍乱逆气，鱼际及太白主之"。

【适应证】咳嗽，气喘，胸闷，短气不能卧；咽喉肿痛，喉痹，咽干，失音；胸痛，指痛，手腕挛急，肘挛疼痛；外感发热，咯血，鼻衄，乳痈，掌心热。

【操作】直刺0.3～0.5寸。

【按语】张老认为鱼际主治身热头痛、哮喘、咳嗽、伤风伤寒、汗不出、消渴、虚热、咽喉肿痛、指肿、乳腺炎等。鱼际配委中，治疗胸背痹痛；鱼际配足三里、足临泣，治疗乳腺炎；鱼际配太渊、太溪，治疗急性喘证。

3. 太渊

【定位】在腕掌侧横纹桡侧，桡动脉搏动处。

【源流】《灵枢·九针十二原》言"五脏有疾，当取之十二原……阳中之少阴，肺也，其原出于太渊"；《脉经·卷二》言"右手关前寸口阳绝者，无大肠脉也。若少气，心下有水气，立

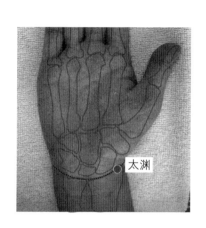

太渊

秋节即咳。刺手少阴经，治阴，在鱼际间（即太渊穴也）"；《针灸甲乙经·卷八》言"臂厥，肩膺胸满痛，目中白翳，眼青，转筋，掌中热，乍寒乍热，缺盆中相引痛，数欠，喘不得息，臂内廉痛，上膈，饮已烦满，太渊主之"；《针灸甲乙经·卷九》言"厥心痛，卧若徒居，心痛乃间，动行痛益甚，色不变者，肺心痛也，取鱼际、太渊"；《针灸甲乙经·卷十一》言"狂言，太渊主之""唾血，振寒，嗌干，太渊主之"；《针灸甲乙经·卷十二》言"口僻，刺太渊，引而下之"。

【适应证】咳嗽，气喘，咳血，胸痛，咽喉肿痛，腕臂痛，无脉症。

【操作】避开桡动脉，直刺0.3~0.5寸。

【按语】张老认为太渊位于手腕内侧寸口动脉处，是手太阴肺经的原穴，因肺朝百脉，寸口为脉之大会，故太渊穴为脉之会穴，具有调肺止咳、通脉理血的功效，主治脉病，如无脉症、脉管炎等；亦主治肺及肺相关疾病，如咳嗽、气喘、咯血、咽喉肿痛等。

临床上太渊常配列缺、天突等穴治疗咳嗽、气喘，配内关、心俞治疗无脉症。取足太阴脾经原穴太白和手太阴肺经原穴太渊，配中府能治疗脾虚咳嗽。此穴也是胸部手术时针刺麻醉的常用腧穴。

4. 孔最

【定位】在前臂掌面桡侧，尺泽与太渊连线上，腕横纹上7寸处。

【源流】《针灸甲乙经·卷三》言"孔最，手太阳之郄，去腕七寸"；《针灸甲乙经·卷九》言"热病汗不出，上髎及孔最主之""厥头痛，孔最主之"；《针灸聚英·卷一》言"孔最去腕上七寸陷者中……主热

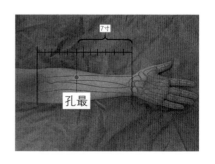

病汗不出，咳逆，肘臂厥痛，屈伸难，手不及头，指不握，吐血，失音，咽肿痛，头痛"。

【适应证】咳血，咯血；鼻衄，咳嗽，气喘，咽喉肿痛，热病无汗，肘臂挛痛，痔疮出血。

【操作】直刺0.5～0.8寸。

【按语】张老认为孔最为肺经穴位，主治热病汗不出、咳嗽、咽肿等。孔最为肺经郄穴，善主咳血、咯血；配肺俞、大椎治咳嗽、发热、胸痛，配合谷治身热汗不出。孔最为张老治疗痔血的经验穴，治疗效果明显。

5. 肩髃

【定位】在臂外侧，三角肌上，臂外展或向前平伸时，肩峰前下方凹陷处。

【源流】《针灸甲乙经·卷十》言"肩中热，指臂痛，肩髃主之"；《千金翼方·卷二十六》言"肩髃主偏风半身不遂，热风，头风，刺风，手不上头，捉物不得，

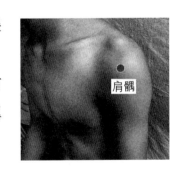

挽弓不开，臂冷酸痛无力"；《针灸聚英·卷一》言"肩主中风手足不随，偏风，风痪，风痹，风病，半身不遂，热风，肩中热，头不可以回顾，肩臂疼痛，臂无力，手不可向头，挛急，风热，瘾疹，颜色枯焦，劳气泄精，伤寒热不已，四肢热，诸瘿气"。

【适应证】肩臂挛痛不遂，瘾疹，瘰疬，眼病。

【操作】直刺0.5～1寸或斜刺0.5～1寸，针尖向三角肌肌腹。

【按语】张老认为肩关节外展无力系三角肌麻痹，宜选手阳明经之肩髃、曲池。肩髃治疗肩关节疾患时采用平举上肢，针宜直刺，

针体直达关节腔内，使针感走达关节腔内；肩臂疾患，宜向下方斜刺或横刺，略向肘关节曲面斜刺，使针感走至上臂或前臂部；肩关节周围炎，宜向肩内、肩髎、三角肌斜刺，使针感达肩关节周围或至肩臂部。肩髃为手阳明大肠经穴位，手阳明大肠经多气多血，该穴具有调和气血、祛风止痒的效果。

6. 曲池

【定位】在肘横纹外侧端，屈肘时，尺泽与肱骨外上髁连线中点。

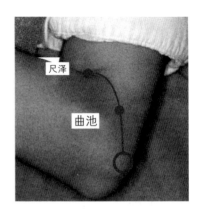

【源流】《灵枢·本输》言"大肠上合手阳明，出于商阳……入于曲池"；《针灸甲乙经·卷七》言"伤寒余热不尽，曲池主之"；《针灸甲乙经·卷八》言"胸中满，耳前痛，齿痛，目赤痛，颈肿寒热，渴饮辄汗出，不饮则皮干热，曲池主之"；《针灸甲乙经·卷十》言"肩肘中痛难屈伸，手不可举，腕重急，曲池主之"；《针灸甲乙经·卷十一》言"目不明，腕急，身热惊狂，躄痿痹，瘛疭，曲池主之。癫疾吐舌，曲池主之"；《针灸甲乙经·卷十二》言"喉痹不能言，温溜及曲池主之"；《针灸聚英·卷一》言"曲池……主绕踝风，手臂红肿，肘中痛，偏风半身不遂，恶风邪气，泣出喜忘，风瘾疹，喉痹不能言，胸中烦满，臂膊疼痛，筋缓捉物不得，挽弓不开屈伸难，风痹肘细无力，伤寒余热不尽，皮肤干燥，瘛疭癫疾，举休痛痒如虫啮，皮脱作疮，皮肤痂疥，妇人经脉不通"。

【适应证】咽喉肿痛，齿痛，目赤痛，瘰疬，瘾疹，热病上肢不遂；手臂肿痛，腹痛吐泻，高血压，癫狂。

【操作】直刺1～1.5寸。

【按语】张老认为曲池可治外感。外感实热可选用大椎、曲池；风热袭肺所致的感冒咳嗽，可选肺经的尺泽和大肠经的曲池、合谷。

皮肤病病因大多为风、热、血、湿，曲池与血海为张老治疗皮肤病的要穴，两穴相配共奏疏风清热、理血凉血、健脾利湿之功。曲池为手阳明大肠经的合（土）穴，手阳明大肠经与手太阴肺经相表里，肺主皮毛，擅疏风；曲池又为合穴，为阳经之阳穴，为清热之要穴。血海为理血之要穴，因脾主肌肉而统血，血海又称血郄。

张老临证治疗皮肤病时，根据不同的情况采用不同的刺灸方法和配穴：一般采用针刺泻法；血热盛者，则多采用刺血法，如需刺血量大，可用三棱针刺，需刺血量小者，则可用毫针点刺拔罐；虚证、慢性病采用直接灸或温针灸；对于慢性顽固性疾病患者可使用穴位埋线法、穴位注射法以巩固疗效。

张老常用曲池、血海配合外关治疗风热证，均用泻法。用曲池、血海配合委中、膈俞治疗血热证，针曲池、大椎以清热毒，血海与委中、膈俞相合可凉血、活血、润燥，针刺均用泻法，委中、大椎宜用三棱针点刺出血。张老常用曲池、血海配合三阴交治疗血虚证，针曲池以清热毒，血海与三阴交相合可养血润燥；血海与三阴交用补法，曲池用泻法。用曲池、血海配合阴陵泉（地机）、足三里治疗脾虚湿盛证，针曲池以清热毒，血海与阴陵泉（地机）、足三里相合可健脾利湿；血海与阴陵泉（地机）、足三里用补法，曲池用泻法。

7. 手三里

【定位】在前臂背面桡侧，阳溪与曲池连线上，肘横纹下2寸处。

【源流】《针灸甲乙经·卷三》言"手三里，在曲池下二寸"；《针灸甲乙经·卷九》言"肠腹时寒，腰痛不得卧，三里主之"；《针灸聚英·卷一》言"三里（一名手三里），曲池下二寸……主霍乱，遗失，失音，齿痛，颊颌肿，瘰疬，手臂不仁，肘挛不伸，中风口㖞，手足不遂"。

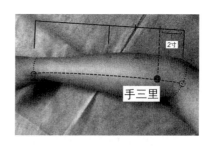

【适应证】齿痛颊肿，上肢不遂，腹痛，腹泻。

【操作】直刺0.8～1寸。

【按语】张老认为手三里主治手臂不仁、肘挛不伸、肩背疼痛、牙痛、颊颌肿、疰腮、口眼㖞斜、高血压等，特别在治疗急性腰扭伤、腰椎间盘突出症上，选用手三里与中渚配伍，采用运动针法，效果甚好。

手三里配曲池，治疗上肢不遂。多数肩周炎患者的患侧手三里穴处有明显的压痛，故在此进行针刺、艾灸、穴位注射、穴位点按等均有治疗作用。

8. 阳溪

【定位】在腕背横纹桡侧，手拇指向上翘时，拇短伸肌腱与拇长伸肌腱之间的凹陷中。

【源流】《灵枢·本输》言"大肠上合手阳明……行于阳溪"；《针灸甲乙经·卷七》言"鼻鼽衄，热病汗不出，膿目，目痛瞑，头痛，龋齿痛，泣出，厥逆头痛，胸满不得息，阳溪主

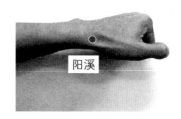

之"；《备急千金要方·卷三十》言"阳溪、阳谷主目痛赤""阳溪主疟甚苦寒，咳呕沫"。

【适应证】头痛，目赤肿痛，耳聋，耳鸣，齿痛，咽喉肿痛，手腕痛。

【操作】直刺0.3~0.5寸。

【按语】张老认为阳溪主治手腕疼痛无力、五指拘挛、腕痛累及肘部、目赤、目翳、耳鸣耳聋、喉痹、厥逆、头痛、狂言喜笑等。可与合谷相配治头痛。

9. 合谷

【定位】在手背，第1、第2掌骨间，第2掌骨桡侧的中点处。

【源流】《灵枢·本输》言"大肠上合手阳明……过于合谷，合谷在大指岐骨之间，为原"；《针灸甲乙经·卷十二》言"喑不能言，合谷及涌泉、阳交主之""聋，耳中不通，合谷主之""齿龋痛，合谷主之。又云：少海主之"；《备急千金要方·卷三十》言"合谷、水沟主唇吻不收，喑不能言，口噤不开"；

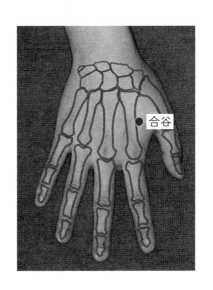

《千金翼方·卷二十六》言"合谷在虎口后纵纹头……主耳聋，飗飗然如蝉鸣"；《徐氏针灸大全·卷一》言"头痛并面肿，疟疾热又寒，体热身汗出，目暗视朦胧，牙疼并鼻衄，口噤更难言，针入看深浅，令人病自安"。

【适应证】一切头面诸症，如头痛、目赤肿痛、鼻衄、齿痛、牙关紧闭、口眼歪斜、耳聋、痄腮、咽喉肿痛；热病无汗，多汗，腹痛，便秘，经闭，滞产。

【操作】直刺0.5～1寸。

【按语】张老认为下牙痛首选手阳明大肠经的合谷穴，风火牙痛选风池配合谷。头面五官病随症配穴（如鼻塞流涕配迎香，治疗耳聋耳鸣配听宫、率谷，治疗痄腮配下关、风池，治疗口眼歪斜配太阳、睛明、下关或地仓、颊车等）。治疗感冒配风池、外关，退热配大椎、曲池。风热袭肺导致的感冒咳嗽，可选肺经的尺泽和大肠经的曲池、合谷。止痛随症配穴（如目赤肿痛配睛明、太阳；咽喉疼痛配列缺、照海或配少商；痛经配三阴交、归来；上肢麻痹疼痛配曲池、外关等）。治疗汗证（包括自汗、盗汗、热病汗不出）时，合谷配复溜。合谷是手阳明大肠经的原穴，手阳明大肠经起于食指之端，上行入下齿，环唇周左右交叉上挟鼻孔，且手阳明经筋循行到头面，故面口疾患时取合谷穴有良效。张老认为合谷穴的治疗作用不仅局限于头面，它还能统治全身其他的许多疾病。如《席弘赋》中云："手连肩脊痛难忍，合谷针时要太冲"。总之，合谷穴为临床运用的主要穴，既主治经脉循行处的病症，又能适用于全身多方面的治疗。

附：四关穴

1. 四关穴介绍

合谷配太冲，合称"四关穴"。"四关"一词始于《灵枢·九针十二原》，后世医家多有论述。《灵枢·九针十二原》曰："五脏有六腑，六腑有十二原，十二原出于四关，四关主治五脏，五脏有疾，当取之十二原。"对文中所提四关，隋唐医家杨上善在《黄帝内经太素·诸原所生》注："四关，四支（肢）也。"明代马玄台在《灵枢注证发微》中注曰："四关者，即手足肘膝之所，乃关节之所系，故凡井荥输经合之穴，皆手不过肘足不过膝。"均指出四关乃双侧之肘、膝关节。明代张介宾在《类经·卷八》中也云："四关者，即两肘、两膝，乃周身骨节之大关也。故凡井、荥、输、经、合穴，皆手不过肘，足不过膝，而此十二原者，故可治五脏疾也。"清代张志聪在《灵枢集注》中则曰："四关者，两肘、两腋、两髀、两腘。"吴昆在《针方六集》中对四关解释为"四关乃十二经别达之路，为阴阳表里交通险塞之地，在于四末，如往来之关塞，故曰四关"，此处四关乃是部位的名称，泛指人体的四肢、四肢大关节，尤指肘膝两关节，再引申为肘膝以下的穴位。

金元针灸名家窦汉卿在其所著的《针经指南·卷首·标幽赋》中云："拘挛闭塞，遣八邪而去矣；寒热痹痛，开四关而矣。"即对寒热痹证治疗可用开四关之法，但未指出具体穴。元代王国瑞《扁鹊神应针灸玉龙经》对其注云"四关者，两手足刺之而已，正所谓六十六穴之也"，此处四关指肘膝以下的五输穴、原穴。明代针灸医家徐凤在其《针灸大全》中则进一步注曰："五脏有六腑，六腑有十二原。十二原出于四关，太冲、合谷是也。"他认为《标幽赋》中的"四关"，就是《灵枢》中的"四关"。明代杨继洲同意上述"四关"是太冲穴和合谷穴，在《针灸大成》注曰"拘挛者，筋脉之拘束。闭塞者，气血之不通。八邪者，所以候八风之虚邪，言疾有挛闭，必驱散八风之邪也。寒者，身作颤而发寒也。热者，身作潮而发热也。四关者，六腑有十二原，出于四关，太冲、合谷是也。故太乙移宫之日，主八风之邪，令人寒热疼痛，若能开四关者，两手两足，刺之而已"。他在《针灸大成·经外奇穴》中称："四关四穴，太冲、合谷是也。"杨氏明确开四关即刺合谷、太冲，取其开通之意，如《针灸穴名解》言"合谷、太冲各二穴，名为四关，以其能大开通也"。此后，开四关成为固定配伍，四关穴即合谷、太冲。

合谷配太冲，两个腧穴、四个部位，位于四肢歧骨之间，故合称为"四关穴"，意即人体生命的关口。合谷穴乃手阳明大肠经原穴，太冲穴乃足厥阴肝经之原穴。原穴是本经脏腑原气经过和留止的部位，与三焦有密切关系，原气导源于肾间动气，是人体生命活动的原动力，通过三焦运行于脏腑，是十二经脉的根本，故原穴是调整人体气化功能的要穴。前者位居第1、第2掌骨间，后者位于第1、第2跖骨间。"四关"可谓对穴，对穴犹如对药一样，配合使用，协同力强。将十二原穴中的合谷、太冲作为四关穴，意义在于：其一，合谷在上肢，太冲在下肢，正好上下交通。其二，合谷穴属阳明腑，太冲穴属厥阴脏，两穴配合一阴一阳、一脏一腑，有调理脏腑、协调阴阳之功效。其三，左者，肝胆少阳左升，右者，肺胃大肠阳明右降。大肠经属金，阳明燥金以降为顺。太冲属厥阴肝经属木，厥阴风木以升为顺。故刺四关可以左升右降。其四，《素问·调经论》曰："人之所有者，血与气耳。"人体活动离不开气血，在发生病变时，也不外乎气血，气为血之帅，血为气之母，针灸治病的主要机制就是通过经脉调节人体气血。合谷位于多气多血之阳明经上，偏于补气、泻气、活血；太冲位于少气多血之厥阴经上，偏于补血、调血。二穴配合，共奏调节气血之功。其五，根据经络的标本、气街理论，合谷、太冲正是经脉本部（肘膝关节以下）、胫气街所在，通过经气运行与脏腑及标部（头面、躯干）发生密切联系，强调了人体肘膝关节（本部）以下某些特定穴所具有的重要诊治性能。

从单个穴位作用来看，合谷为手阳明大肠经腧穴、原穴，本穴具有调和气血、通经活络、行气开窍、疏风清热、通降肠胃、镇静安神、益气升阳之功。手阳明大肠经从手出发，沿着手臂外侧，终止于头面部的迎香穴。因此头面部以及五官的疾病，如头痛、咽喉肿痛、口干、流鼻血、牙痛、口眼歪斜等均可通过合谷穴进行治疗，所以有"面口合谷收"之说。太冲为足厥阴肝经输穴、原穴，足厥阴肝经从足出发，沿着下肢内侧，绕过生殖器，循着两胁，上达头顶。肝藏血，主疏泄，肝主筋，开窍于目。故本穴具有调和气血、通经活络、疏肝理气、平肝息风、清热利湿之效。因此太冲穴可以防治人体的精神系统疾病、生殖系统疾病、肝胆系统疾病，以及头晕、头痛、目赤肿痛、筋脉拘急等疾病。

2. 四关穴的功能

四关穴之主治功能在古代医籍中已有不少载述，如《针灸大全·席弘赋》的"手连肩脊痛难忍，合谷针时要太冲"，李梴《医学入门·杂病穴法歌》的"鼻塞鼻痔及鼻渊，合谷太冲随手取""赤眼迎香出血奇，临泣太冲合谷侣"，两处提到合谷、太冲配伍。《外台秘要》曰："范汪疗癫方，灸两手约指中理左右，及手足之虎口中。"如《济生拔萃》关于医治难产的记述："治产生理不顺，或横或逆，胎死腹中，胞衣不下，刺足厥阴经太冲二穴，针入八分补百息，次补手阳明经合谷二穴，次泻足太阴经三阴交二穴，立时分解决验如神。"《针灸大成》中有"难产：合谷（补）、三阴交（泻）、太冲"的记载。《针灸大全》曰："四肢无力中邪风，眼涩难开百病攻，精神昏倦多不语，风池合谷用针通，两手三间随后泻，三里兼之与太冲；手指麻痹，不知痛痒，太冲、合谷、足临泣；小儿急惊风，手足搐，印堂、百会、太冲、合谷；老人虚损，手足转筋，不能举动，承山、阳陵泉、太冲、合谷。"《医学入门》曰："眼红或瞳仁肿痛，流泪出血，俱泻足临泣，或太冲、合谷；上吐下闭关隔者，泻四关穴。"《针灸集成》曰："尸厥，谓急死人也，人中针，合谷、太冲灸。"

因此，张老认为，合谷、太冲二穴相配堪称经典配穴，两穴一上（合谷）一下（太冲）、一阳（合谷）一阴（太冲）、一气（合谷）一血（太冲）、一腑（合谷）一脏（太冲）、一降（合谷）一升（太冲），是一组阴阳经相配，上下配穴，气血同调、阴阳同调、脏腑同调的针灸处方。四关穴施以不同的补泻手法，有祛风解表、宽胸理气、疏肝利胆解郁、平肝息风、镇静安神、活血化瘀、清热利湿、健脾和胃、解痉止痛、通经活络、补气益血、调和阴阳之功能。

3. 四关穴的临床应用

张老在临床上应用四关穴很多。常以"四关"为主穴，配合他穴治疗诸多疾病，诸如消化、神经、精神、呼吸、五官科等疾病。

1）胃肠病

随着生活节奏的加快，胃肠病的发病率也越来越高。脾胃为气机升降之枢纽，胃为阳明燥土，主受纳，喜润恶燥，性宜通降；脾为太阴湿土，主健运，喜燥恶湿，性宜升发。若胃气不降反升，则嗳腐呕恶；脾气不升反降，则脘痛、痞满、便溏。治疗胃肠病，要注重脾胃特性，调整升降，和调阴阳。在临床上，我们也发现慢性胃肠疾病，除了其自身的消化道症状外，往往还伴有神经衰弱、自主神经功能失调，经常表现为情绪不稳定、忧郁、焦虑、愤懑、疑病、头痛、失眠、健忘、疲乏、精力难以集中、工作效率降低等神经机能失调的症状，也就是中医郁病的范畴。合谷穴属阳明腑，太冲穴属厥阴脏，两穴配合一阴一阳、一脏一腑，有调理脏腑、协调阴阳之功效；大肠经属金，阳明燥金以降为顺。太冲属厥阴肝经属木，厥阴风木以升为顺。针刺四关可以调整升降。因此张老常用四关穴配合募穴、合穴等治疗慢性胃肠病，以升清降浊，疏肝和胃。四关配中脘、足三里，主治神经性呕吐、消化性溃疡、胃炎；四关配天枢、上巨虚，主治肠炎、痢疾、肠粘连；四关配内关、膈俞，主治呃逆、顽固性呕吐；四关配胆囊穴、足临泣，主治蛔厥、胆道疾患。

2）风证

《黄帝内经》云："诸风掉眩，皆属于肝。"太冲为足厥阴肝经原穴，肝经"连目系，上出额，与督脉会于巅"，泻之可疏肝理气，息风泻火，平肝潜阳；合谷为手阳明大肠经原穴，泻之可畅腑气、通络止痛，临床运用治疗风证多有良效。凡肝阳上亢，风火相煽，或内热炽盛，引动肝风，或肝肾阴虚，筋失所养，虚风内动，或气血亏虚，血虚生风，均可导致筋脉拘急痉挛。肝主筋，全身筋腱关节的运动功能皆有赖肝所藏精血的滋养，故有"肝为罢极之本"之说。临床取四关穴用于实证时，用泻法称为开四关穴。若属气血亏虚、筋脉失养之证，则又可用补法，以调气血、止抽搐。中风、面肌痉挛、面瘫、小儿急惊风、高热惊厥、抽搐、角弓反张、破伤风、流行性乙型脑炎等病均可辨证选用四关穴。例如：四关配印堂、神门，主治小儿惊厥；四关配面部穴位，主治面瘫；四关配四神聪，主治面肌痉挛。

3）痹病

《标幽赋》曰："寒热痹痛，开四关而已之。"痹者，闭也，气血凝滞不行之病，多由风寒湿三气杂至，壅闭经络所致。四关，是气血阴阳内外出入的要道，畅通无阻才为正常，若外邪侵袭，则四关闭合，要道阻塞，气血运行发生障碍，痹阻不通而为痹。痹病又以疼痛、运动功能障碍为其主症，但因所挟外邪不同而分为行痹、痛痹、着痹、热痹。其病机为风寒湿邪入络，经脉痹阻，气血不畅，不通则痛。故可取四关穴以通经活络、舒筋止痛。

4）痛症

痛症在临床非常常见。急性者痛楚较短暂，相对治疗较容易，恢复较快。常见引起急性痛症的原因有：皮肤、肌肉及骨骼等受损，牙痛，烧伤，手术，流血，受感染及肿瘤等。与急性痛症相反，慢性痛症病程长，症状缠绵难愈。慢性痛症往往会影响日常生活，引起情绪低落、自信心降低、焦虑等症状。引起慢性痛症的原因，有时不一定很明确，常见的慢性痛症有头痛、背痛、腰腿痛、关节炎和癌性疼痛等。

痛症的发生，中医认为主要是气血运行不畅，经脉受阻，气滞则血脉不通，不通则痛。痛症与肝脏关系密切，肝主疏泄，性喜条达，藏血，主筋，如肝脏不调，则气血不通，筋节不利，瘀阻经络，不通则痛。辨证首分虚实。实则多急痛，重痛，拒按，脉沉涩有力。虚证多病久，喜按，脉沉细弱。故此，张老常用四关穴来治疗痛症，可起到调整气机、通经活络止痛的作用。

5）郁病

郁病是由于情志不舒、气机郁滞所致，以心情抑郁、情绪不宁、胸部满闷、胁肋胀痛，或易怒易哭，或咽中如有异物梗塞等为主要临床表现的一类病症。郁有积、滞、结等含义。《医经溯洄集》中有"郁者，滞而不通之义"。其病机在于气机郁滞不通。四关可疏肝理气，左升右降气机通畅，郁之证自除。临床发现，用四关治疗郁病，效果明显。经过一段时间调治后，往往能使患者摆脱精神抑郁，也有不少患者在针入后即感到心情舒畅、气机顺畅。

6）癫痫

癫痫的病因病机既有痰、风、火、瘀的实证，又有先天不足、肝肾本虚、心脾亏损的虚证。癫痫反复发作，日久不愈，导致心血不足、肾气亏虚。临床辨证多有标实本虚、虚中夹实、先实后虚的表现。若因七情不遂、气机不畅而致肝郁，肝郁克脾，脾虚生痰，痰迷清窍，痰可化热，热盛化火，火极生风；或因母胎惊恐而伤肾，遗传下代，幼岁即发病；或大脑损伤，血瘀心窍而发痫证。《古今医鉴》记载："夫痫者……原其所由，或为七情之气郁结……或受大惊恐神气不宁，或自幼受惊感触而成。"痰迷清窍而神昏，风性动摇而抽搐、颤动，认为痰为痫祸之首，由痰聚气逆，风动而作，随痰散、气平、风息而止，因痰浊聚散无常，以致痫发无定时，这是癫痫的主要病理基础，说明在临床上要多重视气血逆乱和气机升降失常的关系。

此外，癫痫又与风有关。"风者善行而数变"，癫痫突然起病，其倏然而动，旋即而复，突发突止的症状表现，符合"风邪"致病的特点，癫痫发病过程中"风"象表现，贯穿了起病、加重、休止的全过程。引起癫痫的风为内风，肝阳化风、热极生风、血虚风动均可致癫痫。

合谷为手阳明大肠经腧穴、原穴，具有调和气血、通经活络、行气开窍、疏风清热、通降肠胃、镇静安神、益气升阳之功。太冲为足厥阴肝经输穴、原穴，具有调和气血、通经活络、疏肝理气、平肝息风、清热利湿之效。四关治疗癫痫能交通上下，协调阴阳，调和气血，升清降浊，息风化痰，故能取得较好疗效。张老在临床上常配合俞募穴、五输穴、素髎（人中）等，尤其应用于风痰壅盛证型。其他证型也可加用四关穴而增强调整气机之功，有利于提高疗效。急性发作者，可以用四关穴、四心穴、素髎穴。病情稳定者则可单用背俞穴埋线治疗。

7）失眠

失眠即"不寐"，多由七情所伤，思虑劳倦或暴受惊恐，亦有禀赋不足、年迈体虚所致。造成失眠的原因虽多，但不外虚实两种。如《景岳全书·不寐》所论："不寐证虽病有不一，然惟知邪正二字则尽之矣。盖寐本于阴，神其主也，神安则寐，神不安则不寐；其所以不安者，一由邪气之扰，一由营气之不足耳。"一般而言，由于情志所伤，肝气郁结，心火偏亢，气滞血瘀，或痰火内扰，胃气不和引起脏腑气机升降失调，阴阳不循其道，阳气不得入于阴，心神不安所致者多为实证失眠；若因年老体衰，气血不足，或病后气血亏损，阴阳失调，或思虑过度，劳伤心脾，引起心失所养，神无所主，或血虚胆怯，肝失所养，或心肾不交，虚火上扰所致者，多为虚证失眠。但在一定条件下，虚实可以相互转化，彼此相互影响，形成顽固性失眠。病位在心，涉及肝、脾、肾，既存在营卫失和、阴阳失调，又有升降失常、心肾失交，而致经络失通、心神失养。《灵枢·大惑论》指出："卫气不得入阴，常留于阳，留于阳则阳气满，阳气满则阳跷盛，不得入于阴则阴气虚，故目不瞑矣。"阐明本病的病机关键为阴阳失调，阳不入阴。故此，张老也常在治疗失眠时加用四关穴以利于调和阴阳。四关穴治疗失眠主要适用于伴有郁病表现者。

8）眩晕

一般认为眩晕的病位在清窍，责之于肝、脾、肾三脏。前人虽将其病因分为外感、内伤两个方面，但临床上则以内伤为主，尤以肝阳上亢、肾精不足、气血亏虚、痰瘀内阻为常见。总的来说，清气不升、浊阴不降而致清窍失养为其总的病机。故此，张老也常通过四关穴调整气机、平肝息风来治疗眩晕。

10. 三间

【定位】微握拳，在食指本节（第2掌指关节）后，桡侧凹陷处。

【源流】《灵枢·本输》言"大肠上合手阳明……注于本节之后三间，为腧"；《针灸甲乙经·卷七》言"痎疟，取完骨及风池、大杼、心俞、上髎、譩譆、阴都、太渊、三间、合谷、阳池、少泽、前谷、后溪、腕骨、阳谷、侠溪、至阴、通谷、京骨皆主之"；《针灸甲乙经·卷八》

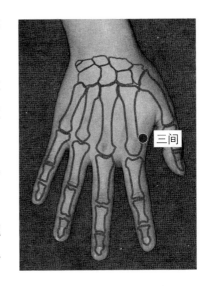

三间

言"寒热，唇口干，喘息，目急痛，善惊，三间主之"；《针灸甲乙经·卷九》言"多卧善唾，胸满肠鸣，三间主之"；《针灸甲乙经·卷十二》言"齿龋痛，恶清，三间主之""喉痹，咽如哽，三间主之"；《备急千金要方·卷五》言"若手足挛瘈惊者，灸尺泽……次灸三间……手足阳明谓人四指，凡小儿惊痫皆灸之"。

【适应证】目痛，齿痛，咽喉肿痛；身热；手背肿痛。

【操作】直刺0.5～0.8寸。

【按语】"三"是一个概数，与"二"相比稍大；间，间隔、间隙的意思。因为此处穴位的气血物质是从二间穴传来的天部清气，性温热，上行到三间后所处的天部位置比二间穴高，所以称为三间穴。三间穴也名"少谷""小谷"。张老认为三间穴可清泻阳明、通调腑气、通经活络。此穴是手阳明大肠经脉气所发，具有清热解毒、清泻阳明火热、散解头面风热、消肿止痛之功，可治疗阳明热盛、风热上扰的头面五官疾患。手阳明大肠经循胸络肺属大肠，此穴通过清泻阳明郁热，起到宣畅气机、通调腑气的作用，可用于治疗热邪壅滞、气机不畅的胸闷气喘、腹胀肠鸣、泄泻痢疾等。此穴为大肠经输穴，五行属性属木，木通肝气，性善条达，通经活络、舒筋利节之力较强，长于疏调手阳明大肠经气血，治疗上肢痿痹、瘫痪。又因此穴位于手部掌指关节处，能祛风除湿、舒筋利节，可治疗手部肿痛、麻木、瘫痪等。

11. 间使

【定位】在前臂掌侧，曲泽与大陵的连线上，腕横纹上3寸。掌长肌腱与桡侧腕屈肌腱之间。

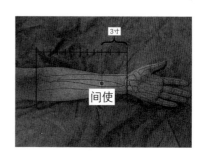

【源流】《灵枢·本输》言："心出于中冲……行于间使，间使之道，两筋之间三寸之中也。"《脉经·卷六》言："心病，其色赤，心痛气短，手掌烦热，或啼笑骂詈，悲思愁虑，面赤身热，其脉实大而数，此为可治。春当刺中冲，夏刺劳宫，秋刺间使，冬刺曲泽，皆泻之。"《针灸甲乙经·卷七》言："热病烦心，善呕，胸中澹澹，善动而热，间使主之。"《针灸甲乙经·卷九》言："卒心中痛，瘕疝互相引，肘内廉痛，心敖敖然，间使主之。""胸痹引背、肘寒，间使主之。""心痛善悲，厥逆，悬心如饥之状，心澹澹而惊，大陵及间使主之。"

【适应证】心痛，心悸；癫狂痫，热病，疟疾；胃痛，呕吐；肘臂痛。

【操作】直刺0.5～1寸。

【按语】张老认为"间"为间隙之义，如该穴所处位置，在肌腱之间；"使"为使令之义。此穴为手厥阴心包经的经穴，心包经起于胸中，出属心包络，下膈，历络三焦，其心包之位，正居膈上，为心之守护，乃合臣使之义。此外，心包经主脉之所生病。因此，间使可治大部分心系疾病，如心悸、心烦、心痛等。

根据心包经的循行位置，行于腋下，经过上肢内侧，入掌中，因而能治腋肿、上肢挛急、手心热等。间使为扁鹊十三鬼穴之一，名曰鬼路，意为有鬼神行使其间。因此，该穴善治精神疾病，如癫狂痫、癔病抽惊等。

张老在临床应用上，间使配公孙治肚痛，配膈俞治胸满支肿，配中脘、足三里治胃脘痛、呕吐、呃逆，配外关、曲池治上肢不遂、手震颤，配患侧悬厘治偏头痛，配建里除胸闷。

12. 内关

【定位】在前臂掌侧，曲泽与大陵的连线上，腕横纹上2寸，掌长肌腱与桡侧腕屈肌腱之间。

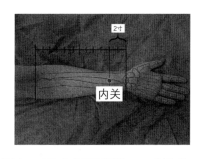

【源流】《灵枢·经脉》言"手心主之别，名曰内关，去腕二寸，出于两筋之间……络心系，实则心痛，虚则为烦心，取之两筋间"；《针灸甲乙经·卷七》言"面赤皮热，热病汗不出，中风热，目赤黄，肘挛腋肿，实则心暴痛，虚则烦心，心惕惕不能动，失智，内关主之"；《针灸甲乙经·卷九》言"心澹澹而善惊恐，心悲，内关主之"；《备急千金要方·卷三十》言"肾俞、内关、心俞、复溜、大泉、腕骨、中渚、攒竹、睛明、百会、委中、昆仑、天柱、本神、大杼、颔厌、通谷、曲泉、后顶、胃俞、丝竹空主目不明，恶风寒"。

【适应证】心痛，心悸，胸闷；眩晕，癫痫，失眠，偏头痛；胃痛，呕吐，呃逆；肘臂挛痛。

【操作】直刺0.5～1.5寸。

【按语】内关为手厥阴心包经络穴。其脉起于胸中，下行至手臂内侧，络脉由此别走手少阳三焦经，阴维脉起于诸阴之交，其脉气发于足少阴筑宾穴，上行入少腹而上胸膈，故在胸中与手厥阴经交会。因此，内关穴与阴维脉经气相通。心包经主脉所生病，心包为心之外卫，代心受邪，所以内关是主治心胸疾病的要穴。阴维脉主一身之里，其为病表现为气血不通，心胸疼痛，如《难经·二十九难》述"阴维为病苦心痛"，《脉经·平奇经八脉病》言"诊得阴维脉沉大实者，苦胸中痛，胁下支满，心痛"。

张老认为内关穴主调血理气，通脉止痛，是治疗心胸病之要穴。①内关配公孙治胃心胸部疾患：公孙为足太阴脾经的络穴，通于冲脉，是治疗脾、胃、胸、腹疾患的常用穴。《难经·二十九难》述"冲脉为病逆气里急"。公孙具平冲降逆、调肠和胃之功。内关为手厥阴心包经的络穴，通于阴维脉，是治疗心、心包、胃及神志方面疾患的常用穴。阴维脉维络着脾、肾、肝、任脉等皆循行于胸脘胁腹的诸条阴经，故《难经·二十九难》云"阴维为病苦心痛"。而内关则具有理气散滞、通畅心络的作用。公孙、内关通于心、胸、胃，二者合用，则使理气降逆、通肠和胃、舒畅心络、宣通上下作用明显增强，在临床治疗上，此两穴相配为火土相配，协同主治心血管系统疾病、精神神经系统疾病、自主神经系统疾病、消化系统疾病及妇科疾病等。②配中脘、足三里治胃脘痛、呕吐、呃逆。③配合谷可做针麻手术，镇静止痛。④配患侧悬厘治偏头痛。⑤配外关、曲池治上肢不遂、手震颤。

13. 大陵

【定位】在腕掌横纹的中点处，掌长肌腱与桡侧腕屈肌腱之间。

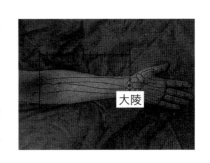

大陵

【源流】《灵枢·九针十二原》言"阳中之太阳，心也，其原出于大陵"；《脉经·卷二》言"左手关前寸口阳绝者，无小肠脉也，苦脐痹，小腹中有疝瘕，五月即冷上抢心，刺手心主经，治阴，心在掌后横理中（即大陵穴也）"；《脉经·卷六》言"心病，其色赤，心痛短气，手掌烦热，或啼笑骂詈，悲思愁虑，面赤身热，其脉实大而数，此为可治。……季夏刺大陵，皆补之"；《针灸甲乙经·卷七》言"热病烦心汗不出，肘挛腋肿，善笑不休，心中痛，目赤黄，小便如血，欲呕，胸中热，苦不乐，太息，喉痹，咽干，喘逆，身热如火，头痛如破，短气胸痛，大陵主之"。

【适应证】心痛，心悸，癫狂，疮疡，口腔溃疡；胃痛，呕吐；手腕麻痛，胸胁胀痛，足跟痛。

【操作】直刺0.3～0.5寸。

【按语】大陵别名鬼心，主治心痛、惊悸、胃痛、呕逆、吐血、胸胁痛、癫狂、痫病、腕关节痛等。张老临床上应用大陵治疗多种疾病：①大陵配劳宫治心绞痛、失眠。大陵、劳宫分别是心包输穴、荥穴，心包代主受邪，故刺激心包输穴、荥穴可治疗心绞痛及因心火旺盛所致的失眠。②大陵配外关、支沟治腹痛、便秘。大陵清热作用较强，临床上治疗各种实热、虚热，配合外关、支沟，可治疗因热邪所致的腹痛、便秘、口腔溃疡。③大陵配水沟、间使、心俞、丰隆治癫、狂、痫、惊悸。④大陵善治口臭。口臭源于心包经积热日久，灼伤血络，或由脾虚湿浊上泛所致。大陵穴最能泻火祛湿。火生土则火自少，脾土多则湿自消。

14. 劳宫

【定位】在手掌心，第2、第3掌骨之间偏于第3掌骨，握拳屈指时中指指尖处。

【源流】《灵枢·本输》言"心出于中冲……溜于劳宫……为荥"；《脉经·卷六》言"心病，其色赤，心痛，短气，手掌烦热，或啼笑骂詈，悲思愁虑，面赤身热，其脉实大而数，此为可治……夏刺劳宫"；《脉经·卷七》言"妇人伤

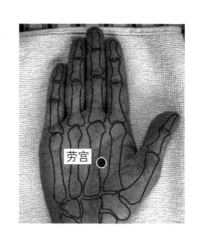

寒，怀身腹满，不得小便，加从腰以下重，如有水气状，怀身七月，太阴当养不养，此心气实，当刺，泻劳宫及关元，小便利则愈"；《针灸甲乙经·卷七》言"热病发热，烦满而欲呕哕，三日以往不得汗，怵惕，胸胁痛，不可反侧，咳满，溺赤，大便血，衄不止，呕吐血，气逆噫不止，嗌中痛，食不下，善渴，舌中烂，掌中热，饮呕，劳宫主之"；《针灸甲乙经·卷八》言"烦心，咳，寒热，善哕，劳宫主之""少腹积聚，劳宫主之"。

【适应证】口疮，口臭，鼻衄，鹅掌风；中风昏迷，中暑，癫狂痫；胸胁痛，呕吐。

【操作】直刺0.5~1寸。

【按语】《针灸大辞典》指出："劳指劳作；宫即中宫。"《会元针灸学》云："劳宫者，手掌四周位列八卦、穴居中宫，手十四节

仗中宫之真空神力，任劳而不倦，勤劳而功成，故名劳宫。"因为手为劳作之体，手心为手之中央，故名劳宫。劳宫善于清心胃之火，又为十三鬼穴之一，能开窍醒神，故张老认为劳宫的主治应包括神志病、心（心包）病、热证等方面，临床常用于治疗手颤、鹅掌风、手掌多汗、手麻、心痛、中风、痴呆、中暑、晕厥、口疮、口臭、小儿惊厥、小儿多动症、小儿脑瘫。

张老常用劳宫配伍涌泉，主治心包、心、肾及其经脉循行部位的病症以及相关的脾、胃病症及热证等。劳宫、涌泉分别位居手心和足心，合称四心穴。张老常用四心穴治疗以下几种病症：①痴呆。治疗痴呆时，常以四心穴配合神门、太溪、四神聪为主穴，结合辨证论治。但对有中枢性瘫痪的血管性痴呆患者应慎用，尤其在痉挛期。②癫痫。治疗时可配合四神聪、八风、八邪穴。③末梢神经炎。治疗时可配合四关、八风、八邪穴，慢性者可加用温针灸。④昏迷。劳宫为心包经荥穴，治疗昏迷时可配合素髎或人中、四神聪、风府等以开窍促醒。⑤中风。适宜于早期中风患者，尤其是昏迷患者，对于开窍醒脑促醒有较好的帮助。⑥癔症。对于此类患者，给以四心穴强刺激往往有较好的效果。

15. 少海

【定位】屈肘举臂，在肘横纹内侧端与肱骨内上髁连线的中点处。

【源流】《针灸甲乙经·卷三》言："少海者水也一名曲节，在肘内廉节后陷者中，动脉应手，手少阴脉之所入也，为合。"《针灸甲乙经·卷七》言："齿龋

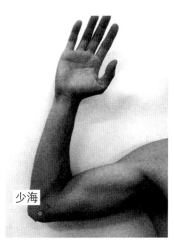

少海

痛，合谷主之。又云少海主之。""风眩头痛，少海主之。""疟，背膂振寒，项痛引肘腋，腰痛引少腹，四肢不举，少海主之。"《备急千金要方·卷三十》言："少海主气逆，呼吸噫哕呕。""支正、少海主热病，先腰胫酸，喜渴，数饮食，身热，项痛而强，振寒寒热。"《千金翼方·卷二十八》言："少海，在臂曲侧肘内横纹头……主腋下瘰疬漏，痹疼屈伸不得，风痹，瘈漏。"

【适应证】心痛，腋胁痛，肘臂挛痛麻木，手颤，瘰疬。

【操作】向桡侧直刺0.5～1寸。

【按语】少海，为心经合穴。张老临床上常用该穴治疗以下病症：①心痛。少海为心经合穴，经脉所过，主治所及，故针刺少海，可缓解心痛症状。②腋胁痛、肘臂挛痛麻木。《百症赋》言"且如两臂顽麻，少海就傍于三里"，《针灸大成》言"主肘挛腋胁下痛，四肢不得举"。根据现代医学研究，少海穴下布有前臂内侧皮神经，外前方有正中神经，故针刺该穴，可在一定程度上刺激局部神经，促进肢体功能的恢复。

16. 通里

【定位】在前臂掌侧，尺侧腕屈肌腱的桡侧缘，腕横纹上1寸。

【源流】《灵枢·卷二》："手少阴之别，名曰通里……实则支膈，虚则不能言。"《备急千金要方·卷三十》言"昆仑、曲泉、飞扬、前谷、少泽、通里主头眩痛""主遗尿""主不能言""主心下悸""主热病先不乐数

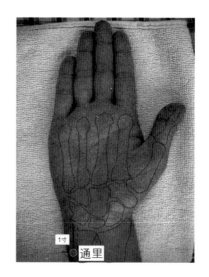

日"。《医心方・卷二》言："主热痛心痛，苦吐，头痛，少气，遗尿，数欠。"

【适应证】心悸，怔忡，暴喑，舌强不语，腕臂痛。

【操作】直刺0.3～0.5寸。

【按语】张老认为通里为心经络穴，为手少阴之别，别而上行，循经入于心中，系舌本。因此，临床上常用通里配廉泉、哑门治不语、暴喑，刺激量宜偏大。

17. 神门

【定位】在腕部，腕掌侧横纹尺侧端，尺侧腕屈肌腱的桡侧凹陷处。

【源流】《针灸甲乙经・卷三》言"神门者，土也，一名兑冲，一名中都，在掌后兑骨之端陷者中，手少阴脉之所注也，为俞"；《针灸甲乙经・卷十》言"手及臂挛，神门主之"。

【适应证】心病，心烦，惊悸，怔忡，健忘，失眠，癫狂痫，胸胁痛。

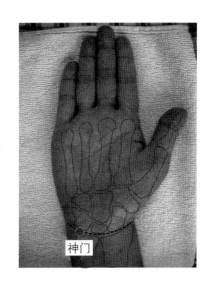

神门

【操作】避开尺动、静脉，直刺0.3～0.5寸。

【按语】张老认为神门者，意为出入之处为门，穴属手少阴心经，心藏神，为心气出入之门户；且，开其门，则神志得舒。因此，该穴在临床上应用广泛，凡与心、神相关的疾患皆可以其治之。①配四神聪、太溪治疗不寐。心主血，脾统血，心脾两虚，则血不养心，神不守舍；肝火上扰，心神不宁；肾阴亏耗，阴虚火旺，心肾不交均可致失眠。三阴交为足三阴经脉之会穴，健脾养肝益肾，补气养血安神；神门为心经之原穴，可宣通心气、镇静安神；四神聪为入络脑之穴位，可调脑醒神。根据不同证型可配合相应穴位。②配内关、心俞治心病，如心烦、惊悸、怔忡等。内关为心包经络穴，可治疗一切与"内"相关的疾病，心俞为心经募穴，激发心经阳气，从阳引阴，三穴相配可调理心脏疾患。

18. 液门

【定位】在手背部，第4、第5指间，指蹼缘后方赤白肉际处。

【源流】《灵枢·本输》言"溜于液门。液门，小指次指之间也，为荥"；《针灸甲乙经·卷十一》言"热病汗不出，天柱及风池、商阳、关冲、液门主之""胆眩，寒厥，手臂痛，善惊，忘言，面赤，泣出，液门主之"；《备急千金要方·卷三十》言"液门主目涩暴变""液门、四渎主呼吸气短，咽中如息肉状"。

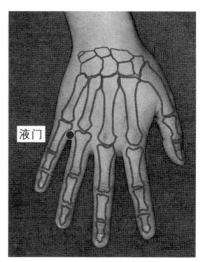

【适应证】头痛，目赤，耳聋，咽喉肿痛；疟疾。

【操作】直刺0.3～0.5寸。

【按语】液门，为少阳经的气血津液出入之门。三焦为决渎之官，液门作为三焦经荥穴，有除烦热、存津液、通调水道的功能，为主液之所生病的门户。

临床上，张老用液门穴治疗多种疾病，液门为手少阳三焦经的荥穴，三焦经循行经过头、耳、目，经脉所过之处的病症，液门皆可治之，如头痛、目赤、耳聋、咽喉肿痛。另外，液门具有清热养阴的作用，善治热病、风寒热、惊悸、厥病等。

19. 中渚

【定位】在手背部，环指本节（掌指关节）的后方，第4、第5掌骨间凹陷处。

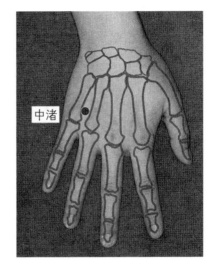

【源流】《灵枢·本输》言"三焦者……注于中渚。中渚，本节之后陷者中也，为输"；《针灸甲乙经·卷十二》言"疟，发有四时，面上赤，晼晼无所见，中渚主之""大便难，中渚及太白主之""耳聋，两颞颥痛，中渚主之"；《千金翼方·卷二十七》言"目暗不明，针中渚入二分，留三呼，泻五吸，灸七壮，炷如雀矢大"。

【适应证】头痛，耳鸣，耳聋，目赤，咽喉肿痛；热病，消渴，疟疾；手指屈伸不利，肘臂肩背疼痛。

【操作】直刺0.3～0.5寸。

【按语】"中渚"穴名意思是指随三焦经气血扬散的脾土尘埃在此穴中囤积。本穴物质为液门穴传来的水湿之气，到达本穴后，随水湿风气扬散的脾土尘埃在此冷降归地，并形成了经脉水道穴旁边的小块陆地，因此名"中渚"。

中渚为三焦输穴，输穴特性中，输主体重节痛，同时中渚穴有清热止痛的疗效。临床上，张老用中渚穴治疗多种疾病：①头痛，耳鸣，耳聋，咽喉肿痛。《灵枢·经脉》："三焦手少阳之脉……其支者，从膻中，上出缺盆，上项，系耳后，直上出耳上角，以屈下颊至顋。其支者，从耳后入耳中，出走耳前，过客主人，前交颊，至目锐眦。"由此可见，三焦经循行经过咽喉、头、耳，经脉所过，主治所及，故中渚穴可治疗头痛、耳鸣、耳聋、咽喉肿痛。②热病，消渴。中渚治疗热病、消渴，主要应用了中渚清热的功效。③手指屈伸不利，肘臂肩背疼痛。《针灸甲乙经》言"狂，互引头痛，耳鸣，目痛，中渚主之""嗌外肿，肘臂痛，五指瘈，不可屈伸，头眩，颔额颅痛，中渚主之"。配合相关局部穴位，可治疗手指屈伸不利、肘臂肩背疼痛。

20. 外关

【定位】在前臂背侧，阳池与肘尖的连线上，腕背横纹上2寸，尺骨与桡骨之间。

【源流】《灵枢·经脉》言"手少阳之别名曰外关，去腕二寸，外绕臂，注胸中，合心主。病实则肘挛，虚则不收，取之所别也"；《针灸甲乙经·卷十》

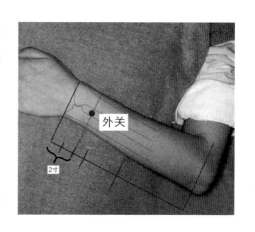

言"肘中濯濯，臂内廉痛不可及头"；《针灸甲乙经·卷十二》言"耳焞焞浑浑无所闻，外关主之"；《太平圣惠方·卷一百》言"外关……主肘腕酸重屈伸难，手十指尽痛不得握"。

【适应证】热病，头痛，目赤肿痛，耳鸣，耳聋；胸胁痛；上肢痿痹。

【操作】直刺0.5～1寸。

【按语】外，外部也；关，关卡也。该穴名意指三焦经气血在此胀散外行，外部气血被关卡阻隔不得入于三焦经。本穴物质为阳池穴传来的阳热之气，行至本穴后因吸热而进一步胀散，胀散之气由穴内出于穴外，穴外的气血物质无法入于穴内，外来之物如被关卡阻隔一般，故名外关。

手少阳之脉经上肩循耳，与阳维脉相通。外关是手少阳三焦经络穴，其经脉沿前臂贯肘，循膈外上肩；阳维脉起于诸阳之会，其脉气发于足太阳经之金门穴处，循膝外廉上髀厌，行身侧胁肋，达肩前与三焦经交会于膈会、天髎、肩井等穴处，故外关与阳维脉经气相通。阳维为病，邪气在表，主要表现为恶寒发热，如《难经·二十九难》述"阳维为病苦寒热"，外关穴能祛除表邪，故阳维脉病取外关。《脉经·平奇经八脉病》述"诊得阳维脉浮者，暂起目眩，阳盛实者，苦肩息，洒洒如寒"。所以，外关用于疏通少阳、解表祛邪。

外关配足临泣通过手少阳三焦经、足少阳胆经、阳维脉和带脉合于目外眦、耳后、颊颈肩。此两穴上下相配为同名经同气相求，协同主治目赤肿痛、耳鸣耳聋、偏头痛、胁痛、胆囊炎、肩胛疼痛等症。

21. 支沟

【定位】在前臂背侧，阳池与肘尖的连线上，腕背横纹上3寸，尺骨与桡骨之间。

【源流】《灵枢·本输》言"三焦者……行于支沟，支沟，上腕三寸，两骨之间陷者中也，为经"；《针灸甲乙经·卷九》言"咳，面赤热，支沟主之"；《针灸甲乙经·卷十》言"马刀肿瘘，目痛，肩不举，心痛楮满，逆气，汗出，口噤不可开，支沟主之"；《针灸甲乙经·卷十一》言"热病汗不出，互引，颈嗌外肿，肩臂酸重，胁腋急痛不举，痂疥，项不可顾，支沟主之""霍乱，巨阙、关冲、支沟、公孙、解溪主之""男子脊急目赤，支沟主之"。

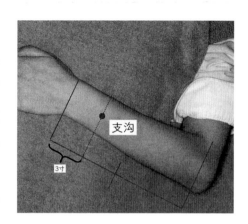

【适应证】便秘，热病；带状疱疹，胁肋痛，落枕；耳鸣，耳聋。

【操作】直刺0.5～1寸。

【按语】"支沟"的意思是指三焦经气血在这个穴位吸热扩散。本穴物质为外关穴传来的阳热之气，水湿较少，到达本穴后，又进一步吸热胀散为高压之气，此气按其自身的阳热特性，循三焦经经脉渠道向上、向外而行，扩散之气像树的分杈一样，所以名"支沟"，也名"飞虎穴""飞处穴"。支沟清热效果明显，临床上常用于治疗热性疾病。

临床上，张老使用支沟穴治疗以下病症：①支沟穴配照海常用于治疗热性便秘，支沟为手少阳三焦经五输穴之经（火）穴，经脉热邪易积聚于此，故针刺支沟行泻法清热效果明显；照海为八脉交会穴，通阴跷脉，具有滋阴补肾的效果，两穴相配，清热养阴，用于治疗热性便秘疗效显著。②带状疱疹，本病因气机郁滞，火毒之邪阻于肌肤经络所致。郁而化之，治疗当取三焦经火穴支沟，支沟穴不仅通调气机，又可泻火，可达调气理气、清热泻火之功。同时，三焦为原气之别使，用支沟重在激发原气，气旺血充以调气理气，气机调畅则疼痛止。③胁肋痛，胁肋痛原因有肝郁化火、肝经湿热、肝阴亏虚等。本证因肝郁化火所致，病在气分，一针疗法，气至而速效，正如《标幽赋》所云"胁疼肋痛针飞虎"，胁肋痛取支沟穴要深刺，并使局部酸胀感明显，气至乃效。④耳鸣，有虚实之分，虚证多从肾论治，实证多从三焦论治。三焦经，"系耳后，直上出耳上角……其支者，从耳后入耳中，出走耳前"，可见三焦经与耳关系密切。而且，三焦经治疗耳疾作用突出，马王堆帛书称之为"耳脉"，故取三焦经原穴支沟穴通调三焦经气。针刺治疗耳鸣疗效确佳，耳鸣有虚实之分，实证多取效快，对于虚证治疗疗程则应适当延长，对久治无效的，应做进一步的检查，排除颅内病变所致的耳鸣，饮食忌辛辣，并劳逸结合，同时，病程长的患者可因疲劳或感冒等引起听力减退，随着治疗时间相应延长，听力多趋于稳定。

22. 少泽

【定位】在手小指末节尺侧，距指甲角0.1寸。

【源流】《灵枢·本输》言"小肠者，上合于太阳，出于少泽"；《针灸甲乙经·卷七》言"振寒，小指不用，寒热汗不出，头痛，喉痹，舌卷，小指之间热，口中热，烦心，心痛，臂内廉痛及胁痛，聋，咳，瘰疬，口干，头痛不可顾，少泽主之"；《备急千金要方·卷三十》言

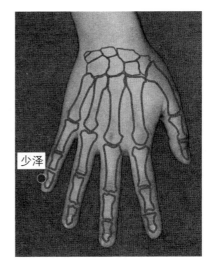

"太溪、少泽主咽中干、口中热、唾如胶""关冲、窍阴、少泽主喉痹、舌卷、口干"。

【适应证】头痛，目翳，咽喉肿痛，耳聋，耳鸣；乳痈，少乳；昏迷，热病。

【操作】直刺0.1～0.2寸；或点刺出血。

【按语】"少泽"穴名是指此穴内的气血物质为天部的湿热水汽。此穴因为有地部孔隙连通小肠经体内经脉，穴内物质为小肠经体内经脉外输的经水，经水出体表后汽化为天部的水湿之汽，就像热带沼泽的汽化之汽一样，所以名"少泽"。

张老认为，少泽为手太阳小肠经井穴，经络循行经过咽喉、头、目、耳，经脉所过，主治所及，因此少泽穴可治疗头痛、目赤、耳聋、咽喉肿痛，临床上常用少泽刺络放血来治疗邪热所致的乳痈、乳汁少、昏迷、热病等疾病。

23. 后溪

【定位】在手掌尺侧，微握拳，小指本节（第5掌指关节）后的远侧掌横纹头赤白肉际处。

【源流】《灵枢·本输》言："小肠者，上合于太阳……注于后溪，后溪者，在手外侧本节之后也，为输。"

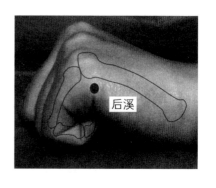

《脉经·卷二》言："左手关前，寸口阳实者，小肠实也，苦心下急痹。小肠有热，小便赤黄，刺手太阳经治阳（即后溪穴也）。"《针灸甲乙经·卷七》言："振寒寒热，肩臑肘臂痛，头不可顾，烦满身热，恶寒，目赤痛，眦烂，生翳膜暴痛，䫴䪼，发聋，臂重痛，肘挛，痂疥，胸中引臑，泣出而惊，颈项强，身寒，头不可以顾，后溪主之。"《备急千金要方·卷三十》言："天柱、陶道、大杼、孔最、后溪主头痛。"

【适应证】头项强痛，腰背痛；目赤，耳聋，咽喉肿痛，癫狂痫；盗汗，疟疾；手指及肘臂挛急。

【操作】直刺0.5～0.8寸，或向合谷方向透刺。

【按语】张老认为手太阳小肠经上肩与督脉交会于大椎而通会于后溪，即后溪与督脉相通。督脉病主要为经脉气血不利，脊强反折，腰背强痛。后溪主治头颈强痛、癫狂痫证，故督脉病取后溪。手太阳之脉从手走头，循肩外后廉上行交肩上而会督脉于大椎处，故后溪与督脉经气相通。后溪是手太阳小肠经输穴，"输主体重节痛"，督脉"入属络脑"，又为"阳脉之海""督领经脉之海"，脑为髓海，其为病"实则脊强，虚则头重，高摇之"（《灵枢·经脉》），"髓海不足，则脑转耳鸣，胫痠，眩冒，目无所见，懈怠，安卧"（《灵枢·海论》）。所以，后溪除主治经脉所过之病，又主治头脑、脊髓诸病。

后溪配申脉通过手太阳小肠经、足太阳膀胱经、督脉和阳跷脉合于目内眦、颈项、肩胛、小肠、膀胱。两穴配对为同名经经穴，有同气相求相助之功，协同主治目内眦病、颈椎病、肩臂疼痛综合征、急性腰扭伤、泌尿系统疾病及神经性耳鸣耳聋、发热恶寒的太阳表证等疾病。

24. 腕骨

【定位】在手掌尺侧，第5掌骨基底与钩骨之间的凹陷处，赤白肉际处。

【源流】《灵枢·本输》言"小肠者，上合于太阳……过于腕骨，腕骨在手外侧腕骨之前，为原"；《灵枢·杂病》言"龋血，取手太阳；不已，刺腕骨下；不已，刺腘中出血"；《针灸甲乙经·卷七》言"痉，互引，腕骨主之"；《针灸甲乙经·卷十》言"偏枯，臂腕发痛，肘屈不得伸手。又风头痛，涕出，肩臂颈痛。项急，烦满，惊，五指掣不可屈伸，战怵，腕骨主之"。

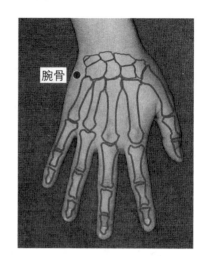

【适应证】头项强痛，耳鸣，目翳；黄疸，消渴，热病，疟疾；指挛腕痛。

【操作】直刺0.3～0.5寸。

【按语】腕骨为手太阳小肠经原穴，《灵枢·经脉》记载："小肠手太阳之脉……入缺盆，络心，循咽，下膈，抵胃，属小肠。其支者，从缺盆循颈，上颊，至目锐眦，却入耳中。其支者，别颊上，抵鼻，至目内眦，斜络于颧。"可见小肠经循行经过头、目、耳，经脉所过，主治所及，因此张老多以腕骨穴治疗头项强痛、耳鸣、目翳。因腕骨在手掌尺侧，小指展肌起点外缘，现代解剖学发现，该穴下有腕背侧动脉、手背静脉网，布有尺神经手背支，故局部针刺腕骨穴可治疗手肌张力增高及手腕痛等病症。临床上常用腕骨配足三里、三阴交治消渴。

25. 支正

【定位】在前臂背面尺侧，阳谷与小海的连线上，腕背横纹上5寸。

【源流】《灵枢·根结》言"手太阳根于少泽，溜于阳谷，注于小海，入于天窗、支正也"；《针灸甲乙经·卷七》言"振寒寒热，颈项肿，实则肘挛，头项痛，狂易；虚则生疣，小者痂疥，支正主之""风疟，支正主之"；《备急千金要方·卷三十》言"天容、前谷、角孙、腕骨、支正主颈肿项痛不可顾"；《太平圣惠方·卷一百》言"支正……主惊恐悲愁，肘臂挛"。

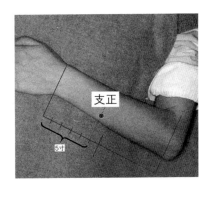

【适应证】头痛，目眩；热病，癫狂；项强，肘臂酸痛。

【操作】直刺0.5～0.8寸。

【按语】支正为小肠经络穴，张老用络穴治同名经痹病候收到良好效果。如选用手太阳小肠经络穴支正，治疗太阳膀胱经腰痛，治疗的方法为采取巨刺法，左病取右侧穴，右病取左侧穴，得气后单向捻针，导气后嘱患者活动关节。另外，针刺支正前可先进行少泽穴的点刺放血，通过络穴与井穴的配合使用，对急性肩颈腰痛，可起到立竿见影的效果。对于眩晕的治疗，支正也有很好的疗效。"诸风掉眩，皆属于肝"，从六经论治，病属太阳、厥阴，通过强刺激太阳经络穴支正，能够通调太阳、厥阴两经，起到息风定眩的作用。

26. 伏兔

【定位】在大腿前面，髂前上棘与髌底外侧端的连线上，髌底上6寸。

【源流】《灵枢·脉经》言"胃足阳明之脉……下至气街中而合，以下髀关，抵伏兔"；《针灸甲乙经·卷八》言"寒疝下至腹腠，膝腰痛如清水，大腹诸疝，按之至膝上，伏兔主之"；《备急千金要方·卷十四》言"狂邪鬼语，灸伏兔百壮"。

【适应证】腰膝冷痛，下肢痿痹；脚气；疝气。

【操作】直刺1～2寸。

【按语】"伏兔"穴名是指胃经气血物质中的脾土微粒在此沉降堆积。此处穴位的物质是从气冲穴、髀关穴传来的地部经水及水湿风气，到本穴后风停气息，随风飘扬和随经水冲刷的脾土微粒沉降堆积，犹如停伏一样。伏兔穴在膝盖上6寸处，其名在《会元针灸学》有"伏兔者，伏是潜伏，大腿肉肥如兔，跪时肉起如兔之潜而不伏也，故名伏兔"。

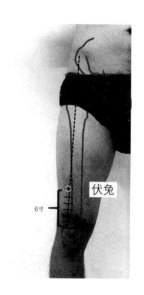

伏兔

6寸

因伏兔为足阳明胃经穴位，该经多气多血，且该部位肌肉丰厚，故针刺伏兔能补气活血、疏经通络，局部效果较佳。张老认为伏兔的作用主要体现在其近治作用，对于下肢腰膝冷痛、下肢痿痹、脚气疗效较好。

27. 梁丘

【定位】屈膝，在大腿前面，髂前上棘与髌底外侧端的连线上，髌底上2寸。

【源流】《针灸甲乙经·卷三》言"梁丘，足阳明郄，在膝上二寸"；《针灸甲乙经·卷九》言"大惊，乳痛，梁丘主之"；《针灸甲乙经·卷十》言"胫苕苕痹，膝不能屈伸，不可以行，梁丘主之"；《备急千金要方·卷七》言"凡脚气初得脚弱，使速灸之……亦依支法存旧法：梁丘……凡一十八穴"。

【适应证】急性胃痛，乳痈；膝关节肿痛，下肢不遂。

【操作】直刺1～1.5寸。

【按语】梁丘穴为足阳明胃经穴位。梁，屋之横梁也；丘，土堆也。梁丘名意指本穴的功用为约束胃经经水向下排泄，阴市穴下传的地部经水，至本穴后，因本穴位于肌肉隆起处，有围堵作用，经水的传行只能是满溢越梁而过，故名。

张老常用该穴治疗临床多种疾病，如：①急性胃痛。梁丘为足阳明胃经郄穴，为胃经经气深藏之所，是脏腑经络之气曲折汇聚的孔隙。阳经郄穴多治疗痛症，故临床上常使用郄穴梁丘来治疗急性胃肠病。②乳痈。《灵枢·经脉》记载："胃足阳明之脉……其直者，从缺盆下乳内廉，下挟脐，入气街中。"可见胃经循行经过乳房，且梁丘为胃经经气深藏之所，故针刺梁丘可清热祛邪止痛，治疗乳痈等疾病。

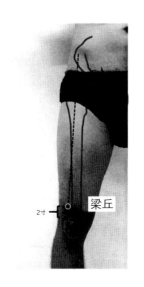

28. 足三里

【定位】在小腿前外侧，犊鼻下3寸，距胫骨前缘1横指（中指）。

【源流】《素问·刺腰痛论》："阳明令人腰痛，不可以顾，顾如有见者，善悲，刺阳明于胻前三痏，上下和之出血，秋无见血。"《素问·水热穴论》言："气街、三里、巨虚上下廉，此八者以泻胃中之热也。"《灵枢·邪气脏腑病形》言："胃病者，腹膜胀，胃脘当心而痛，上支两胁，膈咽不通，食饮不下，取之三里也。"《灵枢·四时气》言："著痹不去，久寒不已，卒取其三里。"

【适应证】胃痛，呕吐，噎膈，腹胀，腹痛，肠鸣，消化不良，泄泻，便秘，痢疾，乳痈；虚劳羸瘦，咳嗽气喘，心悸气短，头晕；失眠，癫狂；膝痛，下肢痿痹，脚气，水肿。

【操作】直刺1～2寸。

【按语】足三里又名"下陵""鬼邪"，是足阳明胃经的合穴，下合穴。张老认为合治内腑，所以足三里为治疗胃肠疾病的重要穴位。足三里又为土中之土，得土气最厚，故为脾胃之要穴。腹为坤位，脾胃所居，足阳明胃经循行经过胸腹而属胃络脾，然后再下行到下肢。肚腹病变多半与脾胃功能障碍有关，同时该经又通过腹部，故针灸足三里可以疏通足阳明经经气，调节脾胃功能。因

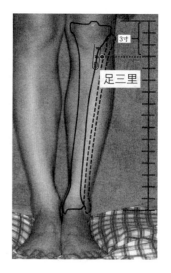

而对于肚腹病痛针灸足三里穴有良好的疗效。晋代皇甫谧在《针灸甲乙经》中就明言："邪在脾胃，则病肌肉痛，阳气有余，阴气不足，则热中善饥；阳气不足，阴气有余，则寒中肠鸣腹痛；阴阳俱有余，若俱不足，则有寒有热，皆调于三里""腹中不便，取三里，盛则泻之，虚则补之。"孙思邈指出"身体若要安，三里常不干"；张杲在《医说》中也云"若要安，丹田、三里常不干"；华佗称三里"主五劳之羸瘦"；《玉龙歌》云"寒湿脚气不可熬，先针三里与阴交"；《百症赋》亦云"中邪霍乱寻阴谷，三里之程"。这些都说明了足三里可以通过调脾胃而治虚劳、保健。

张老在临床上应用足三里治疗的病症非常广泛：①治脾胃病，如胃炎、肠炎等。胃为水谷之海，主消纳水谷，胃气盛则消纳畅利，营养充沛；胃气虚则消纳呆滞，脏腑失荣。补足三里益气健脾，升阳助胃；泻足三里升清降浊，条达气机。内庭为胃经之荣水穴，胃喜润而恶燥，燥则生内热，必须以水润之，水土交融则胃气和调，足三里与内庭相配，足三里升振胃阳于上，内庭荣水和阴润胃于下，使之阴平

阳秘，胃气调和，则消纳之机得以畅利，蕴蓄之滞热得以清泻，故能主治胃火上逆、中焦蕴热、胃阳不足等病症。②治脾胃虚弱所致病，如诸般虚损，五劳七伤，肌肉痿废诸疾。足三里为足阳明经合穴，阳明乃多气多血之经，经气充沛而功效卓著，胃经属土，足三里为土中之土穴，后天精华之本，胃为五脏六腑之海，后天之根本。③治气血病，配三阴交，脾胃为气血生化之源，足三里升阳、益胃和中，三阴交滋阴、健脾助阳，二者阴阳相合，表里相配，健脾温中，益气养血，主治脾胃虚寒、气血两虚以及脾虚胃弱等症。④治循经病，"胃足阳明之脉……其直者，从缺盆下乳内廉，下挟脐，入气街中"，经脉所过，主治所及，所以足三里可以治疗本经脉所经过部位的疾病，如乳痈等。

29.　上巨虚

【定位】在小腿前外侧，犊鼻下6寸，距胫骨前缘1横指（中指）。

【源流】《千金翼方》卷二十六言："上廉，在三里下三寸（一名上巨虚）。"《灵枢·四时气》言："腹中常鸣，气上冲胸，喘不能久立，邪在大肠，刺肓之原、巨虚上廉、三里。"《素问·水热穴论》言："气街、三里、巨虚上下廉，此八者以泻胃中之热。"《针灸甲乙经·卷九》言："风水膝肿，巨虚上廉主之。""胸胁楛满，恶闻人声与木音，巨虚上廉主之。""大肠病者，肠中切痛而鸣濯濯，冬日重感于寒，当脐而痛，不能久立，与胃同候，取巨虚上廉。"

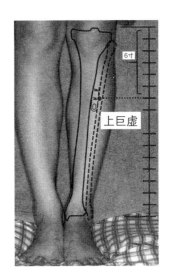

【适应证】肠中切痛，肠痈，泄泻，便秘；下肢痿痹，脚气。

【操作】直刺1～1.5寸。

【按语】张老认为大肠经下合上巨虚，而大肠经在《灵枢·经脉》有记载"是主津所生病者，目黄，口干，鼽衄，喉痹，肩前臑痛，大指次指不用"，所以临床上针刺上巨虚可以调节大肠经脏腑、津液的功能紊乱所引起的疾病，例如津亏便秘等病症；《灵枢·海论》言"人有髓海，有血海，有气海，有水谷之海，见此四者，以应四海者也……冲脉者，为十二经之海。其输上在于大杼，下出于巨虚之上下廉"。临床应用上巨虚时配天枢为"合募配穴法"，不仅治疗大肠腑病，还治疗病理上与大肠腑功能失常有关的疾病，行补法涩肠固本，行泻法通肠利气、消散积滞。配大肠俞为"合俞配穴法"，行泻法可通肠导滞，疏利大肠气机；行补法可改善大肠功能。

30. 下巨虚

【定位】在小腿前外侧，犊鼻下9寸，距胫骨前缘1横指（中指）。

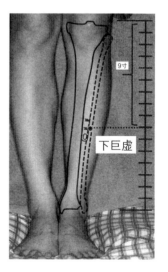

【源流】《素问·针解》言："巨虚者，跷足胻独陷者。下廉者，陷下者也。"《素问·水热穴论》言："气街、三里、巨虚上下廉，此八者，以泻胃中之热也。"《灵枢·本输》言："复下上廉三寸，为巨虚下廉也。……足阳明胃脉也。"《灵枢·邪气脏腑病形》言："小肠病者，小腹痛，腰脊控睾而痛，时窘之后，当耳前热。若寒甚，若独肩上热甚及小指次指之间热，若脉陷者此其候也，手太阳病也，取之巨虚下廉。"

【适应证】小腹痛，腰脊痛引睾丸；泄泻，痢疾，乳痈；下肢痿痹。

【操作】直刺1～1.5寸。

【按语】下巨虚为小肠经下合穴，小肠经在《灵枢·经脉》中有记载"小肠手太阳之脉……是主液所生病者，耳聋，目黄，颊肿，颈颔肩臑肘臂外后廉痛"，与大肠主"津"相对，小肠主"液"。津液是机体一切正常水液的总称。津和液，同属于体液，均来源于饮食，经脾胃化生而成，故多合称。但津和液亦有一定区别。一般地说，质地较清稀，流动性较大，起滋润作用的，称为"津"；质地较稠厚，流动性较小，起濡养作用的，称为"液"。因此，张老认为下巨虚可以调节"液"功能紊乱所引起的病症。《素问·咳论》述"治府者，治其合"，说明下合穴又是治疗六腑病症的主要穴位，所以小肠经泄泻、痢疾等病变都可以针刺下巨虚得到治疗；《灵枢·邪气脏腑病形》记载"小肠病者，小腹痛，腰脊控睾而痛……取之巨虚下廉"，胃经循行经过小腹部，且下巨虚是小肠经的下合穴，故下合穴可用于治疗小腹痛及腰脊痛引睾丸。

31. 条口

【定位】在小腿前外侧，犊鼻下8寸，距胫骨前缘一横指（中指）。取法：仰卧，在上巨虚下2寸，犊鼻与下巨虚的连线上取穴。

【源流】《针灸甲乙经·卷三》言："条口，在下廉上一寸，足阳明脉气所发，刺入八分，灸三壮。"《针灸甲乙经·卷

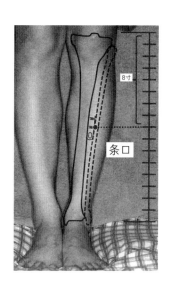

十》言："胫痛，足缓失履，湿痹，足下热，不能久立，条口主之。"《备急千金要方·卷三十》言："条口、三里、承山、承筋，主足下热，不能久立。""厉兑、条口、三阴交，主胫寒不得卧。"

【适应证】下肢痿痹，跗肿，转筋，肩臂痛。

【操作】直刺1～2寸。

【按语】根据张老多年临床经验，以3寸针于条口透刺至承山是治疗漏肩风的经验效穴。

32. 丰隆

【定位】外踝尖上8寸，条口外，距胫骨前缘二横指（中指）。

【源流】《灵枢·根结》言："足阳明根于厉兑……入于人迎、丰隆也。"《灵枢·经脉》言："足阳明之别，名曰丰隆……其病气逆则喉痹瘁喑，实则狂癫，虚则足不收，胫枯，取之所别也。"《针灸甲乙经·卷七》言："厥头痛，面浮肿，心烦，狂见鬼，善笑不休，发于外有所大喜，喉痹不能言，丰隆主之。"《备急千金要方·卷三十》言："丰隆、丘墟主胸痛如刺。""丰隆主阙逆足卒青痛如刺，腹若刀切之状，大便难烦心，狂见鬼好笑，面、四肢卒肿。"

【适应证】咳嗽，痰多，哮喘；头痛，眩晕，癫狂痫；下肢痿痹。

【操作】直刺1～1.5寸。

【按语】丰隆穴系足阳明胃经的络穴。丰即丰满，隆指突起，足阳明经多气多血，气血于本穴会聚而隆起，肉渐丰厚，故名之。《会元针灸学》云：丰隆者，阳血聚之

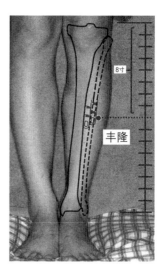

而隆起，化阴络，交太阴，有丰满之象，故名"丰隆"。

张老认为，丰隆为祛痰要穴。痰是水液代谢障碍所产生的病理产物，又是致病的因素之一。痰的产生主要与肺、脾、肾三脏关系密切，而首先责之于脾，故有脾为生痰之源、脾无留湿不生痰之说。因为丰隆是足阳明胃经之络穴，别走于足太阴脾经，故可治脾胃二经疾患。针刺丰隆可通调脾胃气机，使气行津布，中土得运，湿痰自化。而百病皆由痰作祟，怪病皆由痰作怪，所以凡与痰有关的病症都可取丰隆穴治疗，故临床上可用于治疗咳嗽、痰多、哮喘、眩晕、癫狂痫。

《灵枢·经脉》："胃足阳明之脉，起于鼻，交颏中，旁约太阳之脉，下循鼻外，入上齿中，还出挟口，环唇，下交承浆，却循颐后下廉，出大迎，循颊车，上耳前，过客主人，循发际，至额颅。"可见胃经循行经过头部，经脉所过，主治所及，且《百症赋》载"强间、丰隆之际，头痛难禁"，故丰隆可用于治疗头痛。

33. 解溪

【定位】在足背与小腿交界处的横纹中央凹陷处，拇长伸肌腱与趾长伸肌腱之间。

【源流】《灵枢·本输》言："胃出于厉兑……行于解溪。解溪，上冲阳一寸半陷者中也。"《针灸甲乙经·卷八》言："热病汗不出，善噫，腹胀满，胃热谵语，解溪主之。""疟，瘛疭惊，股膝重，胻转筋，头眩痛，解溪主之。""风水面浮肿，颜黑，解溪主之。"《针灸甲乙经·卷十》言："足大指搏伤，下车挃地，通背指端伤为筋痹，解溪主之。""风从头至足，面目赤，口痛，啮舌，解溪主之。"

【适应证】头痛，眩晕，癫狂；腹胀，便秘；下肢痿痹，足踝肿痛。

【操作】直刺0.5～1寸。

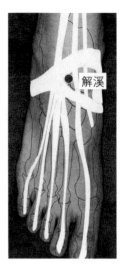

解溪

【按语】"解溪"是指胃经的地部经水由本穴解散并流溢四方。此穴的物质是丰隆穴传来的地部经水，经水流于本穴后，因为此处穴位的通行渠道狭小，所以地部经水满溢而流散经外，因此名为"解溪"。此穴位在足背跗骨两筋之间的凹陷处，据《医学入门》记载"足腕上、系鞋带处之陷凹中，适当吾人束缚鞋带之处，解而开之，因名解溪"。

解溪为足阳明胃经经穴，五行属火。《灵枢·经脉》："胃足阳明之脉，起于鼻，交頞中，旁约太阳之脉，下循鼻外，入上齿中，还出挟口，环唇，下交承浆，却循颐后下廉，出大迎，循颊车，上耳前，过客主人，循发际，至额颅。"可见胃经循行经过头部，经脉所过，主治所及，且《针灸甲乙经》载"热病汗不出，善噫，腹胀满，胃热谵语，解溪主之"，《备急千金要方》言"解溪、阳跷主癫疾"，故针刺解溪可用于治疗头痛、眩晕、癫狂等疾病。

现代解剖学中，解溪在足背与小腿交界处的横纹中央凹陷中，拇长伸肌腱与趾长伸肌腱之间，布有腓浅神经，以及腓深神经和胫前动、静脉。根据腧穴近治作用，故解溪可治疗下肢痿痹、足踝肿痛等局部疾病。

34. 内庭

【定位】在足背，第2、第3趾间，趾蹼缘后方赤白肉际处。

【源流】《灵枢·本输》："胃……溜于内庭。内庭，次指外间也，为荥。"《针灸甲乙经·卷七》言："四厥手足闷者，使人久持之，厥热，胫痛，腹胀，皮痛，善伸数欠，恶人与木音，振寒，嗌中引外痛，热病汗不出，下齿痛，恶寒目急，喘满寒栗，断口噤僻，不嗜食，内庭主之。"《备急千金要方·卷三十》言："内庭主喜频伸数欠，恶闻人音""内庭主四厥，手足闷""内庭、环跳，主胫痛不可屈伸"。

内庭

【操作】直刺或向上斜刺0.5～1寸。

【适应证】齿痛，咽喉肿痛，口㖞，鼻衄，热病；腹痛，腹胀，便秘，痢疾；足背肿痛。

【按语】内庭为足阳明胃经荥穴，在五输穴特性中，荥主身热，故可用于治疗与阳明邪热相关的疾病，例如热邪引起的牙齿肿痛、咽喉疼痛等。内庭配合谷，治疗牙龈肿痛、齿痛；配太冲、曲池、大椎，治疗热证等。

35. 厉兑

【定位】在足第2趾末节外侧，距趾甲角0.1寸。

【源流】《灵枢·本输》言："胃出于厉兑，厉兑者，足大指内次指之端也，为井金。"《素问·缪刺论》："胃疟者，令人且病也，善饥而不能食，食而支满腹大，刺足阳明、太阴横脉出血。""邪客于足阳明之经，令人鼽衄，上齿寒，刺足中指次指爪甲上与肉交者各一痏，左刺右，右刺左。"《针灸甲乙经·卷九》言："疟，不嗜食，厉兑主之。""寒，腹胀满，厉兑主之。"

【适应证】齿痛、口㖞、咽喉肿痛、鼻衄、癫狂、热病、足背肿痛。

【操作】浅刺0.1～0.2寸，或用三棱针点刺出血。

【按语】厉兑为足阳明胃经井穴，为经气起始之穴，临床上用针刺放血以清热。《百症赋》言"梦魇不宁，厉兑相谐于隐白"，张老临床上常用厉兑配隐白治疗睡眠不佳的患者，针刺厉兑也可用于足背肿痛等热证。

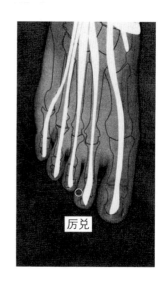

厉兑

36. 肩井

【定位】在肩上，前直乳中，大椎与肩峰端连线的中点上。

【源流】《针灸甲乙经·卷三》言："肩井，在肩上陷者中，缺盆上，大骨前，手少阳阳维之会。"《针灸甲乙经·卷十》言："肩背髀痛，臂不举，寒热凄索，肩井主之。"《备急千金要方·卷二十三》言："上气咳逆短气，风劳百病，灸肩井二百壮。"《备急千金要方·卷三十》言："肩井、关冲主寒热凄索，气上不得卧。"《千金翼方·卷二十六》言："凡难产，针两肩井一寸，泻之，须臾即生也。"《千金翼方·卷二十七》言："臂重不举，灸肩井，随年壮，可至百壮，针入五分补之。又灸尺泽三十壮。针入三分补之。""上气咳逆，短气，风劳百病，灸肩井二百壮。"《针灸资生经·卷一》言："若妇人胎落后微损，手足弱者，针肩井立瘥。

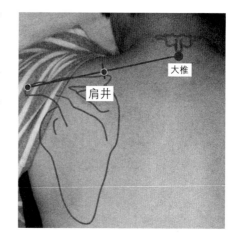

大椎

肩井

灸乃胜针。日灸七壮，止一百。"《针灸聚英·卷一》言："主中风气塞，涎上不语，肾虚腰痛，九漏，上气，短气，逆气，风劳百病、扑伤腰髋疼，头项痛，五劳七伤，颈项不得回顾，臂痛，两手不得向头，妇人产难，堕胎后手足厥逆。"

【适应证】头痛，眩晕，颈项强痛，肩背疼痛，上肢不遂，瘰疬，乳痈，乳汁少，难产，胞衣不下。

【操作】直刺0.3～0.5寸，切忌深刺，捣刺，以防刺伤肺，造成气胸。或针尖向外或向内平刺，孕妇禁用。

【按语】"肩井"是指胆经的地部水液从这个穴位流入地之地部。本穴物质为胆经上部经脉下行而至的地部经水，到达本穴后，经水由本穴的地部孔隙流入地之地部，所以名"肩井"，也称"肩解穴""膊井穴"。

肩井为手足少阳、足阳明与阳维脉交会穴，能调动三经经气，治疗头痛、眩晕、颈项强痛、肩背疼痛、上肢不遂、瘰疬、乳痈、乳汁少、难产、胞衣不下等疾病。

张老常用肩井，配伍大杼、天宗治疗肩背痛；百劳、颈夹脊、大杼、曲池、外关为治疗颈椎病的常用选穴。配伍风池、百会、人中、内关，治疗中风气塞、痰涎上涌不语。肩井主要刺激上膊的疾病，神经作用与缺盆相似，整个上膊的疾病皆可用之，对于颈项部、腰部的疼痛、肩背疼痛、副神经麻痹、脑出血后遗症、痴呆、肺尖炎、四肢厥冷、乳腺炎、难产、胎衣不下、产后子宫出血都有效。

37. 阳陵泉

【定位】在小腿外侧，腓骨头前下方凹陷处。

【源流】《灵枢·九针十二原》言："疾高而外者，取之阳之陵泉也。"《灵枢·邪气脏腑病形》言："胆病者，善太息，口苦，呕宿汁，心下澹澹，恐人将捕之，嗌中吩吩然，数唾，候在足少阳之本末，亦视其脉之陷下者，灸之，其寒热者取阳陵泉。"《针灸甲乙经·卷八》言："胆胀者，阳陵泉主之。"《针灸甲乙经·卷九》言："胁下楷满，呕吐逆，阳陵泉主之。"《针灸甲乙经·卷十》言："髀痹引膝股外廉痛不仁，筋急，阳陵泉主之。"

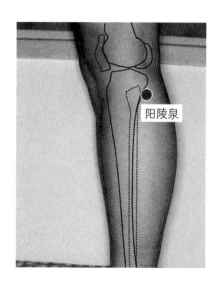

阳陵泉

【适应证】黄疸，口苦，呕吐，胁肋疼痛；下肢痿痹，膝膑肿痛，脚气，肩痛；小儿惊风。

【操作】直刺1～1.5寸。

【按语】筋会阳陵泉，位于膝下，腓骨小头前下方凹陷处，因其位于下肢外侧的腓骨小头前的凹陷处，外为阳，骨为陵，凹陷为泉，故名。

阳陵泉是胆经的合穴，肝胆相表里，肝主筋；又因膝为筋之府，故阳陵泉穴为筋之会穴。阳陵泉穴主治筋病，如筋骨拘挛疼痛、关节屈伸不利、坐骨神经痛、瘫痪等病症。

胆经循行下人体的外侧，从头到足，走行广泛。该穴下有腓骨长肌、腓骨短肌，有膝下外侧的动、静脉，正当腓总神经分为腓浅神经和腓深神经处。故该穴除对筋病有效之外，尚对肝胆病、胆经病有较好的疗效。

据临床报道，针刺阳陵泉能增强胆囊的舒缩运动和排空能力，这种作用在产生针感后10分钟最为明显，临床上常用此穴作为胆囊手术时"针麻"首选穴。阳陵泉为"筋"之大会，有舒筋活络的功效，针刺此穴，能较好地缓解脊髓损伤后、中风后痉挛状态。

38. 丘墟

【定位】在足外踝的前下方，趾长伸肌腱的外侧凹陷处。

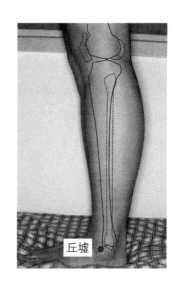

【源流】《灵枢·本输》言："胆出于窍阴……过于丘墟。丘墟，外踝之前下陷者中也，为原。"《针灸甲乙经·卷七》言："目视不明，振寒，目瞖瞳子不见，腰两胁痛，脚酸转筋，丘墟主之。"《针灸甲乙经·卷八》言："寒热颈肿，丘墟主之。""大疝腹坚，丘墟主之。"《备急千金要方·卷三十》言："丰隆、丘墟主胸痛如刺。""丘墟、阳跷主腋下肿，寒热颈肿。"

【适应证】胸胁胀痛；下肢痿痹，外踝肿痛，脚气；疟疾。

【操作】直刺0.5～0.8寸。

【按语】丘墟为胆经原穴，为胆经原气深聚的穴位，当病在胸胁时，上病下取，针刺原穴丘墟治疗胸胁胀痛；当病在脚踝时，取其近治作用，治疗下肢痿痹、外踝肿痛、脚气等。

39. 光明

【定位】在小腿外侧，外踝尖上5寸，腓骨前缘。

【源流】《灵枢·根结》言："足少阳根于窍阴，溜于丘墟，注于阳辅，入于天容、光明也。"《灵枢·经脉》言："足少阳之别，名曰光明。去踝五寸，别走厥阴，下络足跗。实则厥，虚则痿躄，坐不能起，取之所别也。"《针灸甲乙经·卷七》言："痓，取囟会、百会及天柱、膈俞、上关，光明主之。"《针灸甲乙经·卷十》言："虚则痿躄，坐不能起，实则厥，胫热时痛，身体不仁，手足偏小，善啮颊，光明主之。"

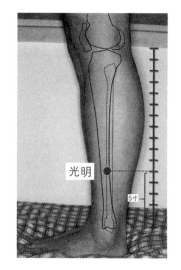

光明

5寸

【适应证】目痛，夜盲，目视不明；乳房胀痛，乳汁少。

【操作】直刺1～1.5寸。

【按语】胆经起始穴位及循行皆经过眼部，故可用于治疗目痛、夜盲、目视不明；光明为胆经络穴，络肝经，一络治二经，故可治疗因肝经不调引起的乳房胀痛、乳汁少等疾病。

40. 足临泣

【定位】在足背外侧，足4趾本节（第4跖趾关节）的后方，小趾伸肌腱的外侧凹陷处。

【源流】《灵枢·本输》言："胆出于窍阴……注于临泣，临泣，上行一寸半陷中者也，为输。"《针灸甲乙经·卷七》言："身懈寒，少气，热甚，恶人，心惕惕然，取飞扬及绝骨跗下临泣，立已。淫泺胫酸，热病汗不出，皆主之。""厥四逆，喘，气满，风身汗出而清，髋髀中痛不可得行，足外皮痛，临泣主之。"《针灸甲乙经·卷九》言："胸痹，心痛不得息，痛无常处，临泣主之。""大风，目外眦痛，身热痹，缺盆中痛，临泣主之。"

【适应证】偏头痛，目赤肿痛，目眩，目涩；乳痛，乳胀，月经不调；胁肋疼痛，足跗肿痛；瘰疬，疟疾。

【操作】直刺 0.3~0.5 寸。

【按语】足临泣为足少阳胆经经穴。足少阳胆经过季胁与带脉相交而通会于足临泣，即足临泣

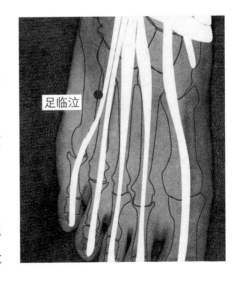

与带脉相通，主治带脉病。胆主骨所生病，其病"诸节皆痛""百节皆纵""骨摇而不安于地"。带脉环腰一周，"总束诸脉"，健运腰腹和下肢，带脉为病则如《素问·痿论》言"阳明虚则宗筋纵，带脉不引，故足痿不用也"及《脉经·手检图》述"苦少腹痛引命门，女子月水不来，绝继复下也，阴辟寒，令人无子，男子苦少腹拘急，或失精也"。所以足临泣除通调少阳经气，治诸骨节疼痛外，还治带脉失约之弛缓、痿废及经带诸病。

足临泣与外关通过手少阳三焦经、足少阳胆经、阳维脉和带脉合于目外眦、耳后、颊颈肩。此两穴上下相配为同名经同气相求，协同主治目赤肿痛、耳鸣耳聋、偏头痛、胁痛、胆囊炎、肩胛疼痛等症。

41. 侠溪

【定位】在足背外侧，第4、第5趾间，趾蹼缘后方赤白肉际处。

【源流】《灵枢·本输》言："胆出于窍阴……溜于侠溪。侠溪，足小指次指之间也，为荥。"《针灸甲乙经·卷七》言："膝外

廉痛，热病汗不出，目外眦赤痛，头眩，两颔痛，寒逆，泣出，耳鸣聋，多汗，目痒，胸中痛不可反侧，痛无常处，侠溪主之。"

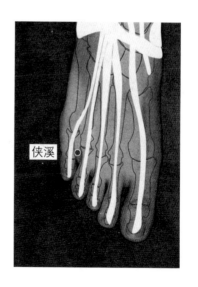

【适应证】头痛、眩晕、目赤肿痛、耳鸣、耳聋；胸胁疼痛、乳痛；热病。

【操作】直刺0.3～0.5寸。

【按语】侠溪穴名指胆经经水在此循地部渠道回流至井穴。本穴物质为地五会穴传来的地部经水，本穴只是对其起了一个循经传输的作用，地部的经水没有流失，如被夹于渠道之中下传足窍阴穴，故名"侠溪"。

《灵枢·经脉》言："胆足少阳之脉，起于目锐眦，上抵头角，下耳后，循颈，行手少阳之前，至肩上，却交出手少阳之后，入缺盆。其支者，从耳后入耳中，出走耳前，至目锐眦后。"足少阳胆经起始穴位及循行皆经过头、目、耳，故可用于治疗头痛、眩晕、目赤肿痛、耳鸣、耳聋。《灵枢·经脉》言："胆足少阳之脉……其直者，从缺盆下腋，循胸，过季胁。"当病在胸胁时，上病下取，针刺其荥穴侠溪治疗胸胁胀痛；且荥主身热，故针刺侠溪可清热，治疗热病。

42. 环跳

【定位】在股外侧，侧卧屈股，股骨大转子最凸点与骶管裂孔连线的外三分之一与中三分之一的交点处。取法：侧卧，被压于下面的下肢伸直，上面的髋、膝关节屈曲，于股骨大转子最高点与骶管裂孔连线的外中三分之一交点处取穴。

【源流】《针灸甲乙经·卷三》言："环跳，在髀枢中，侧卧伸下足，屈上足取之。"《素问·缪刺论》言："邪客于足少阳之络，令人留于枢中痛，髀不可以举刺枢中以毫针，寒则久留针，以月死生为数。立已。"

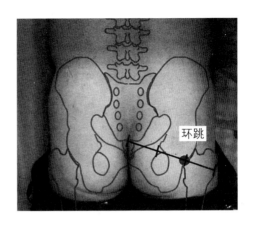

环跳

《针灸甲乙经·卷十》言："腰胁相引痛急，髀筋瘈，胫痛不可屈伸，痹不仁，环跳主之。"《备急千金要方·卷三十》言"环跳、至阴主胸胁痛无常处，腰胁相引急痛"；《太平圣惠方·卷一百》言"环跳二穴……主冷痹，风湿，偏风半身不遂，腰胯疼痛"；《针灸聚英·卷一》言"环跳髀枢中……主冷风湿痹不仁，风疹遍身，半身不遂，腰胯痛蹇，膝不得转侧伸缩。仁寿宫患香港脚气偏风，甄权奉敕针环跳、阳陵泉、阳辅、巨虚下廉而能起行。环跳穴痛，恐生附骨疽"。

【适应证】下肢痿痹，半身不遂，腰腿痛。

【操作】直刺2~3寸。

【按语】张老认为环跳主治半身不遂、痿病、腰脊痛、腰胯痛、风疹遍身、荨麻疹、坐骨神经痛、感冒、神经衰弱，以及因风寒湿所致的下肢麻痹不仁、髋关节周围炎等。根据现代解剖学，该点的体表定位在髂后上棘与坐骨结节连线的中点；向下则投影在坐骨结节与股骨大转子连线中点稍内侧。坐骨神经的内侧有股后皮神经、臀下神经、血管及阴部神经等。神经下方的闭孔内肌腱及其上下方的上下肌均由骶丛的肌支支配。所以现代医学中对于针刺刺激坐骨神经治疗腰椎间盘突出所致的疼痛较为认可。环跳有通经活络、祛风散寒、强健腰腿的作用。环跳配肾俞、大肠俞、风市、足三里、委中、绝骨，治下肢麻痹、瘫痪；环跳配曲池、血海、足三里、三阴交，治疗荨麻疹。临床上多配殷门、阳陵泉、委中、昆仑，有疏通经络、活血止痛的作用，治坐骨神经痛；配居髎、委中、悬钟，有祛风除湿散寒的作用，主治风寒湿痹证。

43. 委中

【定位】在腘横纹中点，股二头肌腱与半腱肌腱的中间。

委中

【源流】《素问·水热穴论》言："云门、髃骨、委中……以泻四肢之热也。"《灵枢·杂病》言："厥夹脊而痛至顶，头沉沉然，目䀮䀮然，腰脊强，取足太阳腘中血络。""衄血，取手太阳；不已刺腕骨下；不已刺腘中出血。"

【适应证】腰痛，下肢痿痹；腹痛，吐泻；小便不利，遗尿；丹毒，瘾疹，皮肤瘙痒，疔疮。

【操作】直刺1~1.5寸，或用三棱针点刺腘静脉出血。

【按语】委中是足太阳膀胱经的合穴，别名腘中、郄中、血郄，位于膝腘窝正中、委曲之处而得名。"腰背委中求"是循经取穴、上病下取的方法，即"经脉所过，主治所及"。正如《灵枢·终始第九》所说："病在腰者，取之足。"足太阳膀胱经从头走足，在背部形成两行夹脊的经脉，直达腰骶，下抵腘，合并于委中穴。腰背部是足太阳膀胱经的循行部位，故腰背痛取委中穴有效。肾与膀胱互为表里，故肾虚腰痛取该穴也有很好的疗效。从解剖上看，委中穴布有股后皮神经，深层有胫神经和腘动脉、腘静脉。刺激本穴，通过感受器及传入神经，可提高痛阈。

早在《素问·刺腰痛论》就云："足太阳脉，令人腰痛，引项脊尻背如重状，刺其郄中，太阳正经出血，春无见血。"又云："腰痛挟脊而痛至头，几几然，目眩眩欲僵仆，刺足太阳中郄出血。"《丹溪心法》云："腰痛，血滞于下，委中刺出血，仍灸肾俞、昆仑。"《席弘赋》曰："委中专治腰间痛。"《灵光赋》言："五般腰痛委中安。"著名针灸学家马丹阳针刺委中穴治疗腰膝疼痛屡见奇效。名家杨继洲用此穴治丹毒、痈疽，其效甚好。

张老认为本穴治疗腰背痛疗效甚好，尤其是腰痛更佳。主要刺法有两种：一为刺络拔罐，常用于急性期或慢性期久病入络；一为刺激神经，出现麻跳感。除此之外，张老在临床上也常用此穴治疗下肢痿痹。

44. 委阳

【定位】在腘横纹外侧端，股二头肌腱的内侧。

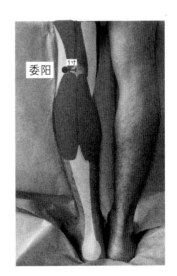

【源流】《灵枢·本输》言："三焦下腧，在于足大指之前，少阳之后，出于腘中外廉，名曰委阳。"《灵枢·邪气脏腑病形》言："三焦病者，腹胀气满，小腹尤坚，不得小便，窘急，溢出则水，留即为胀。候在足太阳之外大络，大络在太阳、少阳之间，亦见于脉，取委阳。"《针灸甲乙经·卷九》言："胸满膨膨然，实则癃闭，腋下肿，虚则遗尿，脚急兢兢然，筋急痛，不得大小便，腰痛引腹，不得俯仰，委阳主之。"

【适应证】腹满，水肿，小便不利；腰脊强痛，下肢挛痛。

【操作】直刺1～1.5寸。

【按语】委阳为手少阳三焦经下合穴，《灵枢·邪气脏腑病形》言："三焦病者，腹胀气满，小腹尤坚，不得小便，窘急，溢出则水，留即为胀。候在足太阳之外大络，大络在太阳、少阳之间，亦见于脉，取委阳。"故可用于治疗腹满、水肿、小便不利。足太阳膀胱经主一身之表，循行腰背部及下肢后侧，故针刺委阳可疏通膀胱经气，治疗腰脊强痛、下肢挛痛。

45. 承山

【定位】在小腿后面正中，委中与昆仑之间，当伸直小腿或足跟上提时，腓肠肌肌腹下出现尖角凹陷处。

【源流】《灵枢·卫气》言："气在胫者，止之于气街与承山。"《针灸甲乙经·卷七》言："鼽衄，腰脊脚踹酸重，战栗，脚跟急痛，足挛引少腹痛，喉咽痛，大便难，膑胀，承山主之。"《针灸甲乙经·卷八》言："寒

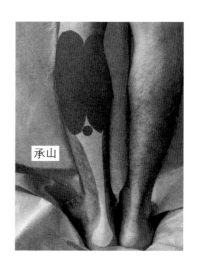

承山

热，篡反出，承山主之。"《备急千金要方·卷五》言："肠痈之为病，不动摇，灸两承山，又灸足心、两手劳宫，又灸两耳后完骨，各随年壮。又灸脐中五十壮。"

【适应证】痔疾，便秘；腰腿拘急疼痛，脚气。

【操作】直刺1～1.5寸。

【按语】张老认为《针灸甲乙经》中"魟蛆，腰脊脚腨酸重，战栗，脚跟急痛，足挛引少腹痛，喉咽痛，大便难，膜胀，承山主之"，故承山可用于治疗肛肠疾病；经脉所过，主治所及，膀胱经循经下周后侧，故可用于治疗腰腿拘急疼痛、脚气。

46. 飞扬

【定位】在小腿后面，外踝后，昆仑穴直上7寸，承山外下方1寸处。

【源流】《灵枢·根结》言："足太阳根于至阴，溜于京骨，注于昆仑，入于天柱、飞扬也。"《灵枢·经脉》言："足太阳之别，名曰飞扬，去踝五寸，别走阙阴，下络足跗。实则魟室头背痛，虚则魟蛆，取之所别也。"《针灸甲乙经·卷七》言："身懈寒，少

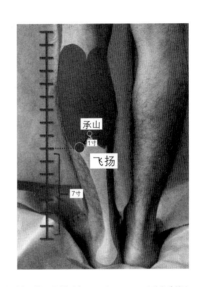

气，热甚，恶人，心惕惕然，取飞扬及绝骨跗下临泣，立已。淫泺胫酸，热病汗不出，皆主之。""下部寒，热病汗不出，体重，逆气，头眩，飞扬主之。"

【适应证】头痛，目眩，鼻塞，鼻蛆；腰背痛，腿软无力；痔疾。

【操作】直刺1～1.5寸。

【按语】飞扬，别名厥阳，属足太阳膀胱经，足太阳之络穴。张老认为该穴主要治疗以下疾病：①头痛、目眩、鼻塞。膀胱经循行经过头、目、鼻，经脉所过，主治所及，故针刺飞扬能治疗头痛、目眩、鼻塞等疾患。②腰背痛，腿软无力。飞扬为络穴，一络通两经，故针刺飞扬可以同时调节膀胱经、肾经气机，起到疏通腰背经络、补

肾理气的作用，用于腰背痛、腿软无力。

47. 至阴

【定位】在足小趾末节外侧，距趾甲角0.1寸。

【源流】《灵枢·本输》言："膀胱出于至阴，至阴者，足小指之端也，为井金。"《针灸甲乙经·卷七》言："头重，鼻衄及瘾疹，汗不出，烦心，足下热，不欲近衣，项痛，目翳，鼻及小便不利，至阴主之。"《针灸甲乙经·卷十》："风寒从足小指起，脉痹上下带胸胁，痛无常处，至阴主之。"

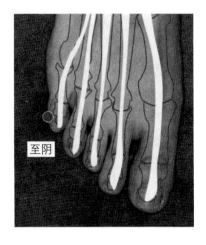

【适应证】胎位不正，难产，胞衣不下；头痛，目痛，鼻塞，鼻衄。

【操作】浅刺0.1～0.5寸或点刺出血，胎位不正用灸法。

【按语】至阴为膀胱经井穴，张老认为，凡是井穴皆有清热作用，用于宣泄该经热邪，故该穴可用于治疗风热所致的头痛、目痛、鼻塞、鼻衄；太阳主一身之表，而至阴是太阳膀胱经经气起始的部位，所以对于一些表证，例如外感、皮肤瘙痒等，都能取得较好疗效；至阴是治疗胎位不正的经验效穴，疗效明显，一般在胎儿八个半月的时候，若胎位不正，可用麦粒直接灸，每次灸3壮或每天悬灸30分钟；至阴是治疗目疾的效穴。

48. 隐白

【定位】在足大趾末节内侧，距趾甲角0.1寸。

【源流】《灵枢·本输》言："脾出于隐白，隐白者，足大趾之端内侧也，为井木。"《脉经·卷六》言："脾病，其色黄，饮食不消，腹苦胀满，体重节痛，大便不利，其脉微缓而长，此为可治。……春当刺隐白，冬刺阴陵泉，皆泻之。"《针灸甲乙经·卷七》言："气喘，热病衄不止，烦心善悲，腹胀逆息，热气，足胫中寒不得

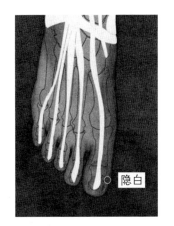

卧，气满胸中热，暴泄，仰息，足下寒，中闷，呕吐不欲食饮，隐白主之。热病汗不出且厥，手足寒清，暴泄，心痛，腹胀，心尤痛甚，此谓心痛也，大都主之，并取隐白，腹满，善呕，烦闷，此皆主之。"

【适应证】月经过多，崩漏，尿血，便血；腹胀；癫狂，梦魇，多梦，惊风。

【操作】浅刺0.1～0.2寸，或用三棱针点刺挤压出血。

【按语】张老认为脾为后天之本，主统血，对于生殖系统的调节起重要作用，尤其是妇女月经紊乱方面，而隐白是脾经经气起始的部位，故灸及火针刺隐白可治疗月经过多、崩漏、尿血等疾病。《百症赋》载"梦魇不宁，厉兑相谐于隐白"，对于脾胃有热所导致的睡眠质量不高，灸及火针刺隐白配厉兑，可有清热安神的作用，从而治疗失眠、多梦等疾病，对于精神亢奋，火针刺隐白同样具有较好疗效。

49. 公孙

【定位】在足内侧缘，第1跖骨基底的前下方。

【源流】《灵枢·经脉》言："足太阴之别，名曰公孙，去本节之后一寸，别走阳明。厥气上逆则霍乱，实则肠中切痛，虚则鼓胀。"

《脉经·卷二》言："右手关上阳绝者，无胃脉也。苦吞酸，头痛，胃中有冷。刺足太阴经，治阴。在足大指本节后一寸（即公孙也）。"

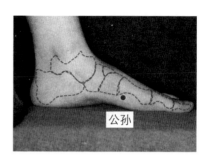

公孙

【适应证】胃痛，呕吐，腹胀，腹痛，泄泻，痢疾；心痛，胸闷。

【操作】直刺0.5～1寸。

【按语】公孙是足太阴脾经络穴，别走足阳明胃经，胃脉于气冲穴部位与冲脉交会而入腹会于关元处，夹脐上行，故公孙与冲脉经气相通。脾胃为后天之本，气血生化之源，也是气机升降之枢纽；冲脉为血海，又为五脏六腑、十二经脉之海，能渗诸阳、灌诸精、渗诸络而温肌肉。冲脉为病主要表现为"逆气里急"（《素问·骨空论》），"苦少腹痛、上抢心、有瘕疝、绝孕、遗矢溺、胁支满烦"（《脉经·平奇经八脉病》）。所以，公孙穴主健脾和胃、理气降逆、养血调经。

张老在临床应用上，以公孙配内关通过手厥阴心包经、足太阴脾经、阴维脉和冲脉相通合于心、胸、胃。在临床治疗上，此两穴相配为火土相配，协同主治心血管系统疾病、精神系统疾病、自主神经系统疾病、消化系统疾病及妇科疾病等。

50. 三阴交

【定位】在小腿内侧，足内踝尖上3寸，胫骨内侧缘后方。

【源流】《针灸甲乙经·卷三》言："三阴交，在内踝上三寸骨下陷者中。"《脉经·卷十》言："尺中脉坚实，竟尺寸口无脉应，阴于阳也，动苦两胫腰重，少腹痛，癫疾，刺足太阴踝上二寸，针入五分。"《针灸甲乙经·卷十》言："足下热痛不能久坐，湿痹不能行，三阴交主之。"《肘后备急方·卷二》言："（霍乱）先手足逆冷者，灸两足内踝上一尖骨是也，两足各七壮，不愈加数。名三阴交，在内踝尖上三寸是也。"

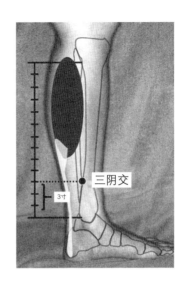

三阴交

3寸

【适应证】月经不调，崩漏，带下，阴挺，经闭，难产；产后血晕，恶露不尽，不孕，遗精，阳痿，阴茎痛；疝气，小便不利，遗尿，水肿；肠鸣腹胀，泄泻，便秘；失眠，眩晕；下肢痿痹，脚气。

【操作】直刺1～1.5寸。

【按语】三阴交，出自《针灸甲乙经》，属足太阴脾经，别名承命、太阴、下三里，为足太阴、足厥阴、足少阴三阴经之交会穴，故名"三阴交"。

张老认为三阴交穴的最大特点为脾、肾、肝经之交会穴。足之三阴，从足走腹。脾主中焦、肝肾主下焦，中下焦之气三阴交一穴可以尽之。同时，三经在关元穴处又与任脉相交会，而妇科病症又与肝、脾、肾的关系密切，脾主运化，为后天之本，气血生化之源，脾胃功能失调致气血生化受阻，而产生种种妇科病；肝藏血、肾藏精，肝肾在功能上与冲任的关系密切，在病理上又相互影响。妇科病中的经、带、胎、产诸疾，与冲任、带脉关系密切。冲、任、带脉约束诸脉，此三脉与肝、脾、肾关系密切。妇科临证中有许多病症是由肝肾亏损或冲任损伤所致，因此针刺三阴交穴，可以调整肝、脾、肾三脏与三经和任脉的功能失调，应用极广。正如近代《金针王乐亭》曰："三阴交滋阴、健脾、助阳。为治血之要穴。"《中医学解难·针灸分册》云："三阴交，健脾，益肾，疏肝，理血。"

1）脾病

《灵枢·四时气》言"飧泄，补三阴之上"。《长桑君天星秘诀歌》言"脾病血气先合谷，后针三阴交莫迟"。又"胸膈痞满先阴交，针至承山饮食喜"。《杂病穴法歌》言"呕噎阴交不可饶"。《医宗金鉴》载"三阴交治痞满坚"。

2）妇产科病

《医宗金鉴》载三阴交主治"月经不调久不成孕，难产、赤白带下、淋漓"；《备急千金要方》云"女人漏下赤白及血，灸足太阴五十壮……名三阴交"；《千金良方》云"产难、月水不禁、横生胎动，皆针三阴交"；《杂病穴法歌》云"死胎阴交不可缓"。

3）泌尿生殖系统病

《百症赋》云："针三阴于气海，专司白浊久遗精。"《备急千金要方》云："劳淋灸足太阴之穴三阴交百壮。"临床常用于治疗以下疾病，疗效显著：①痛经。痛经常与子宫发育不良、子宫位置前屈或后倾、子宫内膜病变或盆腔炎有关，可分为原发性和继发性痛经。痛经的发生与冲、任二脉以及胞宫的周期生理变化密切相关，与肝、肾二脏也有关联。三阴交穴可调肝脾肾和冲任，不论实证、虚证之痛经均可以应用。针刺得气后用强刺激手法，使针感向上传导。实证可配合归来、气海、太冲、血海，并用泻法；虚证可配合气海、关元、足三里，在手法上以补法为主并结合艾灸；对于虚实夹杂证可以在经前按实证治疗，经后按虚证治疗，亦可配用次髎或秩边。②带下。带下原因诸多，但不外乎湿。大多为脾失健运，水湿内停，下注任带；或肾阳不足，气化失常，水湿内停，下渗胞宫；或素体阴虚，感受湿热之邪，伤及任带，带脉失约，冲任失固所致。湿邪是导致本病的主因，任脉损伤、带脉失约是带下病的病机关键。故取三阴交健脾益气，利湿止带。带脉脾虚可配合阴陵泉、足三里，湿热可配合地机、蠡沟，肾亏者配合关元、太溪。③崩漏。其病机主要是冲任损伤，不能固摄，以致经血从胞宫非时妄行。常见病因有血热、血瘀、肾虚、脾虚等。病变泛及冲任二脉以及肝、脾、肾三脏。张老常以三阴交、气海、归来、隐白为主方。血热盛加行间、血海；气滞血瘀加太冲、血海；脾虚不固以补法为主，加灸隐白；肾阳亏虚以补法为主，加灸命门。④闭经。本病病位主要在肝，与肾、脾也有关联。以三阴交、太冲、血海、太溪为主方。⑤更年期综合征。三阴交为足三阴经会穴，具有滋补肝肾、降虚火之作用，可以用其治疗更年期综合征，配合神门、太冲、太溪穴。属肾阴虚者配肾俞穴，属肾阳虚者配气海、关元等穴，属心脾两虚者配心俞、脾俞等穴，如属痰气交阻配支沟、丰隆等穴。

4）其他疾患

①不寐。心主血，脾统血，心脾两虚，则血不养心，神不守舍；肝火上扰，心神不宁；肾阴亏耗，阴虚火旺，心肾不交均可致失眠。张老常以三阴交、神门、四神聪为主穴治疗。三阴交为足三阴经脉之会穴，健脾养肝益肾，补气养血安神；神门为心经之原穴，可宣通心气、镇静安神；四神聪为入络脑之穴位，可调脑醒神。根据不同证型可配合相应穴位。②中风、下肢痿痹。常用斜刺，以取得麻跳感窜向足底和足大趾。③小肠疝气。《席弘赋》云："小肠气撮痛连脐，速泻阴交莫再迟。"《乾坤生意》云："三阴交兼大敦，治小肠疝气。"

51. 地机

【定位】在小腿内侧，内踝尖与阴陵泉的连线上，阴陵泉下3寸。

【源流】《针灸甲乙经·卷三》言："地机，一名脾舍，足太阴郄，别走上一寸，空在膝下五寸。"《针灸甲乙经·卷十一》言："溏瘕，腹中痛，脏痹，地机主之。"《太平圣惠方·卷一百》言："地机……主腰痛不可俯仰，足痹痛，屈伸难也。"

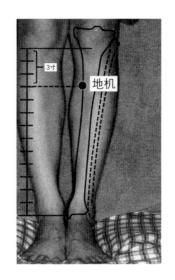

【适应证】腹胀，腹痛，泄泻，水肿，小便不利；月经不调，痛经，遗精；腰痛，下肢痿痹。

【操作】直刺1～1.5寸。

【按语】地机别名脾舍，属足太阴脾经郄穴，故地机为脾经经气深聚的部位，《针灸大成》言："主腰痛不可俯仰，溏泄，腹胁胀，水肿腹坚，不嗜食，小便不利，精不足，女子癥瘕按之如汤沃股内至膝。"张老认为，脾主运化水湿，故脾经郄穴地机可以利水消肿、健脾止泻，治疗腹胀、腹痛、泄泻、水肿、小便不利等疾病；脾为后天之本，主统血，对于生殖系统的调节起重要作用，而且阴经郄穴多主血症，尤其是妇女月经紊乱方面，而地机又是脾经经气积聚的地方，故针刺地机可治疗各种出血、月经不调、痛经、遗精等疾病。

52. 阴陵泉

【定位】在小腿内侧，胫骨内侧髁后下方凹陷处。

【源流】《灵枢·四时气》言："飧泄补三阴之上，补阴陵泉。"《灵枢·本输》言："脾出于隐白……入于阴之陵泉，阴之陵泉，辅骨之下陷者之中也。"《脉经·卷六》言："脾病，其色黄，饮食不消，腹苦胀满，体重节痛，大便不利，其脉微缓而长，此为可治。……春当刺隐白，冬刺阴陵泉，皆泻之。"《针灸甲乙经·卷七》言："热病夹脐急痛，胸胁满，取之涌泉及阴陵泉。"《针灸甲乙经·卷八》言："腹中气盛，腹胀逆，不得卧，阴陵泉主之。"

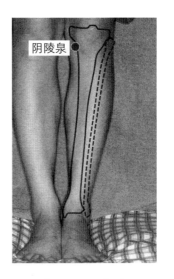

阴陵泉

【适应证】腹胀，水肿，黄疸，泄泻，小便不利或失禁；阴茎痛，遗精，妇人阴痛，带下；膝痛。

【操作】直刺1～2寸。

【按语】阴陵泉为足少阴脾经合穴（水穴），《百症赋》曰："阴陵水分去水肿之脐盈。"脾主运化水湿，故张老认为脾经合穴阴陵泉可以调节脾经经气，利水消肿，健脾止泻，治疗水肿、腹胀、泄泻等疾病。因为经络有双向调节作用，对于一些术后排气、排便不畅引起的腹胀，强手法刺激能取得较好效果。

《灵枢·经脉》曰："脾足太阴之脉……循胫骨后，交出厥阴之前，上循膝股内前廉，入腹，属脾，络胃。"《针灸甲乙经》曰："妇人阴中痛，少腹坚急痛，阴陵泉主之。"脾经循行过少腹部，经脉所过，主治所及，故用于治疗腹胀、阴茎痛、遗精、妇人阴痛、带下等。

53. 血海

【定位】屈膝，在大腿内侧，髌底内侧端上2寸，股四头肌内侧头的隆起处。取法：屈膝，医者以左手掌心按于患者右膝上缘，第2至第5指向上伸直，拇指约呈45°斜置，拇指尖下是穴。对侧取法仿此。

【源流】《针灸甲乙经·卷十二》言："妇人漏下，若血闭不通，逆气胀，血海主之。"《古今医统大全·卷六》言："主女子

崩中漏下不止，月事不调，带下。"《医学入
门·卷一》言："主一切血疾及诸疮。"

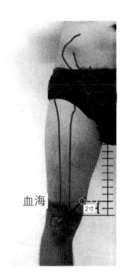

血海

【适应证】月经不调，经闭，崩漏；湿疹，
瘾疹，丹毒。

【操作】直刺1~1.5寸。

【按语】张老常用血海配曲池治疗皮肤病。
曲池穴名出自《灵枢·本输》，别名阳泽、鬼
臣、鬼腿，为手阳明大肠经的合（土）穴。曲池
属大肠经与肺相表里，肺主皮毛，擅能疏风；
曲池又为合穴，为阳经之阳穴，为清热之要穴。《千金翼方》："瘾
疹，灸曲池二穴，随年壮神良。"脾经血海，因脾主肌肉而统血，血
海为理血之要穴，又有"血郄"之称。此外，血海又能健脾利湿。两
穴相配则有疏风清热、理血凉血、健脾利湿之功。符合"治风先治
血，血行风自灭"之古训，一方面能凉血清热解毒，另一方面也可健
脾利湿而固其本。而皮肤病病因大多为风、热、血、湿。故此，张老
认为曲池、血海是治疗皮肤病的要穴。同时，根据不同的情况采用不
同的刺灸方法和配穴：一般采用针刺泻法；血热盛者，则多采用刺血
法，如需刺血量大者可用三棱针刺，需刺血量小者则可用毫针点刺拔
罐；虚证、慢性病也可采用直接灸或温针灸；对于慢性、顽固性病患
者可使用埋线法、穴位注射法以巩固疗效。

54. 涌泉

【定位】在足底部，卷足时足前部凹陷处，约足底第2、第3趾趾
缝纹头端与足跟连线的前1/3与后2/3交点上。

【源流】《灵枢·本输》言："肾出于涌泉。涌泉者，足心也，

为井木。"《黄帝内经·素问·缪刺论》（王冰注卷十八）言："邪客于手足少阴、太阴、足阳明之络，此五络皆会于耳中，上络左角。五络俱竭，令人身脉皆动，而行无知也，其状若尸，或曰尸厥。刺其足大指内侧爪甲去端如韭叶（谓隐白穴）后刺足心（谓涌泉穴，足少阴之井），后刺足中指爪甲上各一痏……"《针灸甲乙经·卷七》言："热病夹脐急痛，胸胁满。取之涌泉与阴陵泉。"

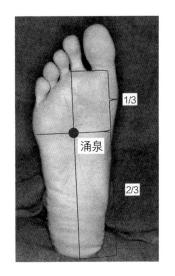

涌泉

【适应证】顶心头痛，眩晕，昏厥，癫狂，小儿惊风，失眠；便秘，小便不利；咽喉肿痛，舌干，失音；足心热。

【操作】直刺0.5～1寸。

【按语】涌泉穴，位于足心，属足少阴肾经，五输穴之井穴。足少阴肾经起于足心涌泉穴止于俞府穴。肾主生长发育和生殖，肾精充足就能发育正常，耳聪目明，头脑清醒，思维敏捷，头发乌亮，性功能强盛。反之，若肾虚精少，则记忆力减退，腰膝酸软，行走艰难，性能力低下，未老先衰。涌泉穴历来是一个重要的保健穴。涌泉又为肾之井穴，井穴又是十二经之"根"，故此张老在临床上也多用此穴于发热、昏迷、神志病、胸中烦闷和急救。

张老在临床上常将涌泉与劳宫二穴合用，称为"四心穴"，主治心包、心、肾及其经脉循行部位的病症以及相关的脾、胃、热证等病症。

张老常用针刺法治疗：①痴呆，常以四心穴配合神门、太溪、四神聪为主穴，结合辨证论治。但对有中枢性瘫痪的血管性痴呆患者应慎用，尤其在痉挛期。四心为手心和足心，针刺均较为疼痛。更何况痴呆患者针刺治疗非一日所能建功，一般针刺法患者难以接受，更难以持久。而张老的飞针法对此类痛穴的针刺非常适宜。劳宫直刺0.3～0.5寸，局部胀痛，针感可扩散至整个手掌。对于小儿初发病者宜浅刺，针入不倒即可。②癫痫。可配合四神聪、八风、八邪穴治疗。③末梢神经炎。可配合四关、八风、八邪穴治疗。慢性者可加用温针灸。④昏迷。可配合素髎或人中、四神聪、风府等以开窍促醒。⑤中风。适宜于中风早期，尤其昏迷患者，对于开窍醒脑促醒有较好的帮助。⑥癔症。对于此类患者，给予四心穴强刺激往往有较好的效果。

55. 太溪

【定位】在足内侧，内踝后方，内踝尖与跟腱之间的凹陷处。

【源流】《灵枢·九针十二原》言："阴中之太阴，肾也。其原出于太溪。"《素问·刺疟篇》（王冰注卷十）言："足少阴之疟，令人呕吐甚多寒热，热多寒少。"《脉经·卷二》言："左手关后尺中阳绝者，无膀胱脉也。苦冷逆，妇人月使不调，三月则闭，男子失精，尿有

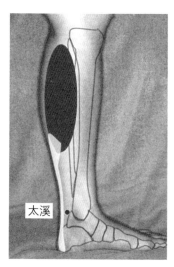

余沥。刺足少阴治阴，在内踝下动脉（即太溪穴也）。"《针灸甲乙经·卷七》言："痓先去太溪，后取太仓之原。"

【适应证】月经不调，遗精，阳痿，小便频数，消渴，泄泻，腰痛；头痛，目眩，耳聋，耳鸣，咽喉肿痛，齿痛，失眠；咳喘，咳血。

【操作】直刺0.5～1.5寸。

【按语】张老认为太溪为肾经原穴、输穴，对肾经经气调节起

到重要作用，故临床上被应用于治疗多种疾病。①月经不调，遗精，阳痿，小便频数，消渴，泄泻，腰痛。肾为先天之本，对生殖系统方面的调节作用尤为明显。由于肾藏有先天之精，为脏腑阴阳之本，生命之源，故称为"先天之本"。肾在五行属水，肾与膀胱互为表里，肾藏精，主生长发育和生殖。所以补益太溪能明显起到补肾作用，治疗月经不调、遗精、阳痿、小便频数等疾病。②头痛，目眩，耳聋，耳鸣，咽喉肿痛，齿痛，失眠。肾开窍于耳及二阴，且经脉所过，主治所及，故太溪对上述病症有治疗作用。③咳喘，咳血。《针灸甲乙经》："消瘅，善喘，气走喉咽而不能言，手足清，溺黄，大便难，嗌中肿痛，唾血，口中热，唾如胶，太溪主之。"

56. 水泉

【定位】在足内侧，内踝后下方，太溪直下1寸，跟骨结节内侧凹陷处。

【源流】《针灸甲乙经·卷三》言："水泉，足少阴郄，去太溪下一寸，在足内踝下，刺入四分，灸五壮。"《针灸甲乙经·卷十二》言："月水不来而多闭，心下痛，目䀮䀮不可远视，水泉主之。"《备急千金要方·卷三十》言："水泉、照海主不字，阴暴出，淋漏，月水不来，多闷而心

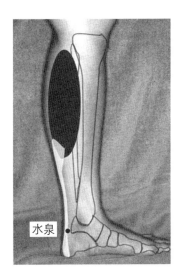

水泉

下痛。"《新针灸学》言："治疗月经闭止或月经过少，膀胱痉挛。"

【适应证】月经不调，痛经，阴挺；小便不利。

【操作】直刺0.3～0.5寸。

【按语】张老认为临床应用水泉穴主要利用其为肾经郄穴的特

性，肾为先天之本，对生殖系统调节起重要作用，对月经不调、痛经、阴挺有一定治疗作用。《百症赋》载"月潮违限，天枢、水泉细详"，水泉配天枢，一是补益先天之本，二是运化后天之本，对于虚证的月经后期疗效较好。

57. 照海

【定位】在足内侧，内踝尖下方凹陷处。

【源流】《针灸甲乙经·卷三》言："照海，阴跷脉所生，在足内踝下一寸，刺入四分，留六呼，灸三壮。"《灵枢·热病》言："目中赤痛从内眦始，取之阴跷……瘈，取之阴跷及三毛上及血络出血。"《针灸甲乙经·卷七》言："目痛引眦，少腹偏痛，背伛，瘕疝，视昏，嗜卧，照海主之。""痓，去之阴跷及三毛上，及血络出血。"

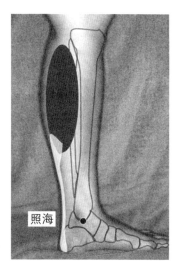

照海

【适应证】月经不调，痛经，带下，阴挺，阴痒，小便频数，癃闭；咽喉干痛，目赤肿痛；痫证，失眠。

【操作】直刺0.5～0.8寸。

【按语】照海为足少阴肾经腧穴。足少阴之脉循阴股入腹达胸，与阴跷脉相通。照海的部位，即是阴跷脉所生之处，故照海与阴跷脉经气相通。为肾经腧穴，肾为先天之本，阴跷脉主一身左右之阴，其为病则"阴缓而阳急"（《难经·二十九难》），"阴气盛则瞑目"（《灵枢·寒热病第二十一》）。所以照海穴具有补肾益精、调节阴跷的作用。对日轻夜重的症状有很好的调节、改善作用。

照海配列缺通过手太阴肺经、足少阴肾经、任脉和阴跷脉合于肺、咽喉、胸膈。在临床治疗上，此两穴相配为金水相生，协同主治头痛、呼吸系统疾病、泌尿系统疾病、生殖系统疾病、自主神经功能紊乱等病症。

58. 复溜

【定位】在小腿内侧，太溪直上2寸，跟腱的前方。

【源流】《灵枢·本输》言："肾……行于复溜，复溜上内踝二寸，动而不休为经。"《黄帝内经·素问·刺疟篇》（王冰注卷十）："疟，脉小实，急灸胫少阴，刺指井（胫少阴是谓复溜）。"《黄帝内经·素问·刺腰痛篇》（王冰注卷十一）："足少阴令人腰痛，痛引脊内廉，刺少阴于内踝上二痏，春无见血（内踝上则正复溜穴也）。"

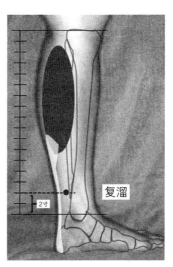

复溜

【适应证】水肿，腹胀，泄泻；盗汗，热病无汗或汗出不止；下肢痿痹；耳鸣，腰痛。

【操作】直刺0.5～1寸。

【按语】复溜为肾经经穴，为经气正盛行经过的部位，五输穴中，经主喘咳寒热；复溜名意指肾经的水湿之汽在此再次吸热蒸发上行，本穴物质为照海穴传输来的寒湿水汽，上行至本穴后因其再次吸收天部之热而蒸升，气血的散失如溜走一般，所以复溜可滋补阴液，故针刺复溜可起到清热养阴的效果，用于治疗盗汗、热病无汗或汗出不止。

"肾为水脏"，它在调节体内水液平衡方面起极为重要的作用。体内水液的潴留、分布与排泄，主要靠肾气的"开"和"阖"。《素问·逆调论》说："肾者水脏，主津液。"肾中精气的蒸腾汽化，实际上是主宰着整个津液代谢过程的。肺、脾等内脏对津液的汽化，亦有赖于肾中精气的蒸腾汽化；特别是尿液的生成和排泄，更是与肾中精气的蒸腾汽化直接相关。而肾经经穴复溜，对肾脏调节水液起重要作用，促进水液的运化，水汽得以运行，则水湿不内停，以小便等方式排出体外，小便利则大便实，故对水肿、腹胀、泄泻等疾病起到治疗作用。肾开窍于耳，腰与肾的功能密切相关，耳鸣、腰痛其中一个重要原因就是肾气不足，无以滋养耳窍和腰府，耳窍不荣则耳鸣，腰府不荣则腰痛。复溜为肾经经穴，能够有效补益肾气，使经气断而复留，肾气足则耳不鸣、腰不痛。

59. 阴谷

【定位】在腘窝内侧，屈膝时，半腱肌肌腱与半膜肌肌腱之间。

【源流】《灵枢·本输》言："肾……行于复溜，复溜上内踝二寸，动而不休为经。"《针灸甲乙经·卷十一》言："脊内廉痛，溺难，阴痿不用，少腹急引阴及脚内廉，阴谷主之。"《针灸甲乙经·卷十二》言："妇人漏血，腹胀满，不得息，小便黄，阴谷主之。"

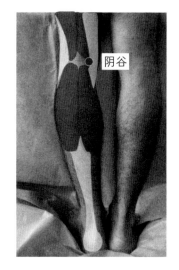

【适应证】阳痿，疝气，崩漏；癫狂；膝股痛。

【操作】直刺1～1.5寸。

【按语】张老认为，阴谷为肾经合穴，经气由此穴深入，进而会合于肾脏，故肾脏方面疾病可通过阴谷来调节，如阳痿、疝气、崩漏。经脉所过，主治所及，故阴谷又可治疗膝股痛。

60. 行间

【定位】在足背侧，当第1、第2趾间，趾蹼缘的后方赤白肉际处。

【源流】《灵枢·本输》言："肝出于大敦，……溜于行间，行间，足大指间也，为荥。"《灵枢·五邪》言："邪在肝，则两胁中痛，寒中，恶血在内，肮善掣，节时肿。取之行间以引胁下，补三里以温胃中，取血脉以散恶血，取耳间青脉以去其掣。"《针灸甲乙经·卷九》言："咳逆上气，唾沫，天容及行间主之。""善惊，悲不乐，厥，胫足下热，面尽热，渴，行间主之。"

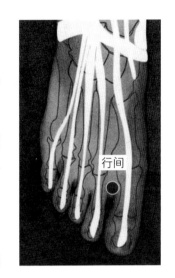

行间

【适应证】主要用于肝实证（郁结、阳亢、肝火、肝风）；头痛，目眩，目赤肿痛，青盲，口㖞；月经过多，崩漏，痛经，经闭，带下，疝气；小便不利，尿痛；中风，癫痫；胁肋疼痛，急躁易怒，黄疸。

【操作】直刺0.5～0.8寸。

【按语】张老认为行间为肝经荥穴，荥主身热，故本穴清热效果较好，可清泻肝胆实热，主要应用有：配泻丘墟、阳陵泉，清肝泻火，类龙胆泻肝汤；配泻丘墟、百会，清肝泻火，通络止痛，治疗厥阴头痛；配泻风池，补复溜，平肝息风，滋阴潜阳，类镇肝息风汤。

61. 太冲

【定位】在足背侧，第1跖骨间隙的后方凹陷处。

【源流】《灵枢·九针十二原》言："阴中之少阳，肝也，其原出于太冲，太冲二。"《灵枢·厥病》言："厥心痛，色苍苍如死状，终日不得太息，肝心痛也，取之行间、太冲。"《针灸甲乙经·卷九》言："暴胀，胸胁，榰满，足寒，大便难，面唇白，时呕血，太冲主之。"《针灸甲乙经·卷十二》言：

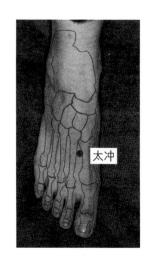
太冲

"女子疝，及少腹肿，溏泄，癃，遗溺，阴痛，面尘黑，目下眦痛，太冲主之。……女子漏血，太冲主之。"

【适应证】用于治疗肝实证以及寒滞肝脉、肝虚证（肝血不足）；头痛，眩晕，目赤肿痛，口㖞，青盲，咽喉干痛；耳鸣，耳聋；月经不调，崩漏，疝气，遗尿；癫痫，小儿惊风，中风；胁痛，郁闷，急躁易怒；下肢痿痹。

【操作】直刺0.5～1寸。

【按语】张老认为，临床上，常将太冲、合谷合用，其位于四肢歧骨之间，合称为"四关穴"，意即人体生命的关口。合谷和太冲分别乃手阳明大肠经、足厥阴肝经之原穴。原穴是本经脏腑元气经过和留止的部位，是调整人体气化功能的要穴。"四关"可谓对穴，对穴犹如对药一样，配合使用，协同力强。将十二原穴中的合谷、太冲作为四关穴，意义在于：其一，合谷在上，太冲在下，正好上下交通；合谷穴属阳明腑，太冲穴属厥阴脏，两穴配合一阴一阳、一脏一腑，有调理脏腑、协调阴阳之功效。其二，左者，肝胆少阳左升；右者，肺胃大肠阳明右降。大肠经属金，阳明燥金以降为顺。太冲属厥阴肝经属木，厥阴风木以升为顺。故刺四关可以左升右降。其三，《素问·调经论》曰："人之所有者，血与气耳。"人体活动离不开气血，针灸治病的主要机制就是通过经脉调节人体气血。合谷属多气多血之阳明经，偏于补气、泻气、活血；太冲属少气多血之厥阴经，偏于补血、调血。二穴配合，共奏调节气血之功。其四，根据经络的标本、气街理论，合谷、太冲正是经脉本部（肘膝关节以下）、胫气街所在，通过经气运行与脏腑及标部（头面、躯干）发生密切联系，强调了人体肘膝关节（本部）以下某些特定穴所具有的重要诊治性能。

张老在临床上应用四关穴很多。常以"四关"为主穴，配合他穴治疗诸多病种，具体应用可参看"合谷"穴篇。

62. 中封

【定位】在足背侧，足内踝前，商丘与解溪连线之间，胫骨前肌腱的内侧凹陷处。

【源流】《灵枢·本输》言："肝出于大敦，……行于中封。中封，内踝之前一寸半陷者之中，使逆则宛，使和则通，摇足而得之，为经。"《针灸甲乙经·卷九》言："色苍苍然，太息，如将死状，振寒，溲白，便难，中封主之。""癫疝，阴暴痛，中封主之。疝，瘭，脐少腹引痛，腰中痛，中封主之。"

【操作】直刺0.5～0.8寸。

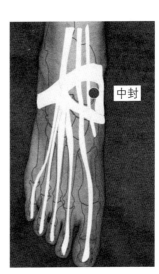

中封

【适应证】疝气，腹痛，小便不利，遗精；下肢痿痹，足踝肿痛。

【按语】《灵枢·经脉》言："肝足厥阴之脉，起于大指丛毛之际，上循足跗上廉，去内踝一寸，上踝八寸，交出太阴之后，上腘内廉，循股阴，入毛中，环阴器，抵小腹，挟胃，属肝，络胆，上贯膈，布胁肋，循喉咙之后，上入颃颡，连目系，上出额，与督脉会于巅。其支者，从目系，下颊里，环唇内。其支者，复从肝别，贯膈，上注肺。"张老认为中封治病理论基础主要源于"经脉所过，主治所及"，因肝经循行主要在下肢及少腹部，所以临床应用上主要治疗疝气、腹痛、小便不利、遗精、下肢痿痹、足踝肿痛。

63. 蠡沟

【定位】在小腿内侧，足内踝尖上 5 寸，胫骨内侧面的中央。

【源流】《灵枢·经脉》言："足厥阴之别，名曰蠡沟，去内踝五寸，别走少阳。其别者，循经上睾，结于茎。其病气逆则睾肿卒疝，实则挺长，虚则暴痒，取之所别也。"

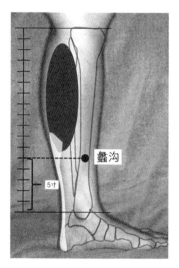

【适应证】睾丸肿痛，阳强挺长，外阴瘙痒，小便不利，遗尿；月经不调，带下；足胫疼痛。《针灸甲乙经·卷九》言："阴跳腰痛，实则挺长，寒热，挛，阴暴痛，遗溺，偏大，虚则暴痒气逆，肿睾，卒疝，小便不利如癃状，数噫恐悸，气不足，腹中悒悒，少腹痛，嗌中有热，如有息肉状如著欲出，背挛不可俯仰，蠡沟主之。"《针灸甲乙经·卷十二》言："女子疝，小腹肿，赤白淫，时多时少，蠡沟主之。"

【操作】平刺0.5～0.8寸，多针尖向上。

【按语】蠡，瓢勺，因近穴位处腿肚形如瓢勺，胫骨之内犹如渠沟名。《灵枢·经脉》："肝足厥阴之脉，……上腘内廉，循股阴，入毛中，环阴器，抵小腹，挟胃，属肝，络胆。"张老认为，肝经循行外阴周围，蠡沟为肝经络穴，一络治两经，所以对于肝胆疾病引起的睾丸肿痛、阳强挺长、外阴瘙痒等有明显治疗作用。蠡沟用于治疗妇科疾病中的白带异常、阴道干萎、外阴白斑等病症，疗效较好。

张家维学术精华与临床应用

第五章　临床医悟

第一节 痿病治疗经验

痿病是指由于各种原因导致肢体筋脉弛缓，手足痿软无力，足不任地，手不能举，甚至肌肉削脱的一类病症。临床上以两足痿软、不能随意运动者较多见，故有"痿躄"之称。现代医学的肌萎缩侧索硬化症、脊髓性肌萎缩症、进行性延髓麻痹、原发性侧索硬化症、多发性神经炎、脊髓空洞症、周期性麻痹、肌营养不良症、小儿麻痹后遗症、重症肌无力、癔症性瘫痪、肌萎缩、脑瘫和表现为软瘫的中枢神经系统感染后遗症等，均属于"痿病"的范围。张老对此病的病因病机、辨证治疗都有独特的见解。

一、中西互参，分清痿病病因

痿病病因多端，治疗各异。医者不仅要明确中医之病因病机，也需明确西医之病理，以提高疗效。

1. 明西医之病理

痿病的临床定义并非十分明确，其涵盖的内容与其他病种存在交叉，主要以肌力下降引起的运动障碍与局部或全身出现肌肉萎缩为主要特征，包含西医多个病种。不同原因引起的痿病，其预后、治疗相差甚远。有的痿病如癔痿一针而愈，有的痿病如肌萎缩侧索硬化症久治难愈，有的如重症肌无力之危症有危险则须抢救，由低钾引起的痿病者则需补钾，而有的中毒致痿必先明确中毒原因方可治疗。因此，张老认为诊治痿病之患者，首先必须明辨其西医之病，然后才断中医之因，方可施治。根据情况进行电解质、电子计算机体层扫描（CT）、磁共振成像（MRI）、X线片、肌电图等检查，有助于本病的诊断和治疗。

2. 辨中医之病因

多种病因可致痿病，需明确其病因，方可正确地辨证论治以及预防。

1）外感致痿

热邪、燥邪、湿邪从外侵袭，邪气凝滞经脉，脏腑气化失司，痹阻气血，精微不布，肌肉百骸失养而发生痿病。

（1）热伤肺津，筋脉失养。温热邪气，从外入侵，上受犯肺，肺热津伤，筋脉失润，或病后余热燔灼，伤津耗气，皆令"肺热叶焦"，不能布散津液以润泽五脏，遂成四肢肌肉筋脉失养，痿弱不用。正如《素问·痿论》所云"肺热叶焦，则皮毛虚弱急薄着，则生痿躄也"。

（2）燥邪伤肺，津枯成痿。肺主一身之气，朝会百脉，将津气输布于全身，筋骨经脉得其濡养，则能活动自如。燥邪伤肺，致水之上源枯竭，津气生化无源，以致筋脉失其濡润，所以手足痿软不用，发为痿病。如《素问玄机原病式》指出："手足痿弱，不能收持，由肺金本燥，燥之为病，血液衰少，不能营养百骸故也。"

（3）湿热致痿。湿热浸淫，气血不运外感湿热之邪，或冒雨涉水，久居湿地，湿邪入侵，渐积不去，遏而生热，濡滞肌肉，浸淫经脉，气血不运，肌肉筋脉失养而发为痿病。如《素问·生气通天论》所谓"湿热不攘，大筋緛短，小筋弛长，緛短为拘，弛长为痿"以及

《素问·痿论》有"有渐于湿，以水为事，若有所留，居处相湿，肌肉濡渍，痹而不仁，发为肉痿"等描述。

2）内伤致痿

内伤致痿临床极为常见，究其原因，主要有以下几方面：

（1）饮食失节致痿。饮食肥甘厚味，损伤脾胃，导致湿热痰浊内生，痹阻气机，阻滞经脉，气血不畅，肌肉筋脉失养。《医林绳墨》强调了湿热在痿证发病中的作用，"痿之一症全在湿热。由乎酒色太过，气血空虚，反加劳碌，筋骨有损，由是湿热乘之。热伤于气，在气不能舒畅其筋，故大筋缩短而为拘挛者矣。湿伤其血，则血不养筋而筋不束骨，故小筋弛长而为痿弱者矣"。《金匮要略·中风历节病脉证并治》中也有"咸则伤骨，骨伤则痿"的记载。

（2）劳欲所伤。劳作不当，房欲不节，耗伤精血，伤及肾元，致其阴亏损，精液耗竭，精不生髓，精亏髓减，筋骨肌肉失养而病痿。宋·陈无择在《三因极一病证方论·五痿叙论》中明确提出："若随情妄用，喜怒不节，劳佚兼并，致内脏精血虚耗，荣卫失度，发为寒热，使皮血、筋肉、肌肉痿弱，无力以运动，故致痿躄。"

（3）思虑过度。思虑太过，损伤心脾，劳伤精血，肌肉筋脉失养而痿。精神因素是致痿和加重痿病的因素之一。有些痿病的发生与情志有关，如癔病等所致痿病，张老在针灸治疗时常使用强刺激，并给以暗示疗法；另外痿病大多病程日久，患者易失去信心，思想负担加重，从而使痿病更加缠绵难愈。甚至一些患者不能坚持按疗程治疗，四处乱求医。这时，张老在针刺治疗时会经常和患者交流，解除其负担，鼓舞其信心。并且同患者分析病情，告知疗程和预后，以保证患者能按疗程治疗。解除精神负担不但有利于疾病的康复，而且对治疗有重要的辅助意义，情志调畅，信心充足，往往可以收到事半功倍的效果。张老也认为，现代医学之情志致痿，多指癔症性瘫痪，但其机制还有待进一步阐发，治疗手段少，效果不好。而中医则非常注重情志的调节，时时强调"精神调和"问题，较现代医学更全面。

（4）瘀血致痿。各种原因导致瘀血阻滞，经脉不畅，气血不通，筋脉肌肉失养，日久发生痿病。

（5）年老体衰致痿。年高体弱，正气亏虚，脏腑损伤，气血精微化生不足可致肌肉筋骨四肢百骸失养。而脏腑亏虚，气血不畅，瘀血痰浊内生，经脉闭阻，肌肉筋骨四肢百骸失养，因而发生痿病。

（6）久病致痿。久病不愈，气血耗伤，筋骨肌肉不得充养；病久不愈，痰浊瘀血内阻，经脉阻滞，气血不通，肌肉失养而发生痿病。常见于消渴病、中风、痹病以及某些恶性肿瘤等病症。消渴病以阴血亏虚、虚热内扰为基本病机，阴血亏虚，肌肉筋脉失养，久而成痿；中风半身不遂，肢体失用，因而成痿；痹病风寒湿热邪气内阻，气血不通，经脉不畅，痰浊瘀血阻滞，肢体疼痛，因而不用，久而成痿；恶性肿瘤者气阴亏虚，肌肤筋脉肌肉不得滋养，邪阻则经脉不通致痿。特别是中年以后发生的痿病，更应当引起重视。

（7）攻下太过致痿。汉代张仲景在《伤寒论》中论述了伤寒吐下后又复发汗，阴阳气血俱虚，不能濡养筋脉乃至成痿。

3）损伤致痿

损伤可致痿病，《灵枢·本脏》谓"经脉者，所以行血气而营阴阳，濡筋骨，利关节者也"。各种原因导致脏腑经脉肢体损伤，气血不能运行，精微不得布散，肌肉筋脉失养，发生痿病。主要有以下几方面：

（1）跌扑损伤，皮伤肉裂，筋骨经脉受损，气血不通或丢失，肌肉失养而病痿。

（2）体位不正。坐卧不当，劳伤筋骨，损伤经脉，引起气血不畅，肌肉失养而致。长期以特定姿势从事某种工作者也常气血阻滞而致筋骨肌肉失养，发生痿证。

（3）医疗过程中的损伤，如不当的肌肉注射、手术，导致经脉肌肉受损，发生痿证。

4）先天病痿

先天致痿，既可以是遗传因素，即禀赋异常，也可以是胎中发育异常。精气是构成人体的重要成分，人体精气有先后天之分，先天之精能够促使人体生长发育，主持生殖功能。先天禀赋不足，精气不充，或先天精气异常，必然会导致出生后的生长、发育异常，生殖功能失常，脏腑失其充养，四肢肌肉百骸失其滋润，机体组织器官不能正常发育，反而逐渐出现萎缩。如李济仁主编的《痿病通论》提到"禀赋不足，与肝肾亏虚，精血不足以灌溉诸末"。先天病痿主要有以下两个方面：

（1）先天禀赋不足致痿。五软是指由先天禀赋不足或后天调养失当所致，以脾肾不足、精血亏虚为基本病机，临床是以头、手足、肌肉和口痿软无力为主要表现的病症，属痿病范畴。现代研究已经证实，某些以肢体软弱无力，肌肉萎缩为主要表现的疾病，如进行性肌营养不良、神经源性肌萎缩等都是由遗传因素所引起的。假性肥大型肌营养不良的产生，是父母精血亏损，或染邪毒，致子代先天之精缺陷，肾精枯涸，肾气不充所致。久之，五脏六腑不得肾精之滋、肾气之发而逐渐虚衰致痿。

（2）发育异常致痿。先天禀赋差异，导致身体结构发育异常，由此影响经脉气血的流通畅达，肌肉筋脉失养而发生痿证。如临床常见的胸廓出口综合征所出现的上肢远端小肌肉萎缩。

5）中毒致痿

环境污染，或长期接触有毒物质，或因病服药，或喷施农药，为有害物质所伤，毒损脏腑，气血受损，经脉闭阻，肌肉萎缩。这些有害物质包括药物、农药、化肥、工业废气、放射性物质、重金属等。

总的来说，痿病病因多端，病机复杂，病变涉及机体的多方面，其中就脏腑而言，主要与肺、胃、肝、肾相关。痿病属于杂病者多，属于热病者少，病程漫长。痿病的病机往往虚实兼见，多见肝肾不足兼夹瘀滞的表现。

二、治痿重在辨证

《针灸大全》谓"手足麻痹，不知痛痒，取足临泣、太冲、曲池、大陵、合谷、三里、中渚"；《神应经》谓"足麻痹，取环跳、阴陵泉、阳陵泉、阳辅、太溪、至阴"；《针灸甲乙经·热在五脏发痿》曰"足缓不收，痿不能行，不能言语，手足痿不能行，地仓主之。痿不相知，太白主之，痿厥身体不仁，手足偏小，先取京骨，后取中封、绝骨，皆泻之，痿厥寒足，腕不收躄，坐不能起，髀枢脚痛，丘墟主之。虚则痿，坐不能起；实则厥，胫热时痛，身体不仁，手足偏小，善啮颊，光明主之"。张家维教授开创了针灸治疗痿病辨证选穴的先河，在痿病的治疗中具有划时代的意义。

1. 首辨外感内伤

痿病属于外感者发病急，痿病主症出现之前，大多有明显的外感病史，如发热、咽喉疼痛、腹泻等，治疗上可重用手太阴肺经、手阳明大肠经、足阳明胃经的穴位；内伤者起病缓慢，可见于多种原因，治疗上可重用手太阴肺经、足太阴脾经、足阳明胃经、足厥阴肝经、足少阴肾经的穴位，临床可因证治疗。如肺热津伤，筋失濡润，治宜清热祛邪养津，穴取手太阴肺经、手阳明大肠经穴为主；湿热浸淫，气血不运，治宜清利湿热，取足阳明胃经、足太阴脾经穴为主；脾胃亏虚，精微不运，治宜补益脾胃，取背俞穴及足阳明胃经、足太阴经脾穴为主；肝肾亏损，髓枯筋痿，治宜补益肝肾，穴取背俞、足少阴肾经、足厥阴肝穴为主。

2. 次辨病位

明确病位，辨经治疗。《素问·痿论》早就有五痿之论："肺热叶焦，则皮毛虚弱急薄着，则生痿躄也。心气热，则下脉厥而上，上则下脉虚，虚则生脉痿，枢折挈、胫纵而不任地也。肝气热，则胆泻口苦，筋膜干，筋膜干则筋急而挛，发为筋痿；脾气热，则胃干而渴，肌肉不仁，发为肉痿；肾气热，则腰脊不举，骨枯而髓减，发为骨痿。"五痿之说为后世对痿病病因病机的认识奠定了基础。其治疗上提出"治痿者独取阳明"和"各补其荥而通其俞，调其虚实，和其逆顺，筋脉骨肉，各以其时受月，则病已矣"的针刺治疗痿病的原则及按脏腑旺时取穴的方法。《素问·脏气法时论》云"脾病者，身重，善肌肉痿，足不收……取其经，太阴、阳明、少阴血者"；《灵枢·口问》云"痿厥心，刺足大趾向上，二寸留之。一曰足外踝下留之"；《灵枢·经脉第十》云"足少阳之别，名曰光明，去踝五寸，别走厥阴，下络足跗。实则厥，虚则痿，坐不能起。取之所别也"。《临证指南医案·痿证》则明确指出本病为"肝肾肺胃四经之病"。

3. 明晰病邪

临床应根据不同的病邪性质而辨证选穴治疗。"热者寒之"，《罗氏会约医镜·论痿证》谓"火邪伏于胃中，但能杀谷，而不能长养气血""治者，使阳明火邪毋干于气血之中，则湿热清而筋骨自强，此经不言补而言取者，取去阳明之热邪耳"。肺热津伤，当清肺养津；而湿热为患，自当清利湿热；而在病变后期，痰、瘀则多见。久病入络，久病多瘀，顽病多痰。痿病总是筋脉、肌肉、经络之病，痰瘀痹阻，经脉不通导致血脉不荣、筋骨肌肉失养是痿证的基本病理机制，故在痿病的证治过程中，始终应当重视化痰软坚、活血通络方法的应用。可选用四关、三阴交、丰隆，必要时可选用温灸、火针、刺络法以增强活血通络化痰之力。

4. 分清原发、继发

在临床治疗上，还须分清原发、继发。属于原发性者，起病即以肢体软弱、肌肉筋脉无力为主症，治疗以原发病为主；属于继发者，先患他病，日久成痿，治疗的同时必须兼顾继发病。如消渴致痿，腰椎间盘突出症致小腿肌肉萎缩。

5. 查明痿病的范围

痿病既可见于全身，也常见于局部。见于全身者，其病一般多重，病变必然涉及脏腑精血，治疗难度大，治疗上尤其要注重整体的调整，在选穴上注重脾胃经、肝肾经、任督脉经穴的使用，如足三里、太溪、关元等，必要时可用灸法；发生于局部者，其病大多较轻，或病在初期，病变往往较轻浅，如能给予及时、恰当的治疗，预后尚好，局部的治疗是重点，如局部的围刺、梅花针叩刺、刺络、火针、温灸等。

6. 辨麻痹经，施用补法

辨麻痹经，施用补法这一原则多用于痿病后期。肢体的某一侧（或某一经）的麻痹，导致肢体内外或前后的肌力不平衡，从而形成内外斜或内外翻等畸形。治疗时应辨别麻痹的经脉而补之，中医学所说的"补其经气之不足"，使其达到内外、前后的经气平衡，从而矫正失衡所致的畸形。如肩关节无力外展系三角肌麻痹，宜选手阳明经之肩髃、曲池；肘无力屈曲乃肱二头肌麻痹，宜针手厥阴经之天泉穴及手太阴经之天府；腕无力屈曲系腕曲肌麻痹，宜针手厥阴经之郄门、内关；腰无力伸展甚则不能端坐，乃骶腰肌及臀大肌麻痹，宜针刺足太阳经之肾俞、秩边、承扶及足少阳经之环跳；膝无力伸展乃股四头肌麻痹，宜针刺足阳明经之足三里、上巨虚、解溪。临床实践中，张老把这一取穴原则应用于痿病后期，如病毒感染所致之神经根炎后遗上下肢麻痹症，收到比较满意的疗效。

三、急则治其标，缓则治其本

1. 急则治其标

清热祛邪是治疗外感疾病的关键。外感致痿以热邪灼伤阴血津液是最为常见的病机，因而，外感致痿治疗重在清热祛邪，邪祛正安，痿病始有向愈之机。取手太阳经穴，以毫针刺，用平补平泻法，主穴为少商、列缺、尺泽，上肢配穴取合谷、曲池、肩髃，下肢配穴取足三里、阳陵泉、环跳、风市。也可配用尺泽、委中放血。在运用中药清热时须注意固护阴津，不可过于苦寒败胃，也不能过寒伤阳。

湿热浸淫，气血不运，治宜清利湿热，取足阳明经穴，并配合局部经穴，毫针刺，平补平泻法，主穴为合谷、曲池、水分、阴陵泉，可依据病情上肢配穴为手三里、肩髃、外关，下肢配穴为足三里、三阴交、地机、阳陵泉、环跳。

2. 缓则治其本

五脏主藏精气，精气不外气血阴阳。脏腑亏虚，气血阴阳不足是痿病的基本病机。因此，滋填脏腑，培补气血就成为治疗痿病的中心环节。

（1）补脾胃，健中焦，以培补气血化源。脾胃为气血生化之源，故古今治疗痿证者大多重视补脾胃以滋生之本源。取俞募穴及足阳明经、足太阴经穴为主，毫针刺，用补法，可加灸，主穴为脾俞、胃俞、血海、气海、关元、足三里，上肢配穴为肩髃、阳溪、手三里，下肢配穴为伏兔、阳陵泉、阴陵泉、解溪。

（2）滋肝肾，填精血，充养五脏六腑。痿病患者有先天不足者，正气亏虚，或久病耗伤正气，病久必然累及下焦肝肾。肝肾同源，肝肾同主运动。肾藏精，主骨，为作强之官，伎巧出焉；肝藏血，主筋，为罢极之本，《素问·五脏生成》言"肝受血而能视，足受血而能步，掌受血而能握，指受血而能摄"。肝肾不足，筋骨不坚，腰膝软弱无力。穴取背俞穴、足少阴肾经穴、足厥阴肝经穴为主，毫针刺，用补法，主穴为肾俞、肝俞、太溪、太冲，上肢配穴为曲池、肩贞，下肢配穴为环跳、阳陵泉、三阴交。

（3）肺朝百脉，肺主一身之气。刘完素在《素问玄机原病式》中提到："诸气膹郁病痿，皆属肺金。膹谓满也。郁谓奔迫也。痿谓手足痿弱，无力以运动也。大抵肺主气，气为阳，阳主轻清而升。故肺居上部，病则其气膹满奔迫，不能上升，至于手足痿弱，不能收持。由肺金本燥，燥之为病，血液衰少，不能营养百骸故也。经曰：手指得血而能摄，掌得血而能握，足得血而能步。故秋金旺，则雾气蒙郁而草木萎落，病之象也。痿犹萎也。"故治疗痿病，可润肺体、调肺气、滋肌肤，以充一身之气。

（4）振奋阳气是治疗痿病的重要一环。"气属阳主轻身，血属阴主驻颜。"阴阳互根，阳化气，阴成形；阳主动，阴主静。阳气者，精则养神，柔则养筋。这说明阳气亏虚则不足以主持运动；阳气不足，鼓舞气化无力，不能生血、化津、养阴，四肢肌肉失养以致痿弱不用；阳气不能温煦，筋脉收引，血行不利，气血不充，痿证由此而生。因此，治疗过程中必须注意温养阳气。鼓舞气血生长，推动气血运行。阳气以通为补，可采用温灸关元、神阙等穴，甚至选用隔附子灸；也可采用局部温灸、火针等，以通阳养阳。寒湿或痰浊为患，阳气受损，寒浊郁闭阳气，壅滞气血，阻塞经脉。四肢为诸阳之本，阳气损伤或阳气不足，气血运行受阻，四肢失养，则手不能握物，足不能任身。故在临床上温针灸、艾炷灸、温和灸、火针应视情况而用；此外，补阳的同时也不要忘记阴中求阳。阳气根于阴精，故振奋阳气勿忘填补阴精，使阴阳有相生之机。常用穴如太溪、三阴交等。

四、治痿应注重调督

督脉经气失调是造成痿病的重要原因。首先，祖国医学认为痿病的发生是由脏腑功能失调、气血失和、肌肉筋脉失养而致，督脉循行于背部正中，为阳脉之海，总统一身之阳气。而人体的四肢活动皆以阳气为主，督脉经气通过手足三阳经支配四肢的活动。督脉功能正常，则气血调和，四肢筋脉得以濡养，肌肉丰满强健，活动灵活；若督脉经气失调，阳气不达四肢，阴血郁闭，肌肉筋脉失养，则四肢痿软不用而致痿病。其次，督脉与肾经关系密切。肾脉属肾，肾主骨生髓。督脉之支者并走足太阳经，督脉之别，别走太阳。体内的脏腑通过足太阳膀胱经背部腧穴受督脉脉气支配。督脉功能正常，脉气调和，肾主骨生髓功能旺盛，脏腑功能活跃，气血充足，四肢得以濡养强壮；若督脉经气失调，各脏腑功能紊乱，肾不能主骨生髓，骨弱髓枯，精血不足，气血失调，则四肢筋脉肌肉失养而致痿病。此外，现代医学认为，痿病的发生主要由神经系统，特别是中枢神经系统的病变而致。当神经系统发生病变时，尤其截瘫所致痿病，可出现四肢的感觉异常，运动障碍及肌肉萎缩。《难经·二十难》曰："督脉者起于下极之俞，并于脊里，上至风府，入属于脑。"因此，督脉经气失调，即神经系统功能障碍，是造成痿证的主要原因。张老认为截瘫相当于督脉损伤，因此治瘫要抓住治督这个根本。"病变在脑，首取督脉，病变在脊髓，督脊同用"。督即督脉，脊指夹脊。针刺督脉穴位，既能填补真阳，补髓益脑，醒脑开窍，又可疏通经气，使之贯通，阳气通达，则痿病可愈。由此可以看出督脉在痿病的治疗中占有重要的地位。

针灸治疗痿病，并非"一针一得"所能胜任，而是要调动全身各部的功能，才能修复损伤，恢复和改善功能状态。督脉具有调节十二经脉及所属脏腑的功能，因此治痿病应当着眼于整体，围绕督脉进行全面的治疗。临床上治疗痿病以督脉为主，以阳明为辅，兼取受病之经。对于脊柱本身病变或其他原因不宜针刺督脉穴位时，也可以取夹脊穴深刺以代之。《灵枢·经脉》曰："督脉之别,名曰长强,挟臂上项……下当肩脚左右,别走太阳,入贯脊。"督脉之别挟脊而行处正是夹脊穴的分布部位,因此针刺夹脊穴同样可起到调整督脉之功。

治痿病时,选取督脉穴位,既可补,又可泻。补之,补益阳气,补髓益脑;泻之,抑阳清热,疏通阳气,调理气机。根据针刺深度,分为浅刺法和深刺法。浅刺是指针刺深度以不穿过棘上韧带为准,针感弱,取穴多;深刺是指针刺深度已超过黄韧带,针感强,取穴少。张老认为治疗脊髓病变所致痿病,多采用深刺法,而脑部和其他病变而致的痿病,一般采用浅刺法。在痿病的治疗中,督脉穴位刺法以补为主。阳气充足,脏腑功能活跃,气血调和,则痿病可愈。总之,督脉辨证在痿病中的运用,将进一步完善痿病的治则治法,提高痿病的治疗效果。

五、泻南方,补北方

朱丹溪纠正了"风痿混同"之弊,提出"泻南方,补北方"的治痿原则。泻南补北,南方属火,北方属水,即指治痿病应重视滋阴清热,因肝肾精血不足,不能濡养筋脉,且阴虚则火旺,火旺则阴更亏,故滋阴可充养精血以润养筋骨,且滋阴有助降火;外感热毒,当清热解毒,火清热祛则不再灼阴耗精,有存阴保津之效。若属虚火当滋阴以降火,若湿热当清热化湿而不伤阴。

六、以上带下,以主带次

"以上带下,以主带次"这一原则意思基本相同,关键要分清主次。上下肢的运动都是以上带下为主，从现代医学神经肌肉的支配来看，上肢是上臂的神经、肌肉支配带动前臂，前臂又支配手指。临床上针刺治疗上肢麻痹的病症应先选上臂的穴位，如颈夹脊、肩三针等，上臂功能恢复才可带动前臂和手，使整个上肢功能得以完全恢复。上肢的上臂是主是干，前臂和手是次是梢。下肢也有上下，腰臀部神经、肌肉支配带动股部，股部带动胫部，胫部带动足，这样逐级下带。故治疗下肢的瘫痪，主要先解决腰部及臀部的功能，选穴时先取上段腰部及臀部的穴位，如秩边、环跳、髀关、伏兔等。这种方法就是"以上带下，以主带次"的取穴原则。临床实践证明，按此原则选穴可提高治疗痿病的疗效。

七、治痿需持之以恒

痿病大都迁延日久，一般无速效，因此，治痿病必须持之以恒，缓慢发病者更应如此。故可教患者使用艾灸、穴位按摩、练功、锻炼等方法以巩固疗效。

第二节　中风治疗经验

中风是以突然晕倒，不省人事伴口眼㖞斜、语言不利、半身不遂，或不经昏仆仅以口㖞、半身不遂为临床主症的疾病。因发病急骤，症见多端，病情变化迅速，与风之善行数变特点相似，故名中风、卒中。西医学的急性脑血管病，如脑梗死、脑出血、脑栓塞、蛛网膜下腔出血等属本病范畴。本病发病率和死亡率较高，常留有后遗症，且近年来发病率不断增高，发病年龄也趋向年轻化，因此是威胁人类生命和生活质量的重大疾患。

中风是针灸科常见病症，张老认为针灸治疗中风的疗效是确切的，关键是重视督心肾经、分期论治、治疗并发症等方面。只要治疗及时，辨证正确，取穴合理，手法恰当，绝大多数患者通过针灸康复治疗以后，都有不同程度的恢复，部分患者可完全康复，回归社会，重返工作岗位。

一、中风病在脑

对中风的病位历来有较大的争议，有认为病在脑者，有定位于心，也有主张治在肝。张老认为其病位在脑，与心、肝、肾、脾有密切关系。其依据如下。

1. 历史沿革

古以为风邪乘虚所中，遂以中风名之。在唐宋以前主要以"外风"学说为主。唐宋以后，尤其是金元时期，以"内风"学说为主，且各有立论，如刘河间力主"心火暴甚"，李东垣认为"正气自虚"，朱丹溪则以"湿痰生热"立论。元代医家王履在总结以往各家经验后，提出了"真中风""类中风"的分类方法。张景岳在《景岳全书·非风论》中提出了"中风非风"的论点。清代王清任以气虚血瘀立论，他在《医林改错》一书中，详细说明中风是由"气虚血瘀"引起的。近代医家张山雷等开始结合现代医学知识，进一步探讨中风的发病机制，认为本病主要由于肝阳化风，气血并逆，直冲犯脑。目前大都认为中风的病因病机责之虚、火、风、痰、气、血等六方面。人体在内外致病因素的作用下，脏腑阴阳失去相对平衡，尤其是五脏中的心、肝、肾三脏功能失司，导致风、火、痰、瘀，正气自虚，进而气血逆乱上犯，脑髓神机受损，致脑脉痹阻，或血溢脑脉之外而为病。

　　早在《黄帝内经》中就已经指出中风病位在头部，在脑。《素问·调经论》云"血之与气，并走于上，则为大厥，厥则暴死，气复反则生，不反则死"，说明了中风气血逆乱，上冲于脑，神明失司，则猝然昏仆。《素问·生气通天论》篇言"大怒则形气绝，而血菀于上，使人薄厥"，明确指出中风病位在上、在巅，即在脑部。自汉迄明，医家未达《黄帝内经》微醮，多宗《金匮要略》旨意，以为病在脏腑经络，遂置脑而不论。直至清末，始有张伯龙、张锡纯、张山雷启《黄帝内经》之秘，采西学之长，阐明中风病位在脑。张山雷说："凡猝倒昏瞀，痰气上壅之中风，皆由肝火自旺，化风煽动，激其气血，并走于上，直冲犯脑，震扰神经。"

　　综上所述，《黄帝内经》提出中风病位在头，亦即在脑，后经各医家引申发挥，使中风在脑的论点明白晓畅。

2. 脑的生理病理特点

脑为髓海，主管人的精神、意识、思维、运动。清末的王清任对脑的功能做了较为详尽的阐述，张老通过研究文献，提出脑的生理病理特点如下：

（1）脑为元神之府。《素问·脉要精微论》云"头者，精明之府，五脏六腑之精气皆上注于头目而为之精"。《本草纲目·辛夷》亦言"脑为元神之府"。《类经·针刺类》则说："脑为髓海，乃元阳精气之所聚。"王清任曰："两耳通脑，所听之声归于脑。……两目系如线，长于脑，所见之物归于脑。……鼻通于脑，所闻香臭归于脑。""舌中原有两管，内通脑气，……使舌动转能言。"清代的汪昂在《本草备要》中有"人之记性，皆在脑中"的记载。王清任说："小儿无记性者，脑髓未满。高年无记性者，脑髓渐空。"这说明了大脑具有产生感觉，主管语言、思维、记忆的功能。

（2）调节躯体运动。《锦囊密录》曰："脑为元神之府，主持五神，以调节脏腑阴阳，四肢百骸之用。"王清任指出："目视耳听，头转身摇，掌握足步，灵机使气之动转也。"灵机藏于脑中，可见脑主宰躯体运动和各器官活动。

（3）脑与脏腑经络密切相关。中医学脏象学说，将脑的生理和病理统归于心而分属于五脏。如心藏神，主喜；肝藏魂，主怒；脾藏意，主思；肺藏魄，主悲；肾藏志，主恐等。其中特别与心、肝、肾的关系更为密切。脑通过经络，与脏腑密切联系，正如《灵枢·大惑论》所说："五脏六腑之精气，皆上注于目而为之精。……裹撷筋骨血气之精而与脉并为系，上属于脑，后出于项中。"脑为元神之府，主神志而统帅脏腑经络，并协调全身各部功能活动，脑与脏腑经络密切相关。中风病位在脑，脑病必然反映于脏腑经络，表现为中经络与中脏腑，亦可重点表现在心、在肾、在肝、在脾。而表现于脏腑经络各异，是诸多因素综合使然。

3. 中风的病因病机

中风的发生是多种因素所导致的复杂的病理过程，风、火、痰、瘀是其主要的病因，脑府为其病位。肝肾阴虚，水不涵木，肝风妄动；五志过极，肝阳上亢，引动心火，风火相煽，气血上冲；饮食不节，恣食厚味，痰浊内生；气机失调，气滞而血运不畅，或气虚推动无力，日久血瘀。当风、火、痰浊、瘀血等病邪，上扰清窍，导致"窍闭神匿，神不导气"时，则发生中风。"窍"指脑窍、清窍；"闭"指闭阻、闭塞；"神"指脑神；"匿"为藏而不现；"导"指主导，引申为支配；"气"指脑神所主的功能活动，如语言、肢体运动、吞咽功能等。

二、穴重督心肾经

根据以上对中风病的病因、病机、病位以及脑病的生理、病理和脑与中风的关系的分析，张老在治疗上提出调督宁心益肾论。

1. 首取督脉

督脉"为阳脉之海"，统帅全身阳经。在循行分布上，督脉不仅直接入络脑，而且还联系到心、肾等与脑密切相关的重要脏器。中风病治疗时调理督脉经气就显得尤为重要。故近代医家说"病变在脑，首取督脉"。

（1）督脉与神密切相关。督脉起于胞中，属脑，络肾贯心。《素问·骨空论》曰："督脉者……入络脑……络肾……上贯心。"《难经·二十八难》亦曰："入属于脑。"脑为元神之府，是人体一切生命活动的中枢；而心为君主之官，主神明；头为精明之府，脑为"髓海"，这有赖于肾精的濡养。而督脉络脑与肾，能通髓达脑，是传输精气的重要通路。调节督脉经气可使肾生之髓，源源不断上注于脑，髓海充盈，则元神功能易于恢复。督脉与脑、心、肾的这种直接联系，也就决定了它与神的特殊关系。

（2）督脉为阳脉之海。《灵枢·刺节真邪》言："虚邪偏客于身半，其入深，内居荣卫，荣卫稍衰，则真气去，邪气独留，发为偏枯。"明确提出中风偏瘫是因气血衰弱，元气不足，邪气停留所致。清代王清任在《医林改错》中明言"半身不遂，亏损元气，是其根本"，并立补阳还五汤以补气活血，开创活血化瘀治疗中风之先河。而元气起于命门，又其脉"上贯心入喉"，与心相通，而得君火之助。此外，督脉通过大椎穴与手、足三阳经相交会，上行至哑门穴与阳维脉相交会，至百会穴与太阳经相交会，下行至人中与阳明经相交会。交诸阳经，又得命火、君火之助，使督脉内蕴一身之阳，故《难经本义》有云："督之言督也，为阳脉之海，所以都纲乎阳脉也。"故而督脉在中风的治疗过程中发挥着重要的作用。

（3）督脉联系脏腑。督脉除与奇恒之腑的脑有直接联系之外，其功能的发挥同时还以脏腑功能为基础。《灵枢·经脉》云："肝足厥阴之脉……连目系，上出额，与督脉会于巅。"故督脉能得肝气以为用，肝藏血而内寄相火，体阴而用阳；《素问·骨空论》载督脉"贯脊属肾"与肾相通，而得肾中阴精之充养，元气起于命门，而又能得命火温养；又其脉"上贯心"，与心相通，而得君火之助、心血之养。此外，督脉交诸阳经，又得命火、君火之助，为阳脉之海；督脉与冲任同起于胞中，与心、肾、肝相交，心主血，肾藏精，肝藏血，任脉为阴脉之海，故而督脉又能调节阴阳，推动十二经气血运行。对此，滑伯仁曾说："夫人身之有任、督，犹天地之有子、午，可以分，可以合。分之以见阴阳之不离，合之以见浑沦之无间，一而二，二而一者也。"中风其病在脑，又涉及脏腑经络气血阴阳，故而中风之治离不开调督。

（4）沟通诸经。督脉对中风的治疗作用，也直接表现在其与诸经脉的相互联系。手足三阳经脉、经筋与督脉均有着直接或间接的联系。阳主动，因此督脉在主持人体运动功能方面亦有着重要的作用。此外，督脉又起于胞中，与心经、肾经、肝经、任脉相交。《灵枢·海论》曰："脑为髓之海，其输上在于盖，下至风府。"这里的"盖"即是百会穴。《行针指要赋》指出："或针风，先向风府百会中。"《备急千金要方》也载有："治半身不遂，失音不语者，灸百会、次灸本神……风府。"哑门、前顶亦是治疗中风的重要穴位，《玉龙歌》曰："中风不语最难医，发际顶门穴要知，更向百会明补泻，即时苏醒免灾危。"《百症赋》云："哑门、关冲，舌缓不语而要紧"。《类经图翼》又有："哑门主治中风，尸厥暴死，不省人事。"大量的古代中风针灸文献都记载了中风取穴以阳经及督脉穴位为主。因此，张老汲取医经精华，结合多年临床经验，治疗中风之病首取督脉，穴多取风府、百会、上星、神庭、印堂、素髎、人中、命门、筋缩等，临床上随证选取其中三四穴。

2. 调心以安神通络

心在经络上与脑相通。《灵枢·经脉》篇记载"从心系，上挟咽，系目系"，即指心与脑在眼后相连。而督脉又"上贯心"，心又与督脉相通。此外，心对中风的作用更表现为其生理功能，《素问·六节脏象论》篇云"心者，生之本，神之变也，其华在面，其充在血脉"。心为君主之官，为神之居，血之主，脉之宗，藏神而主血脉。正如《素问·灵兰秘典论》所言"心者，君主之官也，神明出焉"，《灵枢·邪客论》也说"心者，五脏六腑之大主也，精神之所舍也"。中医学脏象学说，把人的精神意识和思维活动统归于心，故曰"心藏神"。同时，又把神分为五种，即魂、魄、意、志、神，这五种神分别归属于五脏，但都是在心的统领下发挥作用的。心主神志的功能又与心主血脉的功能密切相关，血液是神志活动的物质基础。如《灵枢·营卫生会》说："血者，神气也。"而中风病主要表现在神明失司和脉络不通。心在中风病治疗中的作用由此可见一斑。故此，张老认为中风的治疗也应重视心与心包经穴位的应用，穴多取极泉、通里、神门、内关等，临床上随证选取其中一至二穴。

3. 益肾以充脑

肾主精，为脏腑阴阳之本，又主骨生髓，上注于脑。肾精不足，脑髓失充，而督脉上行于脑，下络于肾，将肾中元精源源不断地输送至脑，正如《医学衷中参西录》所云："脑为髓海，实由肾中真阴真阳之气，酝酿化合而成，缘督脉上升而灌注于脑。"元气是人体生命活动的原动力，其根于肾。肾藏元阴元阳，肾阳为全身阳气之根本，对五脏六腑、四肢百骸具有温煦作用，心阳需得肾阳之鼓动，否则心阳不振、血行瘀滞。肾气为生命的原动力，血液的循环和瘀血的消散都须靠肾气的激发和推动，正如王清任言："元气既虚，必不能达于血管，血管无气，必停留而瘀。"肾精化血，精充血必旺，精少血必亏，故老年人阴精亏损，化血不足，血液难以在血管内正常运行。可知肾虚元气不足，易致瘀血内停。此外，本病大都以肝肾亏虚为根本内因，兼见肝风内动，故应滋肾固其本，涵水以平木。故此，张老认为补肾贯穿于中风的治疗始终，穴多取命门、肾俞、阴谷、太溪等，临床上随证选取其中一至二穴，亦可用灸法。

张老通过以上对中风的病因病机、病位分析，结合古今文献研究结果，并联系中医理论，认为治疗中风当从督与心肾着手。一般处方为百会、素髎、后溪、内关、通里、阳陵泉、太溪，临床可随证加减。针百会、素髎，以通督醒脑，调动五脏六腑之精气；取后溪以通督脉；针内关、通里以调心通络定神；阳陵泉为筋会，乃舒筋通络之要穴；太溪系肾经之原穴，可补肾生髓益脑。在之前的研究中也发现了调督为主针刺组在治疗中风上明显地优越于头针组和阳明经为主组，一定程度上验证了调督为主针法的理论和研究思路。

三、治宜分期论治

根据病程的长短，中风可分为早期、恢复期、后遗症期。各期的病机有所变化，疗效也有差异，其治疗也应有所变化，张老认为应分期治疗，不可一方到底。

1. 早期介入，调神为先

中风早期为发病3周或1个月以内，这个时候患者大多在神经内科住院治疗，采用的也往往是西药治疗，而到针灸科来接受治疗者大多为恢复期，甚至是后遗症期。目前的研究结果都支持在早期和恢复期治疗效果较好，而在后遗症期治疗效果较差。针灸对中风的疗效已经得到公认，但早期的针灸介入仍存在一些争议。张老认为，针灸治疗中风应早期介入，这样可提高疗效，促进肢体运动功能的恢复，促醒并提高认知功能，减少并发症的发生。

张老认为早期贵在调神开窍。中风的病机是窍闭神匿，中脏腑其病在神，中经络早期也大多有神志的改变。正如现代研究证实，绝大多数的腔隙性脑梗死患者早期均有认知障碍的改变，而这恰恰对应于中医"神"的改变，而且"神能导气"，脑神的恢复也能促进肢体的康复。因此，中风的治疗应以调神为先，在选穴上注重督脉、心经和肾经。

中风的早期治疗首先应分清是中脏腑还是中经络。对于中脏腑的患者，还应当分清是闭证还是脱证。

若是闭证者，当以开闭醒脑为主，可取风府、人中、百会通督开窍醒脑；配合手十二井穴点刺出血，以接通阴阳经气；取涌泉导热下行，平肝并能降压。1周以内的刺激不可太大，而病情相对平稳后则可加大刺激，对急性期的患者，有一定的急救作用，但为了疗效的显著和持久，必须同时针对其原因治疗，如肝阳夹痰上扰、蒙闭清窍所引起的闭证昏迷，症见面红、发热、鼾呼、喉间痰声漉漉、两手握固、牙关紧闭、苔黄、脉弦滑等。分析其原因，大多为精血衰耗，肝肾阴虚为其本，阴虚则水不涵木，木少滋荣，故肝阳偏亢，夹痰上逆为其标，治疗应以平肝息风治其标，补益肝肾治其本，故应补太溪（肾水）、泻太冲（肝木），这2个穴位，均为原穴，前者属足少阴肾经，后者属足厥阴肝经，二穴具有疏通三焦原气、调整内脏功能、补肾泻肝的作用。如由风痰流窜，瘀阻血脉、气血壅滞、营卫失调所引起的昏迷，症见头痛、头晕、肢体瘫痪、口歪、言语謇涩、苔腻、脉滑，治疗应以化痰开窍为主，取人中、丰隆、三阴交、行间，均用泻法。丰隆为阳明胃经的络穴，脾胃互为表里，脾健则湿痰自去；三阴交为足三阴经的交会穴，可治肝、脾、肾三经的病变，有平肝息风、健脾益肾之功；行间为肝经的荥穴，肝属木，泻行间（火）穴，实则泻其子也；人中有醒脑开窍的作用。

对于闭证患者，腑气通也是重点，应使大便保持通畅。这与病情的转归和预后关系很大，所以张老认为一般加用一些通腑的穴位，如天枢、水道、上巨虚、下巨虚等，保持腑气通畅，以利升清降浊，方能有利于元神的恢复。如大便数日不通的，也常配合使用星蒌承气汤等以加强通腑之功。

若中风患者已经是脱证，或者由于闭证持久，有转为脱证之趋势时，取穴治疗应慎重，一般不宜取十二井穴与十宣穴，可针刺人中、足三里、内关、印堂、三阴交，用平补平泻法。所谓元阳脱者当急救回阳，可灸气海、关元二穴以召元阳之来复，刺人中、素髎以振元神之靡弱，此为急则治标之法。

而对于中经络的患者，由于病情相对较轻，针灸治疗应及早进行，这对后期的恢复有很大的好处。一般病情稳定后，患者进入恢复期，此时机体气血阴阳严重失调，除了偏瘫外，还伴有其他一系列的症状，总之正气虚弱，邪气留恋，需要及时治疗，加速恢复。对于不同的症状要采取不同的针灸方法。

2. 恢复期标本兼顾，以通为用

张老认为，恢复期应以"通"为用，注意标本兼顾。"通"是以通经活络的方法为主，在选穴和治疗时需注意以下几点：①可选取"跳动穴"，如极泉、内关、合谷、环跳、秩边、委中、三阴交等穴，这有利于针感的传导，能通关过节，常可达到惊人的效果；②可选取多气多血之经，如阳明经，以利于气血的传导；③可选用头针，要长留针，并嘱患者在留针时进行肢体运动，往往可收到事半功倍的效果；④可刺络放血，主要选用尺泽、委中等穴，有利于气血的流通；⑤可选用补气益血的穴位或方法，以推动气血的运行。如补足三里，灸神阙、气海、关元等。常用的阳经穴位包括风池、肩髃、曲池、手三里、外关、合谷、后溪、肾俞、环跳、秩边、风市、伏兔、委中、阳陵泉、足三里、承山、悬钟、丘墟、解溪、昆仑等。阴经的穴位，如极泉、曲泽、少海、内关、通里、神门、劳宫、阴陵泉、曲泉、三阴交、太溪等。在选穴治疗时应注意阴阳平衡，尤其对于肢节拘挛（肌张力较高）的患者，如上臂内收、手指屈曲、足内翻、走路呈偏瘫步态的患者，更有必要。以上穴位并非每次都用，但因为中风疗程较久，不可长期固定于某些穴位，可以在以上穴位中选择3～5穴，交替进行，以防穴位疲劳影响疗效。

3. 后遗症期坚持治疗，以补为要

有些中风后遗症患者，由于病程日久，出现肌肉消瘦，关节废而不用，表现为软弱无力，或拘急强硬。此阶段，阴阳气血俱虚，应以补为主。可以参照"痿病"的治疗方法进行辨证论治。在选穴上则要注重任督脉、肝肾经和脾胃经。

中风后遗症期拘急强硬者较多，此时应注重调补肝肾，养筋柔筋。《灵枢·九针论》说"肝主筋"。《素问·六节脏象论》又说："肝者……其充在筋。"说明筋（肌腱）的营养是从肝而得。肝主全身筋膜，与肢体运动有关。肝之气血充盛，筋膜得其所养，则筋力强健，运动灵活。《素问·经脉别论》说："食气入胃，散精于肝，淫气于筋。"肝之气血亏虚，筋膜失养，则筋力不健，运动不利。《素问·痿论》曰："肝主身之筋膜。"筋附于骨节，由于筋的弛张收

缩，使全身肌肉关节运动自如，故又有"肝主运动"之说。但筋必须在得到充分营养的情况下，才能运动有力。肾主骨和髓的生长发育，与骨的功能有关。肾藏精，精生骨髓，骨髓充实，骨骼强壮，运动捷健。肾的精气盛衰，直接影响骨骼的生长、营养、功能等，肝藏血，肾藏精，精血同生，故肝阴和肾阴相互滋养，肝肾相生。肝和肾均内藏相火，相火源于命门。穴位可选择阳陵泉、太冲、曲泉、太溪等。

《素问·痿论》说"治痿独取阳明"。阳明经为多气多血之经，针刺该经的穴位，可以疏通气血、"血行风自灭"。从脏腑的功能来说，阳明者为五脏六腑之海，主润宗筋，有营养、滋润的作用。因为营养人体的精微来源于后天的脾胃，而肝肾的精血亦有赖于脾胃的生化，若脾胃功能不足，精微与精血生化之源匮乏，筋脉失去其濡养，肌肉的消瘦、肢体的不用亦难以恢复，所以要加一些与脾胃有关的穴位，如足三里、三阴交、中脘、建里、脾俞、胃俞等穴，使其脾胃运化功能转健，饮食得增，精液气血充沛，脏腑功能转旺，筋脉得以濡养。

四、巧治中风并发症

中风不仅仅是肢体偏瘫问题，也有很多并发症。这些并发症严重影响到中风患者的整体康复和生活质量，增加了患者的痛苦，因此治疗并发症也是非常重要的。

肩-手综合征（shoulder-hand syndrome，SHS）是中风后偏瘫患者的常见合并症，临床表现为偏瘫侧肩痛、手肿及被动活动时疼痛加剧，严重影响偏瘫肢体功能恢复，多发生在病后1～3个月，但如不及时发现和治疗，常迁延难愈，并加重上肢的痉挛，使手的功能丧失，严重影响了中风患者的功能康复及生活质量。其原因可能与早期不正确的肢体摆放，关节活动不充分或训练处置不当，肌张力异常，患侧输液，手肿等有关。张老认为其病机为气虚血瘀痰凝，脉络痹阻，而致肩部气血运行不畅，不通则痛。气虚则水液不能布化，痰湿内生而致手肿；静脉输注的液体、痰湿、瘀血皆为阴邪，最易损伤阳气，阻碍气机，从而加重气虚证。本病应早期防治，在中风的早期就应重视上肢的不良姿位摆放，避免患肢输液。尤其是软瘫患者，在早期更要注意预防。偏瘫肢体不可悬吊在胸前，以防加重上肢痉挛。在治疗上可采用温针灸，配合中药外洗。

中风后吞咽困难为中风患者常见并发症，张老一般取风府、风池、廉泉（或舌三针）、合谷、丰隆。舌强硬者，刺金津、玉液。廉泉行合谷刺，或用舌三针，使针感放射至咽部为佳。

中风后失语是较严重的并发症之一，临床上以舌謇语涩，言语不利，甚至不能发音为特点。张老采用头针、体针结合的方法，也取得了很好的效果。体针取穴以廉泉（或舌三针）、通里、照海、足三里为主，病情较重的则加用金津、玉液点刺。

中风后压疮是由于长期卧床，局部组织受压过久，引起神经营养紊乱，血液循环障碍，局部组织缺血、缺氧而发生软组织损伤，导致正气虚弱，气血运行不畅而形成。张老认为本病病久多虚多瘀，脏腑功能失调，气血两虚，虚为本；长期卧床，身体受压，气血运行不畅，肌肤筋脉关节失养，摩擦破损，染毒而成褥疮，毒为标。在临床上不仅要注意毒的治疗，也要注意培本，补养气血。针对褥疮应注意解除压迫，外用药以解其毒。同时可艾灸局部，配穴上也应加足三里、地机、阴陵泉、三阴交等之类以补气养血活血。

中风后癫痫、痴呆可见痴呆相关章节。

五、针康并用，疗效更著

针灸的同时，配合康复治疗，疗效更为显著。张老认为中风的康复是一个系统工程，不可只进行针灸治疗，而忽略其他治疗。针灸治疗和康复治疗各有所长，互相配合，效果更好。临床上常在针刺之后，头针不取，让患者戴着头针进行康复治疗，往往收到意想不到的效果。

第三节　痹病治疗经验

痹是痹阻不通之意，因风、寒、湿、热等外邪侵袭人体，闭阻经络，气血不畅，引起肌肉、筋骨、关节等酸痛、麻木、重着、伸屈不利，甚或关节肿大灼热等。临床根据病邪偏盛和症状特点，将痹病分为行痹、痛痹、着痹和热痹。痹病包括现代医学的风湿热、风湿性关节炎、肌纤维组织炎及坐骨神经痛等疾病。

痹病为针灸科的常见病种，常见的治法为以近部与循经取穴为主，辅以阿是穴，但疗效有时不是很令人满意，张老在长期的医疗实践中，运用中医传统的理论知识与方法，并参考结合现代的解剖学与神经定位技术，总结出一套治疗痹病行之有效的方法。

一、特定穴的应用

1. 井穴的应用

《素问·缪刺论》言"邪客于各经络而生病变时，可取各经井穴治疗"，故对于外邪入侵经络而导致的各部位痹阻不通疼痛，尤其是剧痛的病症，治疗前可在各所属经脉的井穴用三棱针点刺放血，而对于阴经，选与其相表里的阳经井穴。

2. 输穴的应用

《难经·六十八难》言"输主体重节痛"，《灵枢·顺气一日分为四时》谓"病时间时甚者，取之输"，可见输穴是治疗肢体、关节肿痛尤其是与气候变化有密切关系的风湿性关节炎的一个要穴。

张老根据疼痛部位所属的经脉，阳经选其所属输穴，阴经则选与其相表里经输穴，采用提插捻转手法，得气后，使用单向捻转法使气至病所，如病所位于针刺部位之上则顺时针方向捻转针体使气感往上传至病所，病所位于下则逆时针捻转使气至病所，并嘱患者意守患处体会针感，疗效显著。

3. 络穴的应用

《针经指南》记载"络穴在两经之中，若刺络穴两经皆泻"，张老用络穴治同名经痹病证候收到良好效果。如选用手太阳小肠经络穴支正，治疗太阳膀胱经腰痛；选用手少阳三焦经络穴外关，治疗足少阳坐骨神经痛；选用足阳明胃经络穴丰隆透承山，治疗手阳明经肩痛；等等。治疗的方法为采取巨刺法，左病取右侧穴，右病取左侧穴，得气后单向捻针，制造滞针的效果，捻紧针柄1～3分钟，然后嘱患者活动关节，留针30分钟，每10分钟捻针一次。另外，针刺络穴前可先进行同一经脉井穴的点刺放血，通过络穴与井穴的相配合使用，对一些急性肩颈腰痛及坐骨神经痛，有时能起到立竿见影的效果。

4. 郄穴的应用

郄穴是经络上气血深藏的部位，张老认为对于脏腑或四肢躯干的急性疼痛可选取其所属或与其相表里阳经郄穴治疗。如手太阳经郄穴养老穴，治疗落枕及一些急性肩背酸痛；又如足少阳胆经的外丘穴，可治疗少阳型的颈项痛；等等。对伴有局部肿胀、瘀血的疼痛，先在局部点刺出血，然后针刺疼痛部位所属经脉的郄穴，每获良效。操作方法同络穴的应用中提到的大致一样。

5. 八会穴的应用

《灵枢·经脉第十》中言"胆主骨"，张介宾注"胆味苦，苦走骨，故胆主骨所生病"。故治疗与筋骨有关的病变，特别对于伴有肌肉痉挛的疼痛，张老多选用少阳胆经穴筋会和阳陵泉。

又因《经穴·经脉独考》中言"冲为十二经之海，其腧在大杼……，冲脉与肾之大络起于肾下，盖肾主骨，膀胱与肾合，故为骨会"。大杼为骨之会，故治疗慢性病为主引起的周身关节痛、骨痛、脊柱痛，张老多选用大杼穴。

6. 八脉交会穴的应用

八脉交会穴就是指奇经八脉与十二条经脉之气相通的八个穴位，即内关、公孙、外关、足临泣、列缺、照海、后溪、申脉。《医学入门》说："周身三百六十六穴，统于手足六十六穴，六十六穴又统于八穴。"又言："八法者，奇经八穴为要，乃十二经之大会也。"有关八脉交会穴治疗痹病的记载，见于《针灸大全》："后溪配申脉主治目内眦、项、肩等部疾病。足临泣配外关主治目外眦、耳、颊、颈、肩等部疾病……"选取八穴中与病相关穴位按灵龟八法定时开穴或按患者来诊时间按时开穴，配合局部用穴，治疗三叉神经痛、腰痛、胃脘痛、蛔厥、疝气、坐骨神经痛、热痹、头痛、落枕、软组织损伤及某些急性痛症或一时尚不能明确病因的疼痛有显著效果。

二、"治痹"理论新释

张老将很多中医理论与临床实践相结合，对传统中医理论提出新的解释，并应用于临床，在治疗痹病方面着重应用"阳化气，阴成形""诸痛痒疮，皆属于心"等理论，具体如下。

张老将"阳化气，阴成形"理论用于治疗痹病，认为治疗骨质增生之类的痹病应该从阳而治之，指出骨质赘生之物多由寒、痰、湿等阴性之物累积而成，应采用温阳益气的方法从根本上从阳而散之。因此，治疗上可选用督脉的大椎、命门、腰阳关等穴以及疼痛部位所循行经过阳经的穴位或是最痛点采用艾柱灸。对于钙质缺乏骨质疏松之类的痹病则应该从阴而治之，因为筋骨需要精血的濡养与赋形，故可加用任脉上的气海、关元、神阙及三阴经上的穴位。

《黄帝内经》云"诸痛痒疮，皆属于心"，张老认为心主血，血络不通，不通则痛，故治疗痹病可以从心而治之。对起病较急，或时间不长的痹病，可选用心经的络穴通里，或与心经相表里的小肠经的腧穴后溪，采用针刺后配合患者运动的互动式针法效果最佳。对于久痹，甚或入脏伴有心悸、胸闷痛等症状的，则选用心包经的内关、心经的神门等穴。

张老在《黄帝内经》"深纳而久留之，以治顽疾"的理论指导下，利用中西医结合的观点和方法，结合现代医学的解剖知识及X光、CT定位技术，总结出一套有效经验，对颈肩综合征、肋间神经痛、腰腿痛等顽固病症选用与病痛同侧脊神经节段相对应的夹脊2～3穴，通过穴位注射或埋植羊肠线的方法来治疗，穴位注射多选用如当归、丹参、野木瓜等可活血通经的药物。

三、临床应用特点

张老治疗痹病具有自己独到的见解，不仅对传统理论进行创新将其用于治疗痹病，而且严谨选穴、重视手法，融汇中西，以提高临床疗效。

穴位注射操作方法：使用7号针头注射器，快速过皮后，直刺达椎板骨膜处进行提插捻转寻找针感，待针感出现回抽无血液后将药液注入穴位，每穴2毫升。

埋植羊肠线操作方法

首先定穴，用2%碘酊消毒，再用75%酒精棉球脱碘，于穴位部位，用1%的盐酸普鲁卡因进行皮丘麻醉。然后用9号腰穿针（针芯尖磨平）或输液针头（内套28号适当长度毫针做针芯，针尖磨平），先将针芯向外拔出2～3 cm，镊取一段1～2 cm长的已消毒的羊肠线从针头斜口植入，左手拇指、食指绷紧或捏起进针部位皮肤，右手持针快速刺入穴内，并上下提插，得气后，向外拔套管，向内推针芯，将羊肠线植入穴位深处，检查羊肠线断端无外露，无出血，按压针孔，包扎3～5天。穴位注射隔日治疗1次，埋植羊肠线2周治疗1次。

张老治疗痹病除认真选穴外，对针刺的手法也颇有讲究，对于明显的热痹或寒痹，则取具有补泻作用的穴位进行烧山火、透天凉等手法，使寒热之邪得以散清，对局部选用的阿是穴，则用苍龟探穴等刺法，使针感向四周扩散。另外，对于一些久治不愈的顽固痹病，适当配合中药内服及外洗，常配伍温通经络及虫类、藤类的药物，如桂枝、延胡索、半枫荷、络石藤、威灵仙、鸡血藤、乌梢蛇、僵蚕、全蝎等。他认为通则不痛是治疗痹病的关键，针药配合能较好达到这个目的。另外，对于中老年患者，则强调加用补肝肾、强筋骨的药物，如黄精、桑寄生、续断、杜仲、牛膝等。

第四节　痴呆治疗经验

　　痴呆是病程缓慢的进行性大脑疾病所致的综合征。特征是多种高级皮层功能紊乱，涉及记忆、思维、定向、理解、计算、判断、言语和学习能力等多方面，临床表现为意识清晰，情感自控能力差，社交或动机的衰退，常与认知损害相伴随，但有时可早于认知损害出现。最常见的痴呆种类是阿尔茨海默病（即老年性痴呆）。中医无认知障碍之病名，散见于健忘、善忘、呆证、文痴、武痴、语言颠倒、痴呆、癫证、狂证、虚损、郁证或脏躁等病症中。年龄大是痴呆最主要的危险因素。张老通过对古代、现代文献的分析，结合长期临床观察，对针灸治疗痴呆进行研究，现总结如下。

一、病因病机

　　古人认为"呆病"病位在脑，定位在肾，与心、肝、脾、三焦、胆等脏腑有关。早在《黄帝内经》就描述了痴呆的临床表现与病因病机。汉代《华佗神医秘传》始称之为"痴呆"。其后又有"文痴""愚痴""呆痴"等阐述。但痴呆专论首见于明代《景岳全书》，其中有"癫狂痴呆"专篇，第一次提出痴呆是独立性疾病，并对痴呆的病因、病机、症状和治法进行了较详细的论述，指出痴呆的预后在于"胃气之强弱"。清代陈士铎《辨证录》中首立"呆病门"，认为痴呆主要因"痰"而生。清代王清任将痴呆的病位定在"脑"，明确指出"脑为元神之府，灵机记性在脑不在心"。脑居颅内，髓是脑发挥"藏神"生理功能的物质基础，脑髓充足，则"精明之府"功能发挥正常；脑髓不足，则脑不能正常发挥其主神明的功能，势必影响人体正常精神意识活动。故《灵枢·海论》中明确指出"髓海有余，则轻劲多力，自过其度；髓海不足，则脑转耳鸣，胫酸眩冒，目无所见，懈怠安卧"。因此，年老之人，肾气渐衰，阴精渐亏，复遇调摄失宜，如劳倦太过、饮食失宜、七情失调等，致肝肾精血更虚，精亏于下，不能上充于脑，以致髓海空虚或加之瘀血、痰浊阻于髓海，使髓海混浊，元神失养，神明失聪而发为呆病。

古代对健忘也有系统论述，健忘亦称"喜忘""善忘"。"健忘"一词，最早见于《太平圣惠方》，明代戴思恭对此有精辟的描述"健忘者，为事有始无终，言谈不知首尾""所过之事，转盼遗忘"。龚廷贤在《寿世保元·健忘》中曰"盖主于心脾二经，心之官则思，脾之官亦主思，此由思虑过度，伤心则血耗散，神不守舍；伤脾则胃气衰惫，而疾愈深"；王清任云"小儿善忘者，脑未满也，老人健忘者，脑渐空也"；汪昂说"人之精与志皆藏于肾，肾精不足，则喜忘前言"；林佩琴在《类证治裁·健忘》中说"健忘者，陡然忘之，尽力思索不来。夫人之神宅于心，心之精依于肾，脑为元神之府，精髓之海，实记性所凭也"；陈士铎在《辨证录》中载"人有老年而健忘者，近事多不记忆，虽人述其前事，犹若茫然，此真健忘之极也，人以为心血之涸，谁知肾水之竭乎"。

古代医家对本病的病因病机认识大体可分为以下几个方面。

（1）脏腑虚衰。如《灵枢·天年》中有"六十岁，心气始衰，苦忧悲，血气懈惰，故好卧。七十岁，脾气虚，皮肤枯。八十岁，肺气衰，魄离，故言善误"。《灵枢·海论》谓其为"髓海不足"。《千金翼方》云："人五十以上阳气日衰，损与日至，心力渐退，忘前失后，兴居怠惰。"《医方集解·补养之剂》则指出："人之精与志皆藏于肾，肾精不足则志气衰，不能上通于心，故迷惑善忘也。"《医林改错》亦讲："小儿无记性者，脑髓未满，高年无记性者，脑髓渐空。"《医学心悟》更是明确指出"肾主智，肾虚则智不足"。

（2）痰浊瘀血。如《医林绳墨》指出："有问事不知首尾，作事忽略而不记者，此因痰迷心窍也。"《石室秘录》云："痰势最盛，呆气最深。"《血证论》则指出："又凡心有瘀血，亦令健忘，……血在上则浊蔽而不明矣。凡失血家猝得健忘者，每有瘀血。"王清任亦认为"瘀血也令人善忘"，近代张锡纯更有"痰火不泛，痰蒙清窍，则致心脑不通、神明昏乱"的论述。

（3）情志失调。如《华佗神方·华佗治痴呆神方》云："此病患者，常抑郁不舒，有由愤怒而成者，有由羞恚而成者。"《景岳全书》则认为"或以郁结，或以不遂，或以思虑，或以惊恐而渐至痴呆"。《辨证录》则认为"肝郁肾衰痰积于胸中，盘踞于心外，神明不清而成"，认为痴呆与"痰""郁""肾衰"相关。

老年以后，脏腑功能衰退，以肾虚、脾虚与心虚为主。因此，张老认为痴呆病位在脑，与心、肾、脾相关。因心、脾、肾等脏器虚损，气血化源无力，脑髓不足，脏器功能失调，久则气血津液运行失常，气机不畅为气滞，水湿不化则为痰阻，血运不利则为血瘀；气滞、血瘀、痰阻三者互为影响，脑髓受损，久则引起本病。本病在发生、发展过程中，其病机可相互转化，各种证候之间存在着必然联系。如脾肾亏损则气血生化无源，导致精髓更虚，痰阻日久，亦可致血行不畅而成痰瘀互阻之证；属实证的痰浊、瘀血日久，若损及心脾，则脾气不足，或心阴亏耗，伤及肝肾，则阴精不足，脑髓失养，转化为虚证。而虚证病久，气血匮乏，脏腑功能受累，气血运行失司，或积湿为痰，或留滞为形，又可见虚中夹实证。总之，本病临床以虚实夹杂多见，虚与实可相互转化，且实证亦多为标实而其本虚已见。总体上说，本病属神志病变，病位在脑，与心、肝、脾、肾功能失调密切相关。本病有虚有实，但以虚为本，以实为标，临床多见虚实夹杂之证。

张老还指出，痴呆和轻度认知障碍的病因病机有其共性，脑、心、肾等多脏腑功能失调，气血失和是发病的重要基础；痰瘀内生，痹阻脑窍，毒损脑络，为本病发生发展的共性机制。心主神志，肾主脑髓，心神被蒙、肾虚是认知缺损发生的根本因素，风火痰瘀，兼夹蕴化是主要病理环节，诸邪蕴化，浊毒内生，毒损脑络为发病关键。

二、取穴取经特点

1. 治呆重在督脉、心经、肾经

张老根据以上对痴呆的病因、病机、病位的分析，在治疗上提出调神通络针刺法治疗认知障碍，在选穴上重用督脉、心经（心包经）、肾经穴位。脑为元神之府，是人体一切生命活动的中枢；而心为君主之官，主神明；头为精明之府，脑为"髓海"，这有赖于肾精的濡养。而督脉络脑与肾，能通髓达脑，是传输精气的重要通路。调节督脉经气可使肾生之髓，源源不断上注于脑，髓海充盈，则元神功能易于恢复。

张老在临床上常依证选用风府、四神聪（或百会）、神庭、本神、素髎、内关、神门、后溪、太溪（大钟）等。针百会、素髎、风府，以通督醒脑，调动五脏六腑之精气；本神为足少阳胆经穴，是足少阳胆经与阳维脉的交会穴；神庭为督脉穴，是督脉、足太阳膀胱经与足阳明胃经的交会穴；针神庭、本神以醒神；取后溪以通督脉；针内关、神门以调心通络定神；太溪系肾经之原穴，大钟为治痴呆之验穴，可补肾生髓益脑。

神庭、本神在靳三针中被命名为智三针，在治疗认知障碍方面素来为针灸医家所喜用，杨甲三先生等都在临床上大量使用，取得了很好的疗效。

张老也喜用劳宫和涌泉治疗痴呆，但从现代康复角度来看，对于中风偏瘫患者，针刺手心、足心可能会激发病理模式，不适宜于恢复期的中风患者。而且针刺劳宫和涌泉两穴相对较为疼痛，会降低受试者的依从性。

2. 活血化痰以解毒开窍

王永炎院士在多年从事脑病研究的基础上概括性地提出了"毒损脑络"的病机理论，使对痴呆等脑病的病机认识更加深入。他认为，年迈之人，脏腑渐虚，髓海渐衰，虚气流滞，水津失布，痰瘀内生互结，郁蒸腐化，浊毒化生，败坏形体，络脉结滞，脑络痹阻，神机失用而发生脑病。所谓"毒"，邪气郁结不解之意，说明邪气不去，日久则可化生为毒，因而产生了"邪盛谓之毒"的观点。痰瘀互结在不少患者身上存在，尤其慢性病患者。张老据此也在调神基础上配合使用活血化痰之法，如加针丰隆、血海，委中刺血。

3. 井穴刺络以醒神开窍

井穴是十二经脉气血之源，井穴位于四肢末端，十二经脉皆有井穴。井穴是十二经脉气血循行最初之处，是每条经脉气血的源泉。井穴为十二经脉之"本"与"根"。经络学说以四肢为根、为本，头身为结、为标。根据根结标本理论，十二经的"根"，即位于四肢末端的井穴，十二经之"本"，则位于四肢的下端部位；井穴为十二经脉阴阳之气始发之处，病在脏者取之井。"井主心下满"，"心下满"是指心窝部痞满、郁闷而言，多为邪气在肝，肝邪乘脾所致。"井穴"不仅具有明显的醒脑开窍、清热等作用，而且对神志昏迷、急性热病等有显著疗效。张老常在疾病早期或患者昏迷时使用井穴刺络，不仅可以治疗认知障碍，而且对于预防一些疾病如中风后期并发痴呆有重要的意义。

4. 奇经论治以调脑开窍

头为诸阳之会，脑为元神之府，髓贯脊中，充填于脑。奇经八脉循行分布中有7条直接入属、络属于脑或贯脊中。如"督脉者，起于下极之俞，并于脊里，上至风府，入属于脑""入脑则别阴跷、阳跷"；任脉则"由胞中贯脊"，冲脉虽循行复杂，但也有"向内贯脊"；阳维脉"与督脉会，同入脑中"；阴维脉则"上至项而终"。奇经八脉的循行路线使其与脑、髓功能的关系更加直接。奇经八脉隶乎肝肾，脑功能的正常有赖于肝肾精血之濡养，而八脉则是脑与肝肾之间的桥梁和调节器。所以当肝肾精血充足时，八脉通畅，则脑的思维敏捷，反应灵活，精神振奋，行动自如；当肝肾不足或八脉不通时亦可影响脑，使大脑反应迟钝，精神不振，行动迟缓，从而影响人体的生长衰老过程。

由于奇经八脉在生理上与脑、髓、肝、肾的关系密切，所以当奇经八脉受到疾病影响或其自身功能异常时，就会在人的生长衰老过程中出现相应的变化。如督脉上属于脑，下通于肾，是联系肾与脑的通路。古人云："督脉……虚则头重高摇。"当年老体弱、督脉脉气不足时，就会出现脑转耳鸣、神志恍惚、记忆力下降、智力减退、言语不清、腰酸懈怠等症状。任脉司妊养之职，统摄诸阴。"任脉虚，太冲脉衰少，天癸竭"，故人至老年，任脉亏虚出现齿摇发脱、头晕目眩、智力下降、动作迟缓、形坏而无子的现象。冲脉有灌渗、补充和调节十二经气血的作用，能促进生殖发育，而与性征发育及衰老有关。冲脉不盛则"宗筋不成""唇口不荣故须不生""其人若恍惚狂痴""常想其身小，狭然不知其所病"。其病可出现多疑、性格改变、体力下降、性功能减退、恍惚痴呆、记忆颠倒、终日不知所措的老年痴呆症状。阴跷脉与阳跷脉有调节肢体运动和眼睑开合的功能，两脉脉气平和则步伐矫捷平稳，昼精夜瞑，睡眠有度，故谓"得之者，身体轻健，容衰返壮"。当阴跷脉与阳跷脉功能失常则会出现行动迟缓、反应迟钝、步履蹒跚、手足麻痹、昏蒙健忘、癫痫、失眠或嗜卧等症状。阴维脉与阳维脉维系、联络全身阴阳经脉，维持人体阴阳间的协调平衡。当脉气失和时就会出现忧郁、淡漠、性格怪僻、行为迟钝、谈吐失常、昼夜颠倒等症状，《奇经八脉考》谓"……阴阳不能自相维则怅然失志，溶溶不能自收持"，由此可知阴阳维脉与老年性痴呆的关系也十分密切。综上所述，张老认为奇经八脉失调与老年性痴呆的关系非常密切，在临床上常通过调节奇经八脉来治疗痴呆。

三、防重于治

以前的研究多关注痴呆的治疗，但在临床上发现痴呆时往往认知障碍已较严重，日常生活能力受损亦明显，其治疗效果也差，早期干预的研究极为重要，故此近年来特别加强了对轻度认知障碍的研究。张老在临床上也非常重视痴呆的防护。如中风的早期就重视调神的应用，老年人平素可灸足三里、悬钟、关元等以补肾健脾，按摩头部以清利头目。

第五节　注意缺陷多动障碍治疗经验

注意缺陷多动障碍又称"儿童多动症"，是儿童期最常见的心理行为障碍之一，属中医学慢惊风、抽搐范畴。注意缺陷多动障碍以注意力不集中、多动、参与事件的能力差，面部、四肢、躯干部肌肉不自主地重复抽动，或伴喉部异常发音等为临床表现。该症于学前起病，呈慢性过程。现代医学认为本病与遗传、环境、心理、脑内某些组织的发育异常及功能障碍等因素有关。若处理不当，症状会逐渐加重，影响记忆力和正常的学习生活，并导致多种心理行为异常，甚至发展为其他精神疾病。张老一直致力于该病研究，总结出一套以头针为主，结合体针、梅花针、耳穴贴压的综合治疗方法。

一、病因病机

1. 先天不足，后天失护

张老认为本病是因先天不足及后天失护所致。先天不足系指孕妇妊娠期、围产期的各种疾病影响胎儿正常发育。产伤和婴儿期的高热、上呼吸道感染等疾病，以及外伤、饮食不节、社会与心理方面的不良因素等均属后天失护范畴。

小儿为"纯阳"之体，为小儿生理特点之一。《颅囟经》言："凡孩子3岁以下，呼为纯阳。"《小儿药证直诀》曰："小儿纯阳，无烦益火。"小儿生长发育旺盛，其阳气当发，生机蓬勃，与体内属阴的物质相比，处于相对优势，而阴液相对不足；在发病过程中，易患热病，阴津易伤。

吴瑭的《温病条辨·解儿难》指出小儿"稚阴稚阳"的生理特点，指小儿在物质基础与生理功能上都是幼稚和不完善的，需要不断地生长发育、充实完善。稚阴稚阳学说在理论上是纯阳学说的发展，说明小儿体质除生机蓬勃、发育迅速之外，还存在脏腑娇嫩、形气未充的一面，皮肉筋骨以及精神意识等方面均较成人属不足。

在上述两大因素共同作用下，加上为"纯阳"之体及"稚阴稚阳"的生理特点，逐渐形成阴阳偏盛偏衰，导致脏腑功能失常。

2. 阳盛风动

小儿为纯阳之体，阳常有余，阴常不足，阴不制阳，阳躁于外，出现烦躁易怒、多动不安等症状，所谓"阴阳失调，阴静不足，阳动有余，脑髓失养"，张老认为儿童多动症主要由心神不宁、肝阳亢盛所致，病位在脑。

患儿为纯阳之体，阳常有余，阳盛化火生风，出现注意力不集中、多动等症状；先天禀赋不足，肾精亏虚，髓海失充，元神失藏，则出现神思涣散、动作笨拙；肾阴不足，水不涵木，肝阳偏亢，《素问·灵兰秘典论》曰"肝者，将军之官，谋虑出焉"。肝为刚脏而性动，藏魂，其志怒，其气急，为罢极之本，体阴而用阳，肝肾同源，肾水不能涵养肝木或肝阴不足则肝阳易偏亢，可见性情执拗、冲动任性、兴奋不安，则出现注意力不集中、多动及面部、四肢、躯干部肌肉不自主地重复抽动，或伴喉部异常发音等症状。

3. 髓海有余

《灵枢·海论》谓"髓海有余，则轻劲多力，自过其度"，详细描述了髓海所生病。儿童多动症患儿多表现为注意力不集中、多动、兴奋不安等症状，与此描述的"髓海有余"有一致性，因此可以考虑儿童多动症属于"髓海有余"之证。先后天之本脾肾（阴）常不足，则髓海未充，元神失摄。脑为髓之海，为元神之府，主宰人的精神、情志、思维、意识等活动。"髓海有余"之证与脑病有关。

二、综合治疗方法的特点

张老从长期临床实践中总结出一套以头针为主，结合体针及梅花针叩打、耳穴贴压等综合治疗儿童多动症的方法。

1. 调神安动

脑为"六神之主"，是意识、智能的居所。《素问·脉要精微论》指出："头者，精明之府，五脏六腑之精气皆上注于头目而为之精。"脑藏五脏六腑上注之精气，总统诸神，对五脏之神——神、魂、魄、意、志具有统率作用，成为协调、控制诸脏器，保持机体高度统一、有序的中枢。张老提出治疗脑病多以调神为先，应以安神定志为治疗方法。神是脏腑生理功能、病理状态的重要外在表现，"治神"有助于脏腑功能的调整与恢复。基于"髓海有余"论，张老认为儿童多动症与脑病有关，调和阴阳以调神安动为治疗的重要原则。

2. 首选头部腧穴，督脉腧穴

中医学认为"脑为元神之府""头为精明之府"，结合现代医学解剖学及神经生理学，张老认为，儿童多动症与脑有关，重视头针的应用，头部选穴以素髎、百会、四神聪、印堂、太阳、率谷、风池等为主，四神聪、神庭、率谷、脑户等穴列为必用穴。《灵枢·经脉》言："膀胱足太阳之脉……其直者，从巅入络脑。"

因此，张老针刺治疗儿童多动症时，首先选用头部腧穴、督脉腧穴，其次配合胃经等健脾补益先后天。"督脉总督一身之阳经""督脉属脑络肾"，取督脉之大椎穴，大椎穴为手、足三阳经与督脉之会穴，有健脑宁神、理气降逆的作用。针刺四神聪可以调整脏腑经气，填髓健脑。颞叶与学习记忆密切相关，针刺该区的率谷穴可以提高主动注意力，改善运动功能。脑户位于平衡区内，为督脉、足太阳膀胱经之会，取之能填精益髓、疏通脑络，改善儿童多动症运动协调能力。素髎穴具有醒脑开窍、镇静安神的作用。

配穴以手、足厥阴经穴为主，选择肢体上的穴位如合谷、外关、内关、足三里、太冲、曲池等穴治疗。合谷、外关相配伍，组成"四关"穴，一气一血、一阳一阴、一升一降，相互为用，协同作用较强，具有镇肝息风、醒脑开窍、镇心安神之功；内关为手厥阴经络穴，别走手少阳经，也是八脉交会穴中阴维脉之会穴，有宁心安神、理气宽胸的作用；取足厥阴经原穴太冲以平肝潜阳、制止肝阳妄动；依据"合主逆气而泄"的原则，故取手阳明经合穴曲池，泻之以降其厥逆的经气。

张老在临床中发现有较好的镇惊、安神作用的"四腹聪"经验穴，其在脐周上下左右旁开0.5寸，张老认为"脐为百风总窍"，临床上常用拔罐等方法祛风止泻止疼，多动、抽动症为风动之证，腹部为气街所在，故可用脐周的四腹聪，飞针斜刺入0.5寸，临床观察发现此经验穴祛风制动效佳。

3. 梅花针及耳穴贴压等综合治疗

用梅花针叩打背部的督脉及膀胱经，可调节中枢神经系统的兴奋与抑制过程，从而有利于改善神经递质代谢，促进神经递质传递，在兴奋中枢神经系统的同时，使抑制趋于集中。

耳穴则多选用神门、心、肝、胆、肾、脑、皮质下、交感等，这些穴位均与中枢神经系统密切相关，通过按压，能促进皮质的觉醒，调整皮质兴奋与抑制功能平衡，从而达到改善大脑皮质功能活动的目的。

4. 留针时间影响疗效

除用穴外，张老根据《灵枢·终始》"久病者，邪气入深，刺此病者，深纳而久留之"的原则，对小儿抽动症这类肝风内动的疾病，强调较长时间的留针，一般小儿留针40分钟，成人留针1小时左右，并可间歇行针保持刺激，起到"三刺谷气至""已补而实，已泻而盛"的作用，常可抑制疾病发作。

另外，研究中发现针灸组中肝肾不足型的疗效不及肝郁气滞型，先天的致病因素很可能影响到疗效。临床观察发现疗效与患者的年龄有一定关系，年龄较小的疗效较好，这可能与幼儿大脑神经尚处于迅速发育阶段，针刺介入可以发挥更大的调节作用有关，而12岁以后儿童大脑形态发育已近成人水平，因此针刺作用有所降低。

第六节　癫痫治疗经验

癫痫又称"痫病""痫证"，俗称"羊癫疯"，是大脑神经元突发性异常放电，导致短暂的大脑功能障碍的一种慢性疾病。本病具有突然性、短暂性、反复性发作的特点，以突然昏仆、口吐涎沫、两目上视、四肢抽搐，或有鸣声、醒后神志如常为主要特征。本病多与先天因素有关，或有家族遗传史。癫痫是神经系统顽疾，需要长期持续治疗，张老提倡的埋线疗法治疗癫痫，取得了较好的临床疗效。

一、病因病机

《黄帝内经》初步记载了本病的临床表现，且认识到本病与先天因素有关。《素问·奇病论》曰："人生而有病癫疾者……病名为胎病，此得之在母腹中时，其母有所大惊，气上而不下，精气并居，故令子发为癫疾也。"《诸病源候论·痫候》言："其发病状，或口眼相引而目睛上摇，或手足掣纵，或背脊强直，或颈项反折。"宋金元时期，对本病的发病机理阐述较深刻。张子和认为，本病常由肝经热盛引起。朱丹溪强调痰迷孔窍引发本病，如《丹溪心法·痫》曰"无非痰涎壅塞，迷闷心窍"。

本病多与先天因素、精神因素、脑部外伤及六淫之邪、饮食失调等有关。母孕受惊或高热、服药不慎，或胎儿头部受损；情志刺激，肝郁不舒，肝、脾、肾等脏气机失调，骤然阳升风动，痰气上壅。上述因素可导致机体气机逆乱，痰浊壅阻经络，扰乱清窍神明，神失所司，脉络失和，产生痫证。

二、辨证分型

张老根据患者的临床症状、舌象与脉象等进行辨证分型，将癫痫分成风痫型、食痫型、痰痫型、血瘀型及先天型。

1. 风痫型

病发时肢体僵直抽搐，手指一屈一伸，颈项强直，呼吸急促，不省人事。在发病前后常伴有头痛、眩晕、恶心、吐沫、小便黄等症状，舌质淡红少津，脉弦而数。

2. 食痫型

病发时脸色发青，剧烈腹痛，吞吐不利，两眼发直，四肢抽动。未犯病时，常见面色黄，腹部胀满，喜食异物，舌苔厚腻，脉沉滑。

3. 痰痫型

发病时突然昏仆，不省人事，痰涎壅盛，角弓反张，手足抽动，身体僵直，平素头晕，急躁易怒，舌质红苔白，脉细滑。

4. 血瘀型

儿童多见发育迟缓，智力低下，面色苍白，哭声尖叫，或两眼发直，斜视，手足抽动。多数表现为某一侧肢体或某一局部肌肉的抽动，并且固定不变。妇女可见经期腹痛，月经量多有瘀块，舌质暗红，脉细涩。

5. 先天型

由先天不足所致的除见癫痫发病频繁以外，一般还有头颅畸形（如小头畸形），神志痴呆，智力低下，发育迟缓，肢体较弱，有的不能坐立、不会说话。由于遗传而致病的，平时症状有的不明显，只是不定期地突然发生昏仆、四肢抽动、口吐唾液等，舌质淡，脉细弱。

三、治疗选穴以背俞穴、督脉穴为主

张老根据中医针灸学的理论，提出选取足太阳经背俞穴和督脉经穴为主。足太阳膀胱经"从巅入络脑"与脑相连，与脑关系密切，善治脑疾。背俞穴是足太阳膀胱经经气输注于背腰部的腧穴，具有反映内脏疾病和治疗内脏疾病的特异性能。《灵枢·本脏》指出："视其外应，以知内脏，则知所病矣。"癫痫与五脏相关，故临床上选用背俞穴有其确切的疗效。常用：①厥阴俞透心俞；②肝俞透胆俞；③脾俞透胃俞；④三焦俞透肾俞。督脉是人体诸阳经之总会，督脉起于会阴，并于脊里，上风府，入脑，上巅，循额，"总督诸阳"为"阳脉之海"；上通于脑，下连诸经，系精髓升降之路，与脑、脊髓、肾有密切关系。故选督脉经穴大椎、命门及经外奇穴、癫痫穴，可振奋一身阳经之气，起开窍通闭、醒神回苏之功效。

此外，"脑为元神之府"，百会、四神聪两穴为张老治疗脑系疾患的常用腧穴，因其在头部，"三阳五会"为头部气街所注之处，百会、四神聪又是大脑运动、感觉区在头皮投射的重要位置，其能开窍安神，又能益胃健脑。本神、神庭两穴之名都与神志有关，《针灸大成》《铜人腧穴针灸图经》都记载其可治疗癫痫等神志疾病。人中穴即人中下1/3与上2/3的交点，人中为任脉与手足阳明经之会，素髎穴位于鼻尖，两穴均有镇静安神之功。

配穴可选取足三里，其为足阳明胃经之下合穴，用以健脾胃、化食滞、消积痰，是强壮要穴之一，可以通过补后天之本而培养先天之不足，起到治病求本的作用。配穴中取风门、大椎、丰隆以豁痰息风，开窍定痛；取膈俞、血海以活血化瘀；取肾俞、肝俞以补益肝肾。主穴与配穴运用得当，疗效相得益彰。

耳穴是各个器官依据生物全息理论在耳朵上的反射区。张老常配合耳穴调理脏腑阴阳，治疗脑系疾病多以神门、心、肝、肾、脑、脑干、皮质下、枕为主。在耳穴相应区域贴压王不留行籽，患者每天用拇指、食指对称性捏压耳穴3～5次，以耳郭发热为度，既省时又经济，并能够维持一定的治疗效果。

四、埋线疗法治疗癫痫

癫痫反复发作，症状多而难以控制，属疑难病，利用穴位埋线，可通过局部麻醉时的封闭效应、针具刺激效应及埋线渗血的刺血效应，以及羊肠线在穴位内长久的刺激作用，对五脏六腑的功能进行调整，从而从根本上治愈疾病，符合《黄帝内经》"深纳而久留之，以治顽疾"的思想。埋线疗法取穴少，操作简便，疗程间隔长，且能较好地控制癫痫的发作，停止埋线后仍然有抗痫作用，最适合于癫痫发作频繁者。穴位埋线是集多种方法、多种效应于一体的复合性治疗方法，张老指出埋线疗法刺激时间长，维持治疗效果能有效抑制癫痫的发作。部分患者埋线后仍有癫痫发作，张老首创应用地西泮注射液浸泡羊肠线1～2小时，使发作明显减少。

埋线后，羊肠线在体内软化、分解、液化和吸收的过程，对穴位产生的物理、生理及生物化学刺激可长达20天或更长时间，其刺激感应维持时间是任何留针或埋针法所不能比拟的，从而弥补了针刺时间短、治疗效果差、易复发及就诊次数多等缺点。该法治疗疾病的过程，初为机械刺激，后为生物学和化学刺激，具有短期速效和长期续效两种作用方式。针具刺激产生的针刺效应和埋线渗血时起到的刺血效应，是短期速效作用；埋线时穴位处机体组织损伤的后作用，羊肠线在体内特殊的留针和埋针效应及组织疗效效应，又可起到长期续效作用。羊肠线作为异体蛋白，埋入穴位后可使肌肉合成代谢增高，能提高机体的营养代谢，亦能提高机体应激能力，使病灶部位血管床增加，血流量增大，血管通透性和血液循环得到改善。相关研究采用地西泮注射液浸泡羊肠线，是通过穴位的吸收及放大作用对大脑的异常放电病灶进行抑制，同时，埋线后可使大脑皮层建立新的兴奋灶，从而对病灶产生良性诱导，缓解病灶放电，达到消除疾病的目的。

癫痫是一种损害脑细胞的疾病，每一次发作都可能导致和加重脑细胞缺氧，脑细胞损害加重。所以病程越长，对大脑细胞损害越大，疗效越差。本病一旦确诊，便应及时治疗。在临床中观察到，穴位埋线法两个疗程疗效优于一个疗程的疗效。可能由于羊肠线的刺激量以及恢复脑细胞的正常功能也是一个缓慢过程。为此，应辨证施治，坚持较长时间的治疗为好。对于长期靠服西药控制癫痫发作的患者，在接受埋线治疗后，不能立即全部停药，应据埋线后病情的缓解程度逐渐减量，直到完全能靠埋线控制发作为止。对于那些服用西药作用不显著者，在埋线后即可停服西药。治疗间隔要灵活掌握，病情重者可10天或15天进行1次，轻者可1个月甚或2个月埋线1次，如间隔时间短，线吸收未完全者，则取相应穴位代替。

中风后癫痫也为临床所常见，一般属于风阳上扰的证候。但临床上往往在急性期过后失于继续治疗。张老认为在发作过后，更要注重预防性的治疗，这是中风后癫痫治疗的关键。常常在急性期控制后，采用背俞穴埋线治疗，开始1周1次。治疗1个月后改为半个月1次。控制发作后，逐渐减少为1个月1次。

五、防治结合

除治疗外，在临床中还发现，不少癫痫儿童，由于家长教育方法不当而诱发癫痫发作，如电子游戏机、电脑、电视等家电的应用，也常会引起癫痫反复发作。为此，要注意防治结合。

第七节　斑秃治疗经验

斑秃是指头皮突然发生斑状脱发，是一种常见的皮肤附属器官的疾病，中医称为"油风""咬发癣"。斑秃病因复杂，不少研究认为可能与精神因素、内分泌因素、体内微量元素缺乏以及遗传等因素有关。随着现代生活节奏的加快，人们承受的生活、工作压力日益加重，该病的患病率呈上升趋势，但目前临床尚缺乏有效的治疗药物。张老创新性地使用电梅花针、围刺飞针等手段治疗斑秃，均获得满意疗效，并发现电梅花针结合围刺飞针法不仅能促进新发生长，且对头痛、失眠等症亦有很好的疗效。

一、首创"电梅花针"治疗斑秃

在临床上，张老首创"电梅花针"治疗斑秃。梅花针是通过浅刺皮部从而起到调节脏腑经络作用的，多用于治疗失眠、斑秃、面瘫、皮肤麻木等。电梅花针是在梅花针上通以微量电流刺激经络腧穴，具有梅花针和电针的双重作用，可有养血祛风、补肾益精、镇静安神等功效。采取电梅花针叩刺一定部位、穴位、阳性反应点处，便可以通过皮部—孙脉—络脉—经脉起到调整脏腑虚实、调和气血、通经活络、平衡阴阳的治疗作用。张老通过动物实验及临床治疗发现，电梅花针治疗斑秃可引起局部头皮充血，促进毛囊细胞生长，使头发再生，较传统梅花针治疗具有痛苦小、见效快、疗程短、生发好等特点。

斑秃多因血虚生风，风盛血燥，发失濡养，故治疗时用电梅花针重叩风池穴以养血祛风，而斑秃亦可因肾虚不能荣养毛发所致，故针刺肾俞、膈俞、三阴交以滋肾养血。斑秃区皮肤行飞针围刺操作，并用电梅花针叩刺斑秃区和背部督脉、膀胱经、夹脊穴等，以行宣导阳气、疏通经络、补肾益精之功。

张老治疗斑秃采用围刺结合电梅花针叩刺法，包括在脱发局部行围刺与电梅花针两个主要步骤。首先视斑秃面积进行围刺：在斑秃中心处刺1针，在旁开0.3寸前后左右共刺4针，组成第1圈；再在距中心0.5寸圆周刺8针，组成第2圈；以此类推，斑秃面积越大围刺圈数越多，围刺后接电针机，用连续波，调节电流大小至患者能耐受为度，留针30分钟。出针后，继而行电梅花针：将电针机的一组输出电线接在梅花针的针柄上，并将电线固定，轻叩斑秃局部至皮肤发红为度，再用生姜片擦斑秃局部。

其中，电梅花针的手法与疗效有着极其重要的关系。治疗时，要求操作者利用手腕部灵巧的弹力进行弹刺，针尖与皮肤表面呈垂直接触，触及皮肤后要立即弹起，叩刺时落针要稳、准。弹刺时，要做到网状均匀密刺，且以患者能耐受的刺激强度为宜。

二、巧用新法，蕴含古意

张老使用围刺飞针法时反复强调两个要诀，即飞针速刺及飞针催气。飞针速刺是保证患者乐于接受针刺治疗的关键，通过飞针速刺，能使针体轻巧、快速地透过皮肤。针刺的刺激主要通过 Ⅰ 类纤维与 Ⅱ 类纤维传递，而不是 Ⅲ 类纤维及 C 类纤维，从而透皮时不痛。飞针催气能起到催气运气之功，使气速至而速效。该手法在《医学入门》中已有记载"以大指、次指捻针，连搓三下，如手颤之状，谓之飞"。故张老运用围刺飞针加电针治疗斑秃的方法，是一套融汇古今、继承而有创新、安全实用的针法。

张老首创的电梅花针治疗斑秃的方法在临床上虽能取得较好疗效，但由于电梅花针的制作及消毒较困难，且难以适应目前倡导使用一次性用具的要求，故电梅花针的改革已势在必行。而张老围刺飞针加电梅花针治疗斑秃的方法，由于使用一次性毫针，既利用了电梅花针快速浅刺结合电刺激的原理，又较好保证能够使用一次性用具，因此在临床上尤具推广应用价值。

第八节　面瘫分期辨治

周围性面瘫，又称"周围性面神经麻痹"，是以患侧面部肌肉运动障碍、眼睑不能闭合、口角被拉向健侧为主症的一种颅神经常见疾患，属于中医"面瘫""僻""斜"范畴。张老认为本病多因风寒侵袭或风热上扰一侧面部，夹痰、夹湿、夹瘀所致。《诸病源候论·卷一》云："风邪入于足阳明、手太阳之经，遇寒则筋急引颊，故使口僻，言语不正，而目不能平视。""阳明为目下纲，太阳为目上纲"，外邪阻滞一侧面部阳明经脉，使得阳明经筋弛缓不用，导致口角歪斜；阻滞一侧额部太阳经脉，使得太阳经筋弛缓不用，导致不能闭眼。

本病起病较急，可于数小时或数天内达到高峰，通常在起病1周内开始恢复，大部分患者可在2个月内基本恢复正常。临床上有一部分患者经治疗后仍有遗留症状，如瘫痪肌萎缩、面肌痉挛及联带运动等。张老根据周围性面瘫在临床上不同时期的表现，将其分为急性期、恢复期和后遗症期，并针对不同时期的特点，运用不同的针灸治疗方法进行综合治疗，每获良效。

一、急性期（发病至1周左右）

在临床中观察到，急性期内患者常有耳后乳突或下颌部的疼痛或肿胀，张老认为这是区分急性期及恢复期的标志。《金匮要略》云"歪僻不遂，邪在经络"。张老指出，面瘫急性期病因以外邪入侵、风邪入络为主。治疗上以祛风驱邪为主。

1. 针刺治疗

张老认为周围性面瘫急性期患者宜尽早进行针刺治疗，从临床来看，越早针刺治疗，效果及预后越好。此期主要为风邪入络，邪在卫表，邪中阳明、太阳之脉络，《灵枢·经筋》论及面瘫："足阳明之筋……；其直者……上合于太阳；太阳为目上纲，阳明为目下纲；其支者……，故僻。"又云："足之阳明，手之太阳，筋急则口目为僻，眦急不能卒视，治皆如右方也。"强调面瘫为太阳、阳明同病，故选穴多取太阳、阳明经。取穴以局部为主，如患侧印堂、阳白、太阳、地仓、颊车等，结合远道取穴，如对侧合谷、双侧足三里等。面部穴位行平补平泻，合谷、足通谷行泻法，针刺宜浅，手法宜轻，每间歇10分钟运针1次，留针30分钟。此期不宜使用电针。为防止面肌痉挛的发生，张老常在健侧面部取1～2穴，如颧髎、颊车等，可以使两侧的经气平衡，避免面瘫倒错的发生。由于手阳明大肠经在面部循行的特点，如左侧面瘫只取右侧合谷，左侧合谷刺之无益。针对有形的痰邪，如咳痰、吐痰，张老常用丰隆化痰；而对无形的痰邪，常用足三里健脾和胃，以绝生痰之源。

2. 耳背割治法

针刺后，行耳背割治法。查看患者耳背近耳轮处，常可见明显血管，选取其中1根，搓揉使其充血，消毒局部皮肤，用无菌4号注射针头针尖于靠近耳根处垂直纵行划过血管，放血3～5滴，消毒止血后贴上止血贴，每天1次，行3次治疗即可。张老认为发病后1周内可运用此法，此时多为风邪初犯，中于经络，经络气血郁滞，病位轻浅，行耳背割治法可起到祛风通络的作用，改善患者闭目不全、额纹消失的症状，同时对缩短病程有很大帮助。

二、恢复期（发病后1周至2个月）

面瘫患者外受风邪，有其体虚脉络空虚的内因。正如明代李梴《医学入门》所谓"伤风口歪是体虚受风"，清代喻嘉言所言"口眼歪斜，血液衰固"。因此在恢复期，治疗上需兼顾体虚这一内因，治法以扶正祛邪为主。张老认为面瘫患者的恢复是由上而下的，故首先必须使额纹重现，才有转机，在治疗中必须重视这一点。

1. 电针治疗

张老认为恢复期以耳后乳突疼痛消失为主要标志，此时可加入电针治疗。取患侧的阳白透鱼腰，攒竹透睛明，迎香、下关相互透刺，颊车、地仓相互透刺，分别加电针；另外取双侧足三里，行补法，以补虚扶正，调理气血。电针予疏密波，促进局部血液循环，改善组织营养，留针30分钟。

2. 灸法

此法主要针对经电针治疗一段时间后目未能闭、额纹仍未出现者。张老认为此类患者多为虚证较甚，因此临床上可结合灸法，激发正气，通调气机，促进恢复。采用麦粒灸直接灸头维、颊车与厉兑、至阴，两组交替。张老认为面瘫须注意太阳、阳明同治，颊车、头维与厉兑、至阴分别为阳明、太阳之根结，根结两极同取，加强疏通经络之作用，可促进额纹重现及眼睑的闭合。对于虚证较明显者，亦可结合温针灸足三里，阳明经"多气多血"，温针灸可起调补气血的作用。

3. 穴位注射

对于恢复期的患者，尤其是经针刺治疗效果不佳或恢复较慢的患者，张老认为可结合局部穴位注射进行治疗，常使用当归注射液、黄芪注射液等。穴位可取患侧翳风、牵正与双侧风门，两组穴位交替使用以增强祛风通络的作用。

三、后遗症期（发病2个月以后）

此期患者由于患侧面神经的不同步恢复使某些局部肌肉呈现活动明显障碍或松弛状态。张老认为此期中医病机主要是气滞血瘀、脉道不利、筋脉失养而致经络松弛。治疗以调补阳明经气、活血通络为主。

1. 电针治疗

对于面部肌肉对电刺激反应尚明显的患者，此期可继续电针治疗，电针波形改为断续波，取穴基本同恢复期。张老认为断续波能加强刺激，提高肌肉的兴奋性，注意加电时以肉眼可见局部肌肉收缩为佳。

2. 埋线治疗

对于针刺治疗效果不佳或面部肌肉对电刺激反应不明显者，考虑运用埋线治疗。取患侧阳白、太阳、下关、颧髎、颊车、地仓，双侧的曲池、足三里穴。将1～1.5厘米长的000号羊肠线埋入上述穴位，10天1次，3次为1个疗程。张老认为对电针反应不明显，多为经络气血不足、脉道瘀滞所致，继续电针治疗效果不佳，此时采用埋线治疗增强局部经气、通调面部脉络，方可恢复。

张老认为周围性面瘫的治疗需把握针灸介入的时机，根据不同时期的临床特点，予以不同的治疗方案，以提高其临床疗效。

第九节　治皮肤病经验

皮肤为人体最大的组织器官，与五脏六腑有着密切关系，脏腑气血阴阳的变化常反映到体表，皮肤病往往与内脏的失衡相关。而到针灸科治疗的皮肤病患者，除了少数如带状疱疹等属急性或急性发作外，大多为迁延日久的慢性皮肤病。张家维教授在长期的医疗实践中，运用中医传统的理论知识与方法，对慢性皮肤病的针灸论治有着独到的心得见解。

一、治风先治血

风为六淫之首，四时皆可致病，故有"风为百病之长"之说。对风邪侵袭而引起的疾病的治疗，历代医家为我们提供了丰富的临床经验，对外风引起的风寒用辛温解表散风，风热用辛凉解表疏风，风湿用化湿祛风等治法。此外，根据不同的病因病机，辨证地提出了"治风先治血"的治法，通过调和气血而达到"血行风自灭"的治疗目的。这种治法正体现出中医学"同病异治"的灵活辨证施治观点。"治风先治血，血行风自灭"出自宋朝陈自明《妇人大全良方》，原文为"医风先医血，血行风自灭"。张老在临床上治疗皮肤病常坚持这条原则，取得了很好的疗效。治疗风疾，除按经络学说辨证取穴外，多配合与调理血气有关的腧穴，如肝俞（肝主血）、脾俞（脾统血）、膈俞（血会膈俞）、血海等。"治风先治血"包含以"活血""凉血""养血"为主的三个不同内容，根据不同的病因病机而辨证施用。

1. 养血以祛风

血虚生风可致肌肤干燥、瘙痒、麻木不仁、拘挛，常伴有面色无华，脉象细弱，舌质淡嫩、无苔或少苔。张老常用足三里、血海等穴以补益脾胃而益气生血。针用补法，并常配用艾灸、针药结合，常可收到事半功倍之效。阴血得充，风疾可除，这就是"治风先治血，血行风自灭"所以能获效的原理。

2. 凉血以祛风

血热生风可致毒邪内蕴，内外合邪，蕴于肌肤。或因风寒侵袭，郁久化热、化燥，皮肤失其所养而成。在治疗方面，根据"治风先治血，血行风自灭"及"治血先凉血，血凉火自消"的原则，《儒门事亲》说："休治风，休治燥，治得火时风燥了。"所以张老针对血热患者常用刺血法，如刺大椎、委中、膈俞以泻血解毒，亦常配合凉血润燥之中药。同时张老还善用挑治针法治疗皮肤病，挑治针法刺激部位浅，位于皮肉之间，当属《灵枢·官针》中的"半刺""络刺"范畴。"病在内，形于外"，外邪由皮部—络脉—经脉—脏腑传入，内在脏腑的疾病也可通过脏腑—经脉—络脉—皮部在体表的皮肤表现出来，张老认为在病变脏腑相对应的背俞穴或疾病对应的腧穴可出现红晕、红色丘疹、白色斑点或色素沉着点等，这是挑治的最佳点。如荨麻疹、湿疹等多在风门、肺俞、中府附近寻找反应点，当钩状针刺入一定深度后（0.2～0.3厘米处，皮下脂肪层或浅筋膜层），利用腕力将针体迅速向上提起，做左右摇摆的动作，把挑起的表皮挑断。挑开口后，即可再将针尖迅速上提，针柄下沉，重复2～3次，直至纤维拉出，或有血珠流出时，则表明局部纤维已净。

3. 活血以祛风

正所谓"久病入络",慢性皮肤病因反复发作、迁延难愈,往往血瘀证明显,表现为肌肤甲错。张老常根据患者体质情况和发病情况采用刺络法、针刺法、刺络拔罐法、梅花针叩刺治疗,取活血化瘀、祛风通络之意。

二、"火郁发之"的应用

"火郁发之"一语,出自《素问·六元正纪大论》。王冰注:"火郁发之,谓汗令疏散也。"火郁,指热邪郁而内伏;发,发泄,发散。火热本为阳盛所生,其性炎上,喜升散而恶蔽遏,在某种原因的作用下使之不得升散和外达,则郁于内而致病。故《丹溪心法》说"气有余便是火",阐明了火热郁闭而产生热病的病机。如温热邪至气分,症见身热、心烦、口渴无汗、舌苔粗黄,须辛凉透达,使患者微汗,则气分热邪可以向外散发,亦即泄卫透热。又如火郁抑于内,非苦寒沉降之剂可治,配用升阳散火之剂使其势穷则止。

临床治疗火热郁闭所致的病症,《黄帝内经》强调要"火郁发之",即在清热的基础上加适当的辛温或辛凉的发散药物,顺其性使之得以升散。故张介宾曰:"凡火所居,其有积聚敛伏者,不宜蔽遏,故当因其势而解之、散之、升之、扬之,如开其窗,如揭其被,皆为发之,非独止于汗也。"历代医家、医籍对"火郁发之"多有阐发,且经验甚多。

张老在临床上也擅长使用"火郁发之"的理论治疗皮肤病,如火针治疗带状疱疹。火针疗法又称"燔针""焠刺",《灵枢·官针》

中云："九曰焠刺，焠刺者，刺燔针则取痹也。"火针治疗带状疱疹的机制在于活血通络、解毒。根据《医宗金鉴·外科心法要诀》"轻者毒气随火气而散，重者拨引毒通彻内外"的理论，通过火针以热引热，使火热毒邪得以外泄，从而达到机体内气血通畅、正胜邪去的目的。张老选用中粗火针在酒精灯的外焰加热针体，直至将针尖烧至红白后，迅速准确地刺入距水疱中央0.2~0.3厘米处，根据疱疹数量的多少，先刺早发的疱疹，每次选择3~5个，每个疱疹针刺2次，术毕挤出疱液，按压约30秒，涂上一层万花油。此法能加快患者临床症状及体征的改善，同时能有效地减少带状疱疹后遗神经痛的发生。

三、调脾胃为治本之法

脾胃为"后天之本""气血生化之源"，是维持人体生命活动的重要脏腑，是供给脏腑营养、生化气血的源泉。张仲景提出"脾旺不受邪"的著名论点，突出了脾胃在防病治病方面的重要性。

皮肤病虽现于体表，但大多数是因体内阴阳气血的偏盛、偏衰和脏腑之间功能活动的失调所致。皮肤病与五脏六腑有着密切的关系，尤其是脾胃二脏。古人早就认识到脾胃与皮肤病关系密切，如《素问·至真要大论》曰："诸湿肿满，皆属于脾。"《诸病源候论》云："脾主肌肉，内热则脾气温，脾气温则肌肉生热也；湿热相搏，故头面身体皆生疮。"很多皮肤病与脾胃功能密切相关，如渗出性皮肤病、干燥脱屑性皮肤病、营养缺乏性皮肤病、出血性皮肤病、风邪袭表所致皮肤病等，故调理脾胃对皮肤病的治疗非常重要。

张老通过几十年的临床实践深刻体会到，在皮肤病治疗方面，尤其是慢性、顽固性皮肤病，应重视调理脾胃。脾主运化水湿，脾失健运，水湿停聚，而致湿疮、疱疹、痤疮等，可加强健脾利湿之力，针可配用曲池、阴陵泉、地机等；发生于下肢的皮肤病多由脾湿不运，湿热下注所致。常可取阴陵泉、地机、血海等；胃火上炎，而见口疮、酒渣鼻、痤疮等，针可配用泻内庭、曲池，耳尖放血等；饮食不节导致的胃肠型瘾疹，可针足三里、内关，神阙闪罐；"脾主肌肉"，四肢肌肉无力，而见皮痹、肌痹，可配用阴陵泉、足三里等；"脾统血"，脾虚不能统摄则出现葡萄疫、血疳。慢性皮肤病病因：脾虚运化失职，水谷精微不能敷布，肺失所养；或因外受湿邪，脾为湿困而致脾虚；或因病久，耗伤脾气，脾虚营血无以化生而致血虚，肌肤失养，皮肤变色，失去光泽。血虚则风邪易于侵袭，亦可风从内生。治疗上当分清脾虚湿困、肺脾两虚、血虚风燥、气血两虚等不同证候，分别给以健脾利湿、益肺补脾、补血祛风、益气养血等治法，才可收效。皮肤病病程迁延，耗散人体气血，治当调养气血，可用足三里、三阴交养气血，合谷、太冲调气血，气海、血海补气血。

四、巧用特种针法

在皮肤病治疗中，张老认为特种针法占据着很重要的地位。可根据病情选择刺络、火针、点灸、挑治、梅花针、飞针围刺等特种针法。

刺络法古称"刺血络""络刺""赞刺""豹文刺"等，是用针具刺破浅表络脉放出一定量血液，以达到治病目的的一种外治方法。该疗法历史悠久，远在石器时代就有用"砭石"治疗疾病的记载。早在《黄帝内经》对此法就有所记载，《灵枢·九针十二原》曰："菀陈则除之""热则疾之"。《素问·血气形志篇》曰"凡治病必先去其血"，金元时期张子和更是十分推崇此法，认为"针刺放血，攻邪最捷"。张老认为刺络法可泻热出血，祛瘀通络，多年来采用刺络法治疗痤疮、急性荨麻疹、急慢性湿疹、银屑病、神经性皮炎、带状疱疹、丹毒等皮肤病，取得了较好的疗效。张老认为刺络不但可以治疗瘀血、热毒实证，对于一些虚证也有较好的疗效，久病入络，刺络可以祛瘀。正所谓祛瘀生新，推陈出新，故刺络不仅可以治疗急性病，也可治疗慢性病。通过刺络可以泄除体内的热、瘀、湿、风、寒等邪气，达到疏通经络、调和气血、平衡阴阳的作用。皮肤病多"风"（如风疹、白癜风、油风、鹅掌风等）、多"热"。"热则疾之""治风先治血，血行风自灭"，刺络疗法可使邪热、邪风随之而出。此法具有操作简便、疗效迅速、经济安全的优点。张老在临床上主要使用的是大椎、肺俞、膈俞、曲池、血海、委中、耳尖、井穴、敏感点等，根据病情灵活使用，常配合使用刺络拔罐法。

火针疗法古称"烧针""焠刺"，是针灸治疗疾病的一种常用方法。早在《灵枢·官针》中就记载有"焠刺者，刺燔针则取痹也"。《伤寒论》中也论述了火针的适应证和不宜用火针医治的病症。《千金翼方》有"处疖痈疽，针惟令极热"的论述。明代高武《针灸聚英》云："人身诸处皆可行针，面上忌之。凡季夏，大经血盛皆下流两脚，切忌妄行火针于两脚内及足……火针者，宜破痈毒发背，溃脓在内，外皮无头者，但按肿软不坚者以溃脓。"说明火针已广泛应用于临床。张老认为火针疗法具有温阳散寒、祛风化湿、通经活络、活血化瘀之功，对痣、雀斑、鸡眼等皮肤病疗效显著，并且对一些顽固性皮肤病如白癜风、神经性皮炎也有较好的疗效。

在行火针时要注意几点：第一，面部不要用粗火针，可用毫针代替，并且不可使用过频、过密，对年轻女子更要慎用。第二，对于血管和主要神经分布的部位不宜施用火针。第三，针要烧到位。《针灸大成》云："频以麻油蘸其针，灯上烧令通红，用方有功。若不红，不能去病，反损于人……切忌太深，恐伤经络；太浅不能去病。"第四，一般来说要等针区结痂完全脱落后再进行下次治疗，否则会剥脱表皮，破坏真皮，损伤皮肤再生能力，形成瘢痕。第五，针后局部皮肤发痒，不能用手搔抓，以防感染。

挑治法是以九针中的锋针（三棱针）在腧穴或异常反应点进行挑治，通过挑断皮下白色丝状纤维组织后挤出适量血液以治疗疾病的方法，具有疏通气血经络、化瘀泻热止痛、调和阴阳的功效。张老认为挑破白色纤维状物质后挤出血液，效同于"刺络疗法"。《素问·血气形志》认为："凡治病必先去其血。"选穴多以背部腧穴为主，其中又以风门、肺俞、阿是穴最为常用。背部腧穴为督脉及膀胱经所过，督脉与手足三阳经相交会，总督一身之阳，不仅可以振奋阳气、疏通经络，还可泻肺、胃、大肠经之郁热，清脾胃湿气，宣通肺气，从而达到治疗皮肤病的目的。其中风门、肺俞更是疏风透表、泻热透邪之首选。阿是穴是疾病在体表的反应点，《小针解》曰："神客者，正邪共会也……邪循正气之所出入也。"《气穴论》曰："……以溢奇邪，以通荣卫。"邪气通过经络溢于体表，其溢出之所即阿是穴之所在，所以阿是穴与病邪有着更直接的关系，挑治阿是穴可宣通经气、泻热祛湿。临床上张老常用挑治法治疗牛皮癣、白癜风、痤疮、白斑病、带状疱疹后遗神经痛、局限性瘙痒病等，有较好的疗效。

梅花针又名"皮肤针""七星针"。在《灵枢》里"毛刺""扬刺"的描述跟梅花针治疗有许多相似之处。因把5根针捆成一束，形似梅花，故称"梅花针"；将7根针捆成一束的叫"七星针"。此外，由于刺得浅，所谓"刺皮不伤肉"，又称"皮肤针"。张老在临床上常使用梅花针治疗神经性皮炎、日光性皮炎、慢性湿疹、白癜风、斑秃等，并发明了电梅花针来代替手工操作。但对于皮肤烫伤和溃疡，或伴有血液病、急性传染病、糖尿病的患者则应慎用。进行治疗时，应先选择好施针部位，将针具及皮肤用75％酒精消毒。持针有一定讲究，握针不能过紧或过松，过紧了会使腕关节肌肉紧张，影响灵活运动，过松又会使针身左右摆动，引起出血。其手法要求用腕力弹刺，如鸡啄食一样，用手腕的弹力，把针尖叩刺在皮肤上，随即借着反弹力作用，把针仰起，如此连续叩打。刺时落针要稳、准。针尖与皮肤成垂直接触，提针要快。不能慢刺、压刺、斜刺和拖刺。频率不宜过快或过慢，一般每分钟叩打70～90次。可根据病情、病变部位、体质或患者耐受情况选用轻、中、重不同的手法。头部、眼圈、小儿及体质较差的患者宜轻刺，以潮红为度；壮年、肌肉丰厚之处及反应点明显部位宜重刺，可见轻微出血，必要时可加罐；中度刺激介于轻重之间，以局部潮红、出现丘疹，但不出血为度。近年来，张老也常以飞针围刺来代替梅花针，一是可减轻痛苦，二是可减少感染机会。

此外，张老在临床上也常使用点灸等特种针法来治疗皮肤病。如药线点灸治疗带状疱疹、湿疹等。

五、善用验穴

张老治疗皮肤病常用的配穴主要有三对。

第一对是曲池、血海。曲池穴名出自《灵枢·本输》，别名阳泽、鬼臣、鬼腿，为手阳明大肠经的合（土）穴。曲池属大肠经与肺经相表里，肺主皮毛，擅能疏风；曲池又为合穴，为阳经之阳穴，为清热之要穴。《千金翼方》云："瘾疹，灸曲池二穴，随年壮神良。"脾经血海，因脾主肌肉而统血，血海为理血之要穴，又有血郄之称。此外，血海又能健脾利湿。两穴相配则有疏风清热、理血凉血、健脾利湿之功，正符合了"治风先治血，血行风自灭"之古训，又能凉血清热解毒，也可健脾利湿而固其本。皮肤病病因大多为风、热、血、湿，故张老认为曲池、血海是治疗皮肤病的要穴。同时，根据不同的情况采用不同的刺灸方法和配穴：一般采用针刺泻法；血热盛者，则多采用刺血法，如需刺血量大者可用三棱针刺，需刺血量小者则可用毫针点刺拔罐；虚证、慢性病也可采用直接灸或温针灸；对于慢性、顽固性疾病患者可使用埋线法、穴位注射法以巩固疗效。临床上张老常以曲池、血海为主穴，配伍辨证治疗皮肤病：①风热治宜疏风清热解毒。张老常用曲池、血海配合外关，均用泻法。②血热治宜清热凉血。张老常用曲池、血海配合委中、膈俞。针曲池、大椎以清热毒，血海与委中、血会膈俞相合可凉血、活血、润燥，均用泻法。委中、大椎宜用三棱针点刺出血。③血虚治宜养血润燥。张老常用曲池、血海配合三阴交。针曲池以清热毒，血海与三阴交相合可养血润燥。血海与三阴交用补法，曲池用泻法。④脾虚湿盛治宜健脾利湿。张老常用曲池、血海配合阴陵泉、足三里。针曲池以清热毒，血海与阴陵泉、足三里相合可健脾利湿。血海与阴陵泉、足三里用补法，曲池用泻法。

第二对是肩髃、阳溪。肩髃穴名出自《素问·气府论》，又名肩头、扁骨、肩尖等。髃即角落，因位于肩上髃骨而命名。肩髃是手阳明大肠经位于肩部的腧穴，是手太阳三焦经、手阳明大肠经与阳跷脉之会，一穴通三经，《针灸聚英》曰："主中风手足不随……热风……风热，瘾疹……"阳溪为手阳明大肠经之络穴，《医宗金鉴·刺灸心法要诀》言其："主治热病烦心，瘾疹痂疥……"《类经图翼》曰："又云兼肩，能消瘾风之热极。"可见，张老治疗皮肤病以"治风先治血"为原则，择多气多血阳明经之肩髃、阳溪相配，可清热凉血、祛邪散滞。

第三对是屋翳、至阴。屋翳为足阳明胃经腧穴，《备急千金要方》言其："主身肿，皮痛不可近衣。"《百症赋》云："兼至阴穴治遍身风痒之疼多。"至阴穴为足太阳膀胱经之井穴，太阳经主表，井穴又可泻热，配合屋翳共奏疏风清热之功。

第十节　治疗胃肠病经验

随着生活节奏加快，饮食作息不规律，胃肠疾病的发病率不断增加，复发率也高，俗话说："病从口入，胃先受之。"又如"胃肠病均以胃治。"在临床上求助于针灸的患者不少。张家维教授在临床上不仅重视即时疗效，也注重远期疗效。张家维教授认为针灸治疗该病的最大优点在于可以避免服食药物所致的副作用，特别是大部分解痉止痛药对消化道蠕动的抑制，也避免了因胃肠疾病而对药物吸收所造成的影响，减轻消化道的负担。张家维教授在治疗胃肠病的过程中注重脾胃学说，善用特定穴，配合埋线治疗。

一、以善用特定穴为治疗特色

1. 俞募穴

俞募穴，是五脏六腑之气聚集输注于胸背部的特定穴，因是脏腑之气所输注、结聚的部位，最能反映脏腑功能的盛衰，故可用于诊治相应脏腑的疾病。俞穴是脏腑经气输注于背腰部的穴位，又称"背俞穴"。背俞穴全部分布于背部足太阳膀胱经第一侧线，即后正中线旁开1.5寸，其上下排列与脏腑位置的高低基本一致。募穴是脏腑经气汇集于胸腹部的穴位，又称"腹募穴"，其位置大体与脏腑所在部位相对应。募穴不一定分布在脏腑所属经脉上，分布于任脉者为单穴，分布于其他经脉者一名两穴。张老认为由于阴阳经络，气相交贯，脏腑腹背，气相通应，阴病行阳，阳病行阴。因此在治疗时应从阴引阳，从阳引阴，即属于阴性的病症（脏病、寒证、虚证），可以取治位于阳分（背部）的背俞穴；属于阳性的病症（腑病、热病、实证），可以取治位于阴分（胸腹部）的募穴。俞募配穴其疗效相得益彰。

2. 五输穴

1）井穴

《难经本义》载曰："井主心下满，肝木病也。足厥阴之支从肝别贯膈，上注肺，故井主心下满。"井穴可治疗胃脘部痞满、郁闷之症。如肝失疏泄，木郁克土，常致胃脘部、胁肋部胀满，可取肝经之井穴大敦治疗。脾失健运，或胃失和降，中焦气机不畅而致心下满，可取隐白、厉兑治疗。《素问·缪刺论》曰"邪客于各经络而生病变时，可取各经井穴治疗"，故对于外邪入侵经络而导致各部位痹阻不通疼痛，尤其是剧痛的病症，治疗前可在各所属经脉的井穴用三棱针点刺放血。而对于阴经，选与其相表里的阳经井穴。

2）合穴

《难经·六十八难》谓"合主逆气而泄"，合穴可用于治疗脏腑气机上逆及下泄的病症。如胃气上逆诸症及伤食飧泄，可取胃经合穴足三里；脾虚溏泄可取脾经合穴阴陵泉。合穴亦有调整内脏功能的作用，所以《灵枢·邪气脏腑病形》曰"荥输治外经，合治内腑"。可见合穴是治疗内腑尤其是胃肠系统的腑病的一个要穴。张家维教授根据疼痛部位所属的经脉，选其所属合穴，采用提插捻转得气后，使用单向捻转法使气至病所，如病所位于针刺部位之上则顺时针方向捻转针体使气感往上传至病所，病所位于下则逆时针捻转使气至病所，并嘱患者意守患处体会针感。

3）下合穴

下合穴是治疗六腑病症的主要穴位之一，具有通降腑气的作用，在治疗腑病方面收效较好。《灵枢·邪气脏腑病形》曰："此阳脉之别，入于内，属于腑者也。"说明手足六阳经脉的经气是从六腑的下合穴处别入于内而分属于六腑，故六腑的疾病可取六腑各自所属的下合穴进行治疗。临床上张家维教授常使用足三里治疗胃脘痛，上巨虚治疗肠痈、痢疾，下巨虚治疗十二指肠溃疡等，特别是对其中一些急性病症能起到即时缓解疼痛的作用。募合配穴法是指募穴与合穴或募穴与下合穴配伍使用，因募穴是脏腑经气汇集于胸腹部的穴位，下合穴是治疗六腑病症的要穴，故募合配穴是主治六腑病症的配穴方法。下合穴在主治上偏于内腑、重在通降，募穴在主治上亦偏重内腑或阳经的病邪，因此募合相配，更适合治疗腑病、实证、热证。下合穴位于下肢，其位在下，与脏腑有纵向联系；募穴位于胸腹部，其位在上，与脏腑有横向联系。二者相配属上下近远配穴，一升一降，升降相合，纵横协调，气机通畅，阴阳相续而腑病可除。

4）原穴、络穴

《难经·三十六难》有言："命门者，谓神精之所舍，原气之所系。"《灵枢·经脉》则曰："经脉为里，支而横者为络，络之别者为孙。"原穴是脏腑的原气输注经过留止的部位，可以治疗各所属脏腑的病变；络穴是表里两经联络之处，具有主治表里两经相关病症的作用。故两穴相配能通达内外、贯串上下，对互为表里的脏腑经络的疾患有很好的协同治疗作用。《针经指南》曰："络穴在两经之中，若刺络穴表里皆治。"原络配穴法能提升临床疗效，张家维教授常用胃经的原穴（冲阳）配合脾经的络穴（公孙）和脾经的原穴（太白），以及配合胃经的络穴（丰隆）交替使用治疗脾胃疾病，疗效显著。冲阳穴是特定穴，原乃生命原动力，是脏腑原气聚集之处。《灵枢·九针十二原》载"五脏有六腑，六腑有十二原，……五脏六腑之有疾者也"，故在临床运用上，取各经原穴可治疗与该经有关联的脏腑病变，故选足阳明胃经之原穴可发挥疏理胃部气机升降，恢复胃气之和降的作用，可以缓解胃中之疼痛，其功能擅长消呃逆、降嗳气，治疗胃失和降而上逆的疾患。同理，选取足太阴脾经的原穴也可健运脾气，调理气机。公孙是脾经之络穴，络有联络属络之意，加强表里两经的联系，融合脾运中州之性与冲脉贯通之意，调脾胃升降饮食清浊。其健脾气、益胃气、调经脉之功显著，对于呕吐、胃痛、腹痛、腹胀、肠鸣等饮食不化有良好的治疗效果。同理，选取足阳明胃经之络穴丰隆，能升调脾胃气机，化痰和胃。所以原络配穴法能共同发挥疏理气机、调畅脾胃、消除胀气、增进食欲的作用。

5）郄穴

郄穴是经络上气血深藏的部位，张家维教授认为对于脏腑尤其是胃肠疾病的急性疼痛可采取其所属或与其相表里的阳经郄穴治疗。如足阳明经郄穴梁丘，配郄门、足三里用于治疗胃溃疡、十二指肠溃疡、急慢性胃炎等原因所引起的胃脘痛、胆绞痛等。对伴有局部肿胀、瘀血的疼痛，先在局部点刺出血，然后针刺疼痛部位所属经脉的郄穴，每获良效。

6）八脉交会穴

八脉交会穴也称为"交经八穴"或"流注八穴"，是奇经八脉与十二正经脉气相交通的八个腧穴。这组特定穴位是金元时期窦汉卿得"少室隐者"传书，后收集在其《针经指南》中，故有人称之为"窦氏八穴"。具体歌诀如下："公孙冲脉胃心胸，内关阴维下总同，临泣胆经连带脉，阳维目锐外关逢，后溪督脉内眦颈，申脉阳跷络亦通，列缺任脉行肺系，阴跷照海膈喉咙。"张家维教授在选用八脉交会穴治疗疾病时，常配合使用"灵龟八法"和"主客配穴法"。灵龟八法又称"奇经纳卦法"，是结合人体奇经八脉气血的会合和穴位的主治效能，按照日时干支的推演变化，采用相加相除的原则，定出按时取穴的方法。八脉交会穴的穴位特性、功能与灵龟八法的效果是分不开的。八脉交会穴是奇经八脉与十二经脉相通的8个穴位，奇经八脉对十二经脉气血具有储蓄和渗灌的双向调节作用。灵龟八法认为经脉气血循行随时间出现气血的盛衰变化，根据这个理论可推算出气血旺盛之时，从而选择出最佳治疗时机以期得到最佳治疗结果。《医学入门》说："周身三百六十六穴，统于手足六十六穴，六十六穴又统于八穴。"灵龟八法根据气血流注开合的理论，正值八穴开穴气血旺盛之时，抓住治疗时机，更加强了此八穴的功效。利用八穴与奇经相通的特性能更好调理脏腑经络气血的功能，以达到补益气血、调和阴阳、治疗疾病的目的。"灵龟八法"配穴原则是"主客相配，上下呼应"，"主客配穴"强调的是针刺顺序，《灵枢·周痹第二十七》中有"痛从上下者，先刺其下以过之，后刺其上以脱之。痛从下上者，先刺其上以过之，后刺其下以脱之"。说明疾病有阴阳虚实不同，病位有上下表里之异，针刺取穴应有主次。针刺时先取"主穴"，后取"客穴"。先刺何穴，后刺何穴，对调整阴阳气血具有重要作用。举例来说，公孙配内关，可治疗胃、心、胸的疾患，公孙属于足太阴脾经，络于足阳明胃经，通过足太阴之脉入腹会于关元处，与冲脉相通。所以公孙穴主健脾和胃，理气降逆，养血调经。内关属于手厥阴心包经，通过手厥阴之脉起于胸中，与阴维脉相通。内关又是手厥阴心包经络穴，主脉所生病，心包为心之外卫，代心受邪，所以内关是主治心胸疾病的要穴，可调血理气、通脉止痛。同时，针刺时按灵龟八法推算找八脉八穴中与脾胃功能较密切相关的公孙穴的开穴时辰，在公孙开穴时辰内，公孙为"主穴"，内关为"客穴"。冲脉和阴维脉通过足太阴脾经、足阳明胃经及足少阴肾经的联属关系相合于胃、心、胸，故以公孙与内关相配结合"灵龟八法"和"主客配穴法"治疗胃、心、胸等部位的疾病，疗效显著。

二、辨证论治是增效关键

辨证论治为中医治病获效的一个关键，选穴少而精是针灸治疗的基本要求。张老治疗慢性胃肠疾病所选用的穴位，除足三里、中脘、阴陵泉等主穴外，还根据辨证分型选用不同的俞募穴等做配穴，也采用不同的针灸方法，体现了中医因病制宜、因人制宜的思想特色，这是提高治疗效果的关键。

三、升降合宜乃治疗大法，先升后降是大原则

脾胃学说是中医治疗胃肠病的理论源泉，是立法处方用药的基本原则和关键所在，是中医学的精华之一。张老认为治疗胃肠病当遵循脾胃学说，注重脾胃特性，调整升降，和调阴阳。脾胃学说奠定于《内经》，形成于李东垣，发展于叶天士。李东垣认为"内伤脾胃、百病由生""火与元气不两立，一胜则一负"，创立"甘温除大热""升阳益胃"等法。叶氏主张脾胃分论，创立胃阴学说，"纳食主胃，运化主脾；脾宜升则健，胃宜降则和""太阴湿土，得阳始运；阳明燥土，得阴则安""脾喜刚燥，胃喜柔润"，创制了益胃养阴治法。纵观古今治脾胃大法，其源泉都取法于东垣的升补脾阳，叶

氏的益胃润降，两者互补不足。此因脾胃为气机升降之枢纽，胃主受纳，喜润恶燥，性宜通降；脾主健运，喜燥恶湿，性宜升发。"治脾胃之法，莫精于升降"（《吴医汇讲》），若胃气不降反升，则嗳腐呕恶；脾气不升反降，则脘痛痞满便溏。张家维教授在临床上常注重用艾灸、补法以升提脾阳、补脾气，必要时可隔姜灸、隔附子饼灸，用泻法以降胃气、通腑气。

四、巧用埋线以巩固疗效

如何控制胃黏膜的炎症病变、防止萎缩性胃炎向胃癌转变，以及预防胃肠病的复发，仍是临床中的难题。穴位埋线是在《灵枢·终始》"久病者，邪气入深，刺此病者，深纳而久留之" 理论指导下而产生的一种新兴的穴位刺激疗法。这种疗法可通过局部麻醉时的封闭效应、针具刺激效应及埋线渗血的刺血效应，以及羊肠线在穴位内长久的刺激作用，起到良好的治疗效果。世界针灸学会联合会曾指出：研制长效、低创痛针灸疗法，以及提高疑难杂症的针灸疗效将是21世纪针灸发展的重要方向，而穴位埋线疗法是集多种方法、多种效应于一体的复合性治疗方法，弥补了传统针灸法针刺时间短、疾病痊愈差、易复发及就诊次数多等缺点，具有疗效高、安全、简便、治疗次数少等特点，因而在临床应用广泛，具有广泛的应用前景。张家维教授对慢性胃肠病采用俞募穴配穴埋线治疗，不仅提高了疗效，而且也节约了患者的治疗时间，对巩固疗效更有帮助。

第十一节　针药结合从"痰"辨治疑难病

　　疑难病经久不愈，不少有痰饮久羁，古人早有"百病皆由痰起""诸证怪病不离乎痰"之说。

　　中医学认为痰是水液代谢障碍、水津不归炼化而成的病理产物，一旦产生，又可成为引起疾病或加重病情的致病因素，造成"百病兼痰"。中医之痰分为有形之痰和无形之痰，一种是通过呼吸道分泌和咯出之痰液，以及瘰疬、痰核等可以触见的病变，因其见之有形，闻之有声，触之可及，称之为"外痰"或"有形之痰"。另一种是滞于脏腑经络，或随气而行，循经络滞于四肢百骸、五官九窍、皮肉、血脉、筋骨，因其外无可见，只能以症测知，故称为"内痰"或"无形之痰"。痰无处不到，能形成多种病症，正如《类证治裁·痰饮》所云："痰随气升降，遍身皆到，在肺则咳，在胃则呕，在心则悸，在头则眩，在肾则冷，在胸则痞，在胁则胀，在肠则泻，在经络则肿，在四肢则痹，变幻百端。"说明痰所致病，病种广泛，病情复杂，病程缠绵。临床上，有些病症按照一般方法治疗有时难以见效，张家维教授常用祛痰方法，每能显效。

一、外痰六法

　　外痰多与肺、脾、肾三脏有关，但与肺关系最密切。痰贮于肺，故谓"肺为贮痰之器"。痰阻气道会影响肺气的宣发肃降而产生咳嗽、喘息、胸闷、气短等症，所以说痰浊阻肺是肺系各证产生的重要因素，是其病久不愈的根源以及进一步转化、加重的条件。对外痰的治疗可归纳为六法。

1. 清热化痰法

此法多用于热痰，由感受温热或暑热之邪，炼液为痰；或素有痰饮，邪热内传与痰互结所致，一旦津液为邪热灼烁成痰，又易痰热交结为患，或蕴于肺，或结于胸，或上扰于心，或影响胆胃，或痰火蒙蔽清窍，甚则耗血动风，势难骤愈。其证候特点为痰黄质稠，烦热口干，胸中窒闷，失眠惊悸，甚至痰壅气粗，神昏谵语，舌謇肢厥，舌红或暗红，舌苔黄（厚）腻，脉滑数等。

处方：膻中，天突，风门，肺俞，中府，合谷。

方义：八会穴之气会膻中配天突，宽胸理气，舒展气机；风门以祛风热，肺之背俞穴肺俞配肺之募穴中府以调理肺气、清肃有权，配肺经相表里之大肠经原穴合谷以清泻肺热。针刺用泻法，并可在相应背俞穴采用刺络拔罐法。

常用清热化痰药物为胆南星、麻黄、前胡、射干、浙贝母、马兜铃等。

2. 疏风化痰法

此法多用于外感风痰，由痰疾复感风邪而发。其证候特点为以痰多泡沫、脉弦等为特征，外感风痰者，伴见恶寒发热、咳嗽痰多等症。

处方：风池，大杼，风门，尺泽，合谷，列缺，肺俞，中府，太渊，偏历。

方义：足少阳经风池配足太阳膀胱经大杼、风门，以疏散风邪；肺经合穴尺泽以肃肺化痰，合谷配列缺，原络相配，加强宣肺化痰的作用，肺俞配中府，俞募相配，调理肺气；太渊配偏历，原络相配，通调上下升降之气机。针刺用泻法，并可在相应背俞穴采用刺络拔罐法。

常用疏风化痰药为桑叶、牛蒡子、前胡、生姜等。

3. 温化寒痰法

此法多用于寒痰，由外感风寒之邪，津停为痰，或形寒饮冷，阳虚津液不化而成痰。其证候特点为痰白清稀、胸满喘逆、舌淡苔白滑、脉象弦紧或弦迟，由外感风寒而致病者，常伴恶寒发热、头痛、喉痒等；因寒饮潜伏于肺者，可见形寒肢冷、小便清长等，由于痰为阴邪，得阳始运，得温始散，治疗时常可采用平和温散之法，扶助阳气，维持正常水液运行，同时驱逐痰邪，但痰饮内停，阴津已伤，遣方用药，不可过用温燥，以防耗气伤精之弊。

处方：膻中，天突，肺俞，中府，京门，肾俞，足三里，太溪，飞扬，关元。

方义：膻中配天突，宽胸理气，舒展气机；中府配肺俞，京门配肾俞，俞募相配，可充肺肾真元之气；阳明胃经足三里调和胃气，以资生化之源，使水谷精微上归于肺，肺气充则自能卫外；肾经原穴太溪配膀胱经络穴飞扬，以平衡少阴太阳之经气，使卫阳畅行，任脉气血中的水湿滞重于关元不得上行，温通关元可温化水湿，气血得行，寒痰得解。针灸可用补法，肾俞、关元、足三里、天突加艾灸。

常用的温化寒痰药物有白芥子、紫苏子、干姜、紫菀、款冬花等。

4. 润肺化痰法

此法用于燥痰，多因秋季感受燥热邪气，肺燥津伤。其证候特点为喉痒干咳，无痰或痰少而黏，难以咯出，鼻干唇燥，口舌干燥而渴，舌红少苔，脉细。邪袭肺卫，肺津受伤成痰者，还见微恶风寒、咳嗽少痰、头痛少汗；若肺燥化火，耗伤阴液而为痰，甚则伤及肺络者，还可见痰带血丝、气逆而喘、胸满心烦、舌苔干燥等症。治疗燥痰切记"阴虚火动有痰，不堪用燥剂"，燥剂耗津劫液，用之则燥热更甚也。

处方：中府，肺俞，京门，肾俞，太渊，飞扬，尺泽，鱼际。

方义：中府配肺俞，京门配肾俞，俞募相配，可补益肺肾真元之气，以期金水相生之效；肺经原穴太渊配膀胱经络穴飞扬，共调太阳太阴开阖之气机，使金水相济；肺经合穴尺泽配荥穴鱼际，水火相克，清热泻火，肺金免灼。针刺可用平补平泻法。

常用的润肺化痰药物有川贝母、瓜蒌、枇杷叶、紫菀、款冬花、沙参、桑白皮等。

5. 燥湿化痰法

此法多用于湿痰。其证候特点为痰量多质白黏，易咯出，咳声重浊，痰出嗽止，伴有胸闷纳呆，恶心呕吐，或头眩心悸，舌苔白润或白腻，脉滑或弦等。

处方：膻中，天突，肺俞，中府，足三里，中脘，太白，太渊，丰隆。

方义：气会膻中、天突，宽胸理气，舒展气机；肺之背俞穴肺俞配肺之募穴中府以调理肺气，清肃得令以行；胃之募会中脘，乃腑之所会，可健运中州，调理气机，胃之下合穴足三里，合治内腑，可调理胃腑气机，燥金得行，湿痰可祛；脾经原穴太白配肺经原穴太渊，健运脾土而利肺气，因脾为生痰之源，故脾肺同取，为标本合治之法；丰隆为足阳明经的络穴，取其推动中焦脾胃之气，使气行津布，痰湿得化，针刺可用平补平泻法。

常用的燥湿化痰药有化橘红、法半夏、厚朴、苇茎、芦根等。

6. 泻肺消痰法

此法多用于气滞痰盛之证，因中气亏虚，运化失常，每致停食生湿，湿聚成痰，痰壅气滞，肺失肃降。其证候特点为咳嗽喘逆，痰多胸闷，食少脘痞等。

处方：膻中，天突，肺俞，中府，中脘，足三里，太白，丰隆。

方义：膻中配天突，宽胸理气，宣疏气机；肺俞配中府以调理肺气；中脘配足三里健运中州，调理胃腑气机；太白健运脾土，标本合治；丰隆推动中焦之气，使痰湿得化。针刺可用平补平泻法。

常用的泻肺消痰药物有紫苏子、葶苈子、枳实、莱菔子、桑白皮、厚朴等。

另外，张老在临床观察到用针药结合治疗后，多数患者症状可较快缓解，病逐渐治愈，不易复发。久咳患者若加灸膏肓穴，其次则灸肺俞穴或定喘穴效果更好，并可配合"三伏天灸"和"三九天灸"。

二、内痰六法

内痰是指痰作为一种致病的邪气，滞于人体脏腑、经络、皮内、筋骨等处，形成多种病症。内痰与多个脏腑有关，对内痰的治疗也可以归纳为六法。

1. 燥湿化痰法

此法用于痰湿中阻证，多由于脾虚失运，水湿不化而成痰。其证候特点为胸膈满闷，心痛气短，脘腹胀满，不思饮食，恶心欲吐或泛吐清水痰涎，肠鸣腹泻，或肢体瘫软沉重，困倦乏力，口黏或口干不欲饮，舌苔白腻，脉弦或滑。

处方： 天突，肺俞，中脘，丰隆，阴陵泉，足三里。

方义： 任脉天突舒展气机，肺之背俞穴肺俞调理肺气，使金令得行，胃之募会中脘，健运中州，阳明胃经络穴丰隆推动中焦气机，使气行津布，痰湿得化。脾经合穴阴陵泉配胃经合穴足三里，脾胃共健，湿运得布，湿痰得消。针刺可用平补平泻法。

中药以半夏、厚朴、陈皮、苍术燥湿化痰、消除痞满，茯苓、薏苡仁、砂仁淡渗利湿等。

2. 息风化痰法

此法用于内生风痰证，因温热之邪内陷厥阴，风动痰生，或虚风内动，痰在肝经所致。其证候以痰多泡沫、脉弦等为特征伴见发作性的症状：头痛、眩晕、躯体局部的抽动颤动等症。

处方： 大椎，风门，风池，肺俞，百劳，丰隆，解溪。

方义： 大椎为诸阳经交会穴，可振奋阳气而祛风散寒。风门为风寒入侵的门户，配风池可疏风散寒；肺俞、百劳以补益肺气，宣通气机；丰隆运脾胃以涤痰浊，解溪降胃气而化痰浊。针刺用平补平泻法。

中药以半夏、陈皮燥湿化痰；天麻、竹茹、枳实化痰息风止眩晕，并降逆止呕；白术、茯苓健脾以杜绝生痰之源；羚羊角、钩藤、白芍平肝息风止颤。

3. 理气化痰法

此法用于郁痰，多由情志变化而生。其证候特点为胸闷不舒，咽喉有异物感，或情感抑郁，喃喃自语，或悲伤欲哭，不思饮食，或时有恶心呃逆；抑郁恼怒则发作，情志转舒则缓；舌苔腻，脉弦滑。若痰气交阻，还可见颈部肿大胀感，胸胁胀闷，月经不调等。

处方：膻中，天突，外关，外金津玉液，廉泉，肺俞，鱼际。

方义：膻中配天突，宽胸理气，宣疏气机；手少阳三焦经之络穴外关，能助少阳之枢，疏通三焦气机；经外奇穴外金津玉液配廉泉，可除痰浊上阻，通调任脉气血，痰无所停；肺俞、鱼际调畅肺气之传输。针刺用泻法。

中药治疗宜用桔梗、射干、旋覆花化痰利咽散结，柴胡、白芍疏肝理气，玄参清热养阴。

4. 通络化痰法

此法多用于痰湿阻络证，其证候特点为肢体局部麻木，或关节疼痛、胀满、沉重、肿大、顽痛、屈伸不利、活动不便，舌胖大苔白腻，脉弦滑。

处方：阴陵泉，丰隆，足三里，三阴交，天突，列缺，曲池。

方义：脾经合穴阴陵泉，配胃经络穴丰隆，健脾除湿，理气豁痰。足三里、三阴交补益脾胃，调气和中。任脉天突利咽通络，列缺为肺经络穴，可宣肺解表、祛风通络。曲池行气血通经络，清肺走表。针刺用平补平泻法。

中药以黄芪、鸡血藤、赤芍益气养血活血，以穿山甲化痰通络，以羌活、独活、桂枝散风祛寒，以当归、川芎活血通脉。

5. 散结化痰法

此法多用于气滞痰凝证之顽痰，因痰积日久，可见头风作眩，眉棱耳轮痛痒，或四肢游风肿硬，似痛非痛；或嗳气吞酸，心下嘈杂，或痛或哕，或梦寐奇怪之状，或四肢筋骨疼痛难以名状等。由于痰胶固已甚，非一般祛痰药所能胜，故必用涤痰攻逐法，引而决之。

处方：天突，百劳，阿是穴，肝俞，肺俞，膈俞。

方义：天突为任脉与阴维脉交会穴，可清利咽喉；取百劳、阿是穴行气散结；肝俞、肺俞以疏肝解郁，运脾气，化痰浊以治本；膈俞活血行气，防痰滞瘀生。针刺用泻法，阿是穴可用挑治疗法。

中药宜多用生牡蛎、浙贝母、海浮石之类以化痰软坚散结。

6. 逐瘀化痰法

此法多用于痰瘀同病的疑难病，痰为津液不化的病理产物，瘀是人体血运不畅或离经之血留而不去的病理产物。追本溯源，痰来自津，瘀本于血，正是生理上的"津血同源"，必然导致病理上的"痰瘀相关"，痰为有形之物，滞留体内影响血液运行，又可产生瘀血，血瘀津凝又可致痰，互相影响，导致痰瘀二者同源而互衍，胶着互结，交互为患，必致癥瘕痼疾。治疗则需痰瘀同治，使气血流畅而津液并行，痰无以生，具体有以下几种方法。

（1）痰瘀阻于脑部证。其证候特点为头痛，眩晕，健忘，神志不清，妄闻妄见，多言手颤，视力下降，视物昏蒙，眼前似有雾感，或突然下肢无力，行走不稳。

处方：百会，四神聪，风池，率谷，印堂，素髎，膈俞，百劳。

方义：百会为督脉与足太阳膀胱经交会穴，两经均入脑，脑为元神之府，故百会可镇静安神定志；四神聪为经外奇穴，可益智安神，与百会同用，更增其效；瘀血阻滞，经气不通，其痛乃作，取风池、率谷以宣通少阳经气；督脉之印堂配素髎，善于宣发清阳，通络止痛；膈俞为血之会穴，功专理血活血；治诸虚百损，取百劳清肺化痰。针刺用泻法。

中药宜用当归、生地黄、川芎、赤芍、桃仁、红花活血化瘀，以天麻化痰息风，以地龙通络醒脑。

（2）痰瘀阻于心胸证。其证候特点为胸闷隐痛，或胸骨后痛，可放射至心前区与左上臂，或突发性心绞痛，喜按，心悸气短，端坐呼吸。

处方：膻中，鸠尾，内关，大陵，心俞。

方义：膻中位于胸前，乃足太阳、足少阴、手太阴、手少阳、任脉等五脉之会，能宽胸理气，促经气运行，气为血帅，气行则血行，瘀阻得通，以治标之实；鸠尾为任脉络穴，可助膻中疏通之力；内关既为心包经之络，又通于阴维脉，"阴维为病苦心痛"，宁心镇痛有殊效。取心包经之原穴大陵宁心安神；心之背俞穴心俞补益心气而安神。针刺用泻法。

中药宜用川芎、丹参、桃仁活血化瘀，以茯苓化痰，以桂枝、人参益气强心。

（3）痰瘀阻于胸肺证。其证候特点为咳喘痰多，胸中憋闷疼痛，气短，动则加重。

处方：膻中，鸠尾，心俞，肺俞。

方义：膻中宽胸理气，行气通络，配任脉络穴鸠尾，可助膻中疏通之力；心俞在背位于阳，内应于心，心主血脉，针之可通调心气，血脉通畅，瘀无以生；肺俞乃肺脏经气传输之枢纽，用以培补肺气，宽胸开结，针刺用泻法。

中药宜用当归、赤芍、川芎活血化瘀，以麻黄、杏仁、桔梗宣降肺气，以沉香、蛤蚧等补肾纳气。

三、治痰三要

在治疗痰证时还应掌握三个要点：一是治痰当求生痰之本，标本同治，在祛痰的同时，杜绝生痰之源，祛除已生之痰，使新痰不再滋生，这才是万全之策。二是治痰当需调气，尽管痰证的表现千奇百怪，但痰的产生与气机不调关系密切。若正气充盛，气行顺畅自然无生痰之机，故治痰当需调气。气郁者当合以疏肝理气之药，气虚者当加以补气之品。三是外痰当需利痰，内痰应重通络，对痰证的治疗，自然当需祛痰，但若痰性黏稠，单纯的调气化痰就难以将痰排出体外，宜用天花粉、麦冬等生津药稀释痰液，与冬瓜仁、瓜蒌仁、竹沥水等利痰药配合使用，可使痰液迅速爽利地排出体外，在咳、痰、喘的治疗中可得速效。内痰所造成的痰患多是痰滞脏腑，或痰随气行，循经络滞于机体各处，为了消散这种内痰，在治疗的同时，加辛味药物以疏通经络可明显增强治疗效果。疑难病症因痰而致疑致难，因此解除痰证便成为中医解决疑难病症的关键。

第十二节　"缪刺"与"巨刺"新解

　　"缪刺"与"巨刺"是古代针灸中的两种刺法，最早见于《黄帝内经》，而后《针灸甲乙经》《针灸大成》等均有记载。两种刺法同是"左刺右，右刺左"的交叉刺法，都是为治疗经络病而设，张老对二者的含义、临床运用等均有独特见解。

一、字音义新解

1. "缪"字音义

　　关于"缪"字的字义和读音，一直以来各个医家有不同的看法，《素问·缪刺论》王冰注："缪刺，言所刺之穴，应用如纰缪纲纪也。"从此看来，王冰认为该读成"miù"，那么"纰缪纲纪"是什么意思？马莳曰：此言缪刺之所以异于巨刺也，意即缪刺是不同于从前的"纲纪"的一种刺法。丁氏认为，经文"愿闻缪刺，以左取右，以右取左……"说明了缪刺是左右交叉的针刺方法，就是"缪"有交叉的含义，在查阅《康熙字典》等众多工具书后，他认为"缪"字该读成"jiū"。《中华字典》在"缪"字条下注释为"居尤切，音谬，尤韵，交错之形也"。按丹波元简在《素问识》中的注释应该读"miáo"音。"缪刺"就是"绕着刺"，有病不直接在患处穴位针刺，而是"绕到病的相反部位去针刺"，而"缪"字应具有"绕"的意思，能表达这个含义的是"缭"字，且《汉书》中"缭绕"即写作

"缪绕'，于是李氏认为，"缭"与"缪"通假，"缪"的读音也该为"liáo"。王氏认为，"缪"字有着多重含义：张介宾《类经》注"缪，异也，……刺异其处，故曰缪刺"。《针灸医籍选》注："缪刺，《辞海》：'缪通谬，错误。'如纰缪，在此有交错义。"于是，他认为，此处的"缪"应有"交错"和"异也"两层含义。冯氏认为，《辞海》《辞源》《汉语大字典》均有音"（jiū，鸠），通'樛'"，释"绞也"的音义解释，而《中华大词典》"缪"字条将其释为"交错之形"，非常形象地阐明了"左取右，右取左"这一刺法特征。

《黄帝内经直解·缪刺》在该篇注解"缪，平声，篇内同……平声，一声或二声"，而对于"故络病者，其痛与经脉缪处，故命曰缪刺"这句注解为"上缪作谬，下缪平声"。因此张家维教授认为，"缪"的读音，在不同的语句中有所不同，要根据该句所表达的字义进行辨析。

2. "巨"字义

关于巨刺的含义，截至目前仍有不同的看法，部分医家及学者认为"巨"为"互"，即交互之意。《黄帝内经太素》卷二十三《九针之三·量谬刺》中，巨刺之"巨"并没有像部分医家所说，误写成"互"。在《黄帝内经》有关巨刺的论述之后，杨上善注曰："先言巨刺也，邪气中乎经也，左箱邪气有盛，则刺右之盛经。以刺左右大经，故曰巨刺。巨，大也。"有部分医家认为"巨"者大也，巨刺刺经，缪刺刺络，经与络相对而言，经大络小，巨刺是相对缪刺而言的，巨刺是刺在大经上，所以称"巨刺"。

张家维教授认为，无论"巨"是交互之意还是巨大之意，其主要根据临床巨刺的刺法特点进行定义，交互之意从刺法的交叉取穴进行定义，巨大之意从刺法的所取经脉进行定义，二者侧重点不同。

二、概念及辨析

1. 概念

巨刺之名首出《灵枢·官针》，曰："凡刺有九，以应九变……八曰巨刺，巨刺者左取右，右取左。"《素问·调经论》补充曰"痛在于左，而右脉病者，巨刺之"。《素问·缪刺论》曰"邪客于经……必巨刺之"。可见，巨刺是指针对邪客于经脉发生的疾病而采用的左病取右、右病取左的针刺方法。

缪刺则首出于《素问·缪刺论》，《素问·缪刺论》是《黄帝内经》中专门论述缪刺的文献，给缪刺定义为："络病者，其痛与经脉缪处，故命曰缪刺。""痛"是指代病变部位，这句话的意思是说，缪刺法应用的疾病的病变部位不按常理分布在经脉循行的地方，而分布在络脉上。明朝徐春甫曾简练地概括为"缪刺刺络脉"。

2. 病因

《素问·缪刺论》对于巨刺针对的病因进一步解释曰："邪客于经，左盛则右病，右盛则左病，亦有移易者，左痛未已，而右脉先病，如此者必巨刺之，必中其经，非络脉也。"《素问·缪刺论》对缪刺针对的病因亦有详细的论述："邪客于皮毛，入舍于孙络，留而不去，闭塞不通，不得入于经，流溢于大络，而生奇病也。夫邪客大络者，左注右，右注左，上下左右，与经相干，而布于四末，其气无常处，不入于经俞，命曰缪刺。"缪刺其病因为邪气侵袭人体之后，经皮肤而入络脉，但由于络脉闭塞，邪气不得入于经脉，而"流溢于大络"。

3. 病位

缪刺刺络，巨刺刺经，就人体气血而言，经为主干，络是小支，络浅而经深，邪客于络时尚未传入经脉，络病自然较经病症情轻浅，经有固定的循行路线和名称，而络除十五络脉外，还有遍布全身的分支网络，难以计数，是"奇病"，也就没有固定规律可循，病位在"痛"处。

4. 诊断

《素问·调经论》曰："身形有痛，九候莫病，则缪刺之；痛在于左而右脉病者，巨刺之。"即指缪刺适应证是身形有病痛，但三部脉尚未出现异象；而巨刺适用于病痛在于左（或右），而右（或左）的脉象呈现变化。络脉状如网络，遍布全身，无处不在，故邪气侵入，则流溢散漫，气无常处，非经病之有经可循，故而证候大不相同。

5. 针法

由定义可见，巨刺为经病，而缪刺为络病。因此巨刺者刺其经，而缪刺者刺其络。因经深而络浅，故巨刺乃深刺、重刺而中于经；缪刺乃浅刺、轻刺中于络。杨继洲说："此刺法之相同，但一中经，一中络之异耳。"二者针刺部位有经与络的不同，缪刺刺络病，故浅；巨刺刺经病，故深。黄元御在《素问悬解·缪刺论》中指出："缪刺，即巨刺之浅者也。"巨刺刺经是调气，缪刺刺络则理血。相应地，巨刺的针具是毫针，而缪刺则多用锋针（三棱针）。二者针刺具体部位亦有不同，巨刺法包括全身躯干和四肢的经穴，而缪刺法多取有关络脉在四肢之指（趾）端爪甲上，其次是耳的部位，因为耳为络脉末端部位之一，很多络脉都入于耳。此外，缪刺的刺法也不必拘泥于"左刺右，右刺左"，如《素问·缪刺论》也云"凡刺之数，……因视其皮部有血络者尽取之"。

张家维教授认为，"缪刺"的含义不应仅局限于"左刺右，右刺左"，因络脉状如网络，遍布全身，无处不在，邪气侵入则流溢散漫，"上下左右，与经相干，而布于四末，其气无常处，不入于经俞"。刺法也就不必拘泥于"左刺右，右刺左"。凡属邪在络脉，散漫而未入于经者皆可使用。如在《黄帝内经》中就有缪刺法治疗水证的记载。《素问·汤液醪醴论》云："帝曰：其有不从毫毛而生，五脏阳以竭也。津液充郭，其魄独居，孤精于内，气耗于外，形不可与衣相保，此四极急而动中，是气拒于内而形施于外，治之奈何？岐伯曰：平治于权衡，去菀陈莝，微动四极，温衣，缪刺其处，以复其形。开鬼门，洁净府，精以时服，五阳已布，疏涤五脏。故精自生，形自盛，骨肉相保，巨气乃平。"《古今医统大全·水肿门》也云："经脉满则络脉溢，络脉溢则缪刺之。"此时宜行缪刺法，以疏利气机，去菀陈莝而能祛除水饮。

三、"缪刺"与"巨刺"的临床应用

张家维教授在临床上善用"缪刺""巨刺"治疗疾病，效果显著。

1. 痛证

《素问·调经论》云："身形有痛，九候莫病，则缪刺之，痛在于左，而右脉病者，则巨刺之。"可见巨刺及缪刺均治疗痛证，缪刺主治邪未入于经、中于络而"九候莫病"的痛证，巨刺则主治邪气已入经脉的痛证。《标幽赋》指出"住痛、移痛取相交相贯之经"，即是"左取右，右取左"的巨刺、缪刺法。无论邪在经还是在络，阻滞气机，不通则痛，此时调气通滞，针刺不通之痛处，徒施补泻，因其痛侧的气血运行已经不畅，黄元御在《灵枢悬解·终始》中注"刺诸痛者，其脉皆实"时指出"病者，气阻不行也"。而"用针之类，在于调气"（《灵枢·刺节真邪》）。因此，可以行针刺来调畅气机，使之通则不痛。

如头痛可用太阳穴刺络放血。如落枕为感受风寒或姿势不当，邪客于太阳、少阳之络，以致局部气血阻滞而颈项强痛，不能俯仰转侧。如俯仰不能者，可针对侧后溪，边针边活动颈项；如转侧不能者，可针对侧悬钟，边针边活动颈项；或以缪刺法取对侧至阴穴刺络放血，一般1～3次即愈。又如肩周炎多因营卫虚弱，筋骨衰颓，复因局部感受风寒或劳累闪挫或习惯偏侧而卧，筋脉受到长期压迫，遂致气血阻滞而成肩痛。风寒湿之邪客于少阳阳明之络，病之初，可单用对侧中平穴，针后即活动肩部，往往立竿见影。而病之久者，则宜配合局部的针刺、放血或温针等。

2. 中风

中风分中脏腑及中经络两种，急性期过后都以功能障碍为主，尤其肢体功能障碍的恢复受到医患的关注。中风早期可用井穴缪刺，而恢复期可用巨刺。正如喻昌言讲："凡治一偏之病，法宜从阴引阳，从阳引阴，从左引右，从右引左。盖观树木之偏枯者，将溉其枯者乎？抑溉其未枯者，使其荣茂，而因以条畅其枯者乎？"针刺相交贯的气血流畅的健侧经络，施补泻，调气通滞，引邪祛病。虽非一侧不通而痛的病症，但原理相通。因此，巨刺、缪刺均以"通"为法，从左引右、从右引左进行治疗。特别是在中风的痉挛期，肌张力很高，轻微的刺激都可能导致痉挛，使用巨刺尤显重要。

3. 躁厥病

《灵枢·终始》云："凡刺之法，必察其形气，形肉未脱，少气而脉又躁，躁厥者，必为缪刺之，散气可收，聚气可布。"这说明缪刺有收摄浮散之正气，开通痞结气机的作用。

4. 邪客六经之病

缪刺治疗邪客六经之病有很好的疗效。《缪刺论》论针刺治疗邪客六经等病变，均方针而立已。如："邪客于手阳明之络，令人耳聋，时不闻音，刺手大指次指爪甲上，去端如韭叶各一痏，立闻。不已，刺中指爪甲上与肉交者，立闻。"又曰："邪客于足少阴之络，令人卒心痛，暴胀，胸胁支满，无积者，刺然骨之前出血，如食顷而已；不已，左取右，右取左，病新发者，取五日，已。"

5. 水肿病

缪刺法可指针刺皮部血络，并不局限于"左刺右，右刺左"。作为此篇的结语来描述缪刺的大法，则不难看出"放血疗法"是缪刺法的重要组成部分。因此凡属邪在络脉，散漫而未入于经者皆可使用。

此外，由于水汽压迫脉道，极易出现病在肝脉应弦而反现濡象，病在脾脉当濡而出现沉象，病在肾脉应沉却见伏象等脉象与证候不相符合的情况，正如《素问·三部九候论》所云"奇邪之脉，则缪刺之"。

6. 运动针法

运动针法，即患者在接受针刺治疗时，配合进行适当的主动或被动运动的一种针灸疗法。该法是"缪刺"与"巨刺"的进一步补充，"左刺右，右刺左"与运动方法相结合，其疗效优于单纯的针刺或运动。张家维教授在临床上擅长运用运动针法周全治疗各种疾病。

主动运动指患者在接受针灸治疗时分别配合肢体运动、自我按摩、呼吸、意念等自主性运动的一类针灸方法。肢体运动针法主要适用于各种颈、肩、腰、腿等部位的疼痛、功能障碍，以及风、湿、寒引起的痹病，中风、脑瘫等瘫证或痿证；自我按摩运动针法临床适用于各种痛症、麻痹、痹病、中风、粘连、胃炎、便秘、尿潴留等；呼吸运动针法适用于各种心、肺、脾胃疾病，如咳嗽、哮喘、胸闷、胸痛、呃逆、胁痛、心悸和肝、胃、肾、子宫、直肠下垂等；意念运动针法临床适用于中风、高血压、心律失常、神经官能症、顽固性失眠、癔症性瘫痪、性功能障碍等。被动运动指患者在接受针刺或艾灸治疗时，由医生或助手帮助分别进行推拿、关节松动术等被动运动的针灸方法。临床尤其适用于痹病、瘫证、痿证等病症。

中医学认为"不通则痛"，《灵枢·经脉》云"经脉者，所以决死生，处百病，调虚实，不可不通"。因此，本法有迅速疏通经络气血的作用，达到"通则不痛"，"以通为用"的效应。在临床实践中发现，肩周炎、颈椎病等患者如单纯用针灸疗法，临床效果常不甚理想；而采用运动针灸疗法，却能起到事半功倍之效，用针刺止痛，运动疗法改善关节活动度等，使患者最大限度受益。

7. 三阶段针刺法

三阶段针刺法是在运动针法基础上的发展，不仅强调运动针法的应用，也强调局部的动和通。三阶段针刺法治疗分为三个阶段。第一阶段针刺远端的穴位，捻转得气后，嘱患者或协助患者活动患处关节10分钟，做关节的各个方向运动。第二阶段针刺局部的穴位，捻转得气后，留针10分钟。第三阶段为捻转强刺激远端的穴位，同时再次活动患处关节10分钟后出针。

三阶段针刺法不是简单的针刺和运动的组合，而是强调两者的最佳组合，也强调针刺和运动的次序。

张家维教授发现大多就医患者病情迁延日久，运动针法之力不够，单纯用运动针法往往只能短时缓解，疗效难持久。局部刺与远端刺结合运动都有其治疗作用，但也都有其局限性。常规的刺法重视局部穴位的应用，对缓解疼痛有较好的作用，但明显忽视了针刺下运动的作用。同时留针时间过久，患者长时间保持一种体位，又会妨碍局部气血流通，不少患者针刺后即时常有疼痛加重，且本法对活动度的改善也差，进而影响了疾病的恢复。但远端刺忽视了局部取穴的作用，即时效果虽不错，但效应持续相对较短。正因为考虑到单纯局部刺和单纯远端刺的缺点，故在临床上常将运动针法和局部针灸相结合。做到动静结合，远近相配，大大增强"通"的作用，取得了较好的疗效。

三阶段针法将远端刺和局部刺以及运动针法巧妙地结合起来。先是以远端刺配合运动以止痛并增加关节活动度，同时也在运动中找到痛点；然后进一步在局部疏通气血；最后再以远端刺配合运动巩固疗效，增加关节活动度。本法以"动"贯穿治疗过程，强调局部刺的直接"通"、远端刺和运动对局部的"通"。因此，本法可迅速地疏通经络气血，达到"通则不痛""以动为用"的效果，起到事半功倍之效。

第十三节 "三刺法""五刺法""九刺法" "十二刺法"的应用

中国古代医家对针灸刺法积累了丰富的经验,《灵枢·官针》记载了二十六种刺法,"九宜九变。应地之九野九州。人之九脏九窍。十二节应十二月。三刺应三阴三阳。五刺应五行五时",指出"凡刺有九,以应九变",即针刺有九种方法,以应九种不同的病变,谓之九刺,包括输刺、远道刺、经刺、络刺、分刺、大泻刺、毛刺、巨刺及焠刺等。又指出"凡刺有十二节,以应十二经",即针刺有十二节,以应十二经不同的病症,谓之十二刺,包括偶刺、报刺、恢刺、扬刺、直针刺、输刺、短刺、浮刺、阴刺、齐刺、傍针刺及赞刺。还指出"凡刺有五,以应五脏",即五种刺法,以应五脏不同的病变,谓之五刺,包括半刺、豹文刺、关刺、合谷刺和输刺。

一、三刺法

《灵枢·官针》曰:"所谓三刺则谷气出者,先浅刺绝皮,以出阳邪。再刺则阴邪出者,少益深绝皮,致肌肉,未入分肉间也。已入分肉之间则谷气出。故刺法,始刺浅之,以逐邪气,而来血气。后刺深之,以致阴气之邪。最后刺极深之,以下谷气。"三刺法是将皮内、皮下、分肉间分为浅、中、深三层进行针刺的方法,目的是驱祛外邪(阳、阴邪),保留谷气(正气)。后世徐凤据此提出天、人、地三才的分层刺法,《金针赋》中言"凡补先呼气,初针刺至皮内,乃曰天才；少停进针刺至肉内，是曰人才；又停进针至于筋骨之间，名曰地才，此为极处……凡泻者吸气，初针至天，少停进针直至于地，得气泻之。再停良久，却须退针，复至于人，待气沉紧，倒针朝病，法同前矣"，对三才针法进行详细记载。后人结合提插的紧慢手法，创立烧山火、透天凉等复式补泻手法。

二、五刺法

《灵枢·官针》曰："凡刺有五，以应五脏。"这是从五脏应合五体（皮、脉、筋、肉、骨）的关系分成五种刺法，故又名"五脏刺"。五刺包括半刺、豹文刺、关刺、合谷刺和输刺。《素问·刺齐论》曰："刺骨无伤筋者，针至筋而去，不及骨也。刺筋无伤肉者，至肉而去，不及筋也。刺肉无伤脉者，至脉而去，不及肉也。刺脉无伤皮者，至皮而去，不及脉也。"《素问·刺要论》曰："病有浮沉，刺有浅深，各至其理，无过其道。"对于不同的疾病部位采用不同的刺法。

1. 半刺

半刺是浅刺快出、不伤肌肉的刺法。因刺入极浅，不是全刺，故称"半刺"。"半刺者，浅内而疾发针，无针伤肉，如拔毛状，以取皮毛，此肺之应也。"即浅刺于皮肤，刺得浅，出针快，如拔毫毛的一种刺法，主要作用是宣散浅表邪气。因肺主皮毛，故半刺与肺相应。半刺主要治疗风寒束表、发热咳嗽、喘息等肺脏疾患及某些皮肤病、小儿腹泻、消化不良等症。

2. 豹文刺

豹文刺是以穴位为中心，在经穴周围数针齐下散刺之意，刺时要使针入于脉络而出针后见血，因刺后出血点多如豹文，故称"豹文刺"。"豹文刺者，左右、前后针之，中脉为故，以取经络之血者，此心之应也。"因心主血脉，豹文刺可泻经络之血，故与心相应。本法与九刺中的络刺、十二刺中的赞刺同属浅刺放血的方法。"诸痛痒疮，皆属于心"，豹文刺用于宣散血络壅滞之邪，治疗心经积热、诸疮肿毒、麻木不仁等证。

3. 关刺

关刺是在关节肌腱附近针刺的刺法，因多取关节附近肌腱的穴位直刺之，故称"关刺"，适用于肝系疾病，如筋痹证。针刺时注意勿伤脉出血。"关刺者，直刺左右尽筋上，以取筋痹，慎无出血，此肝之应；或曰渊刺，一曰岂刺。"由于直刺于筋，进针深，所以针刺时要慎重，勿使出血。肝主筋，关刺主治筋病，故与肝相应。关刺主要治疗筋痹、关节酸痛、屈伸不利等。

4. 合谷刺

"合谷刺者，左右鸡足，针于分肉之间，以取肌痹，此脾之应也。"合谷刺法是在肌肉丰满处进针后，先将针直刺入深处，然后退至浅层，依次分别再向两旁针刺，使针痕成鸡爪形；也有取三根针，一针向下直刺，另两根针交叉刺入两侧，成鸡爪形，同时留针。因这种刺法的针向三方面而行，有合分肉溪谷间的邪气一并泻之的作用，故称"合谷刺"。本法刺分肉之间，脾主肌肉，故与脾相应。合谷刺主要治疗肌肉疾患，如肌肉痹痛、痉挛、强硬。

5. 输刺

输刺是直刺、深刺至骨的刺法，适用于肾与骨骼疾病、深部疾病。"输刺者，直入直出，深内至骨，以取骨痹，以应肾也。"输刺法的特点是直进针、直出针，深刺至骨骼。因肾主骨，输刺以治疗骨的疾患为主，故与肾相应。输刺主要用于治疗骨痹、骨刺、软骨炎、骨蒸、骨软等。

三、九刺法

《灵枢·官针》曰："凡刺有九，以应九变。"所谓变者，是指不同性质的病变，九刺的主要内容就是讨论九类不同性质的病变及应用九种不同的刺法。九刺包括：输刺、远道刺、经刺、络刺、分刺、大泻刺、毛刺、巨刺和焠刺。

1. 输刺

"输刺者，刺诸经荥输，藏输也"，是五脏患疾时的针刺方法。脏腑疾病，可取有关经脉的肘膝关节以下的荥穴和输穴，以及背部相关的五脏俞（如肺俞、心俞、肝俞、脾俞、肾俞）。《灵枢·寿夭刚柔》说"病在阴之阴者，取阴之荥输"，即取四肢荥穴、输穴以治五脏病，《素问·咳论》的"治脏者，治其俞"也属于输刺范畴。因突出针刺本经输穴和背俞穴的作用，故称为输刺。输刺，是刺诸经荥输、脏输的一种配穴刺法。"诸经"为十二经脉之称。"荥输"是指肘膝关节以下的五输穴。"脏输"是指背部的五脏之俞穴。操作时应外取手足之荥输，内取背部之脏输，内外配合针刺，主要用于治疗脏腑病。五输穴是人体经络之气上下出入的部位，有其特殊功能；背部俞穴是脏腑经气输注的部位，配合应用，对脏腑病症有特殊疗效。如肺病咳嗽取鱼际、太渊配肺俞。输刺也可治疗全身性疾病，可结合辨证，选穴配伍。

2. 远道刺

远道刺是上病下取、循经远道取穴的一种刺法。"远道刺者，病在上，取之下，刺府输也"。府输原指六腑在足三阳经的下合穴，一般适宜治疗六腑的疾病。《灵枢·邪气脏腑病形》中还明确指出"合治内腑"。六腑之合均在足三阳经，腑在躯干，位居下肢之上方，内腑有病而取合穴施治，故"病在上，取之下"。此外，足三阳经脉从头走足相隔已远，故称"远道刺法"，主要有上病下取，如胃病取足三里；下病上取，如久痢脱肛取百会；刺脏腑之俞，如脾病取脾俞。灸至阴治疗胎位不正，阴郄治心绞痛，长强治癫痫，四缝治疳积，内关治胃痛等。

3. 经刺

经刺是刺气血瘀滞不通有结聚现象（如瘀血、硬结、压痛等）经脉所过部位的刺法。这种刺法主要治疗经脉本身的病变，并单独取用病经的腧穴治疗，故称"经刺"。清代张志聪《黄帝内经灵枢集注》曰："大经者，五脏六腑之大络也，邪客于皮毛，入舍于孙络，留而不去，闭结不通，则留溢于大经之分而生奇病，刺大经之结络以通之。"因外邪直犯经脉，导致脉络痹阻结聚，但未殃及他经时，可选取本经病变处直接刺之。"经刺者，刺大经之结络经分也。"经脉有病，可出现瘀血、硬结、压痛等结聚现象，索而刺之，可通调经气。

因其直刺大经，又是依经络取穴的方法，故称为"经刺"。经刺主要是在患病本经取穴，治疗经络之间结聚不通的病症。取穴时常随病之所在，如腕痛取阳池、外关，胃痛取中脘、下脘等。

4. 络刺

《素问·调经论》指出："神有余，则泻其小络之血，出血勿之深斥，无中其大经，神气乃平。"临床上应用的各种浅刺放血法，如三棱针、皮肤针或滚筒重刺出血法等均属于本法范围。"刺络拔罐法"是在本法基础上结合拔罐法的方法。"络刺者，刺小络之血脉也"。络刺又称"刺络"，多用于实证、热证，主要通过点刺法、散刺法、束刺法等浅刺体表细小络脉，使其出血。清热泻火常用于治疗外感发热，实热内结之急证、中风、中暑等。祛瘀除痹用于治疗外伤、气滞血瘀引起的疼痛、活动障碍、肢体麻木等。开窍通闭用于急救复苏。拔毒消肿治疗各种毒热内结之症，如急性乳腺炎、腮腺炎、急性结膜炎、虫蛇叮咬等。

5. 分刺

"分刺者，刺分肉之间也"。分肉指附着于骨骼部位的肌肉。由于古人将深部近骨处的肌肉叫分肉，故称"分刺"。其操作方法是将针深刺入肌肉之间，使之得气。此外，用圆针揩摩分肉，也属分刺。《素问·调经论》说"病在肉，调之分肉"。分刺主要用于治疗肌肉的痹病、痿证，如肌肉萎缩、痉挛、肌纤维颤动、肌筋膜炎、肌肉外伤等。

6. 大泻刺

"大写刺者，刺大脓以铍针也"，"写"通"泻"，排出、泄出的意思，是切开引流、排脓放血、泻水的刺法，故称"大泻刺"。采用九针中的铍针，目前已为外科手术刀所代替。

7. 毛刺

"毛刺者，刺浮痹于皮肤也"。毛刺浅刺在皮毛，故称"毛刺"，以往用镵针，现代临床上所用皮肤针、滚刺筒等工具是在毛刺的基础上改进而成的，治疗范围也有扩大。现代用皮肤针（轻度刺激），刺时宜如雀之啄食，连续轻叩，根据病变大小，反复刺至皮肤轻度充血即可，不要使其出血。毛刺主要用于治疗慢性病和皮肤病，如头痛、高血压、近视、痛经、肋间神经痛、神经性皮炎、瘙痒症、着痹、扁平疣、斑秃等。

8. 巨刺

巨刺是左病取右、右病取左、左右交叉取穴施治的方法。《素问·调经论》说："痛在于左，而右脉病者，巨刺之。"经脉在人体大都有左右交会的腧穴，如手足三阳皆交会在督脉的大椎穴，足之三阴也都左右相交会在任脉的中极、关元，因而脉气能左右交贯，故左病取右经腧穴，右病取左经腧穴。《素问·缪刺论》中详论缪刺法，取穴以四肢末端井穴为主，视其络脉，出其血，并说"邪客于经，左盛则右病，右盛则左病，亦有移易者，左痛未已而右脉先病，如此者必巨刺之，必中其经，非络脉也。故络病者，其痛与经脉缪处，故命曰缪刺"。《素问·调经论》王冰注"巨刺者，刺经脉，左痛刺右，右痛刺左""缪刺者，刺络脉，左痛刺右，右痛刺左"。巨刺是根据经络气血阴阳相贯，左右倾移，上下互调而采用的一种选穴针刺方法。巨刺时，一般在与患侧相对应的健侧，部位相应，经络相应，经穴相应的部位取穴和针刺。另外，《黄帝内经》所载缪刺法，也是左病取右，右病取左，左右交叉取穴法，所不同的是，巨刺是刺其经，而缪刺是刺其络。一般而言，巨刺法为左侧有病，取右侧的经穴；右侧有病，取左侧的经穴。缪刺法取各有关的经脉在四肢端的井穴（四末为阴阳之大络）及皮肤部出现瘀血的络脉。巨刺主治肢体疼痛及功能障碍，如中风半身不遂、口眼歪斜、肩凝症、偏头痛、肋间神经痛、坐骨神经痛等。缪刺主治中风、中暑、昏厥、急性热病等。

9. 焠刺

"焠刺者，刺燔针则取痹也"。焠刺是将针烧红后刺入体表的一种方法，用来治疗寒痹、瘰疬、阴疽等病症。《素问·调经论》称"焠刺"；唐代王冰注"焠针，火针也"。"焠"字原意是火入水，此指烧针后再刺。燔也是火烧的意思，故《针灸大成·卷四》说"火针，一名燔针"。但《类经》中张介宾注"燔针者，盖纳针之后，以火燔之使暖也；此言焠针者，用火先赤其针而后刺之，不但暖也，寒毒固结，非此不可"，意指燔针是进针之后用火烧针使暖，有似后世所称的温针，焠针即火针。焠，火灼之意。燔针，即火针，是用烧红的针迅速刺入体表以治疗疾病的方法。焠刺的操作是先在患处皮肤消毒，左手固定所取腧穴部位，右手持针，将针在酒精灯上烧红，迅速刺入，然后立即退出，随即用消毒干棉球按压针孔。焠刺法，主要用于治疗瘰疬和疖、痈、疽、皮肤病及风寒湿痹等证。

四、十二刺法

《灵枢·官针》曰："凡刺有十二节，以应十二经。""节"是节要之意。刺法有十二节要，故能应合于十二经的病症，又称"十二节刺"。十二刺包括：偶刺、报刺、恢刺、齐刺、扬刺、输刺、短刺、浮刺、直针刺、阴刺、傍针刺和赞刺。

1. 偶刺

《灵枢·官针》曰："偶刺者，以手直心若背，直痛所，一刺前，一刺后，以治心痹。刺此者，傍针之也。"偶刺时先要在前胸和后背循按寻找压痛点，然后在压痛点或疼痛的部位前、后同时针刺，其特点是前后对偶而刺，故称"偶刺"，又称"阴阳刺"。偶刺又发展为前后配穴法和俞募配穴法，成为治疗脏腑疾病的重要配穴法。如肺系疾病取肺经募穴——中府，配肺俞穴；心痛心悸取心俞、巨阙；肝气郁滞取肝俞、期门等。

2. 报刺

《灵枢·官针》曰："报刺者，刺痛无常处也。上下行者，直内无拔针，以左手随病所按之，乃出针复刺之也。"报，有"报告"及"反复"两种含义。先根据患者所报之痛处直刺进针，施行手法后，再用左手循按上下另寻压痛点，拔针再刺，如此反复刺其阿是穴，以有针刺感应为目的。感应不至可再三刺之，故称"报刺"。本法和目前间歇运针法类似，不过报刺是出针后再刺，而后者是留针过程中反复针刺。报刺法广泛应用于有压痛点或没有固定疼痛部位的疾患，如游走性疼痛、肩周炎、关节炎、胃痛、牙痛等，还可用于处理滞针。

3. 恢刺

《灵枢·官针》曰："恢刺者，直刺傍之，举之前后，恢筋急，以治筋痹也。"对筋肉拘急痹痛的部位四周针刺。先从旁刺入，得气后令患者做关节功能活动，不断更换针刺方向，以疏通经气、舒缓筋急。恢，有恢复其原来的活动功能的意思。先在患病肌腱处直刺进针，也可以斜刺进针，并让患者升举活动肌肉，同时捻转提插针体，使筋肉拘急松弛，功能得到恢复。本法从多方向刺其肌腱，并捻转、提插针体，结合活动肢体。因本法多向透刺，能扩大针感传导，故称"恢刺"（恢，古作"大"解），或称"多向刺法"，主要用于治疗筋痹、肌腱拘紧、活动受限、疼痛等，也可以治疗腱鞘囊肿、肌腱损伤、关节炎等。在操作上，合谷刺与恢刺相似，但前者以泻法为主，主治风寒湿滞于分肉所致的肌肉疼痛麻木等肌痹；后者以行气兼补法为主，有行气通络、养血柔筋之功效，用于筋挛节痛之症。

4. 齐刺

《灵枢·官针》曰："齐刺者，直入一，傍入二，以治寒气小深者；或三刺，三刺者，治痹气小深者也。"这种刺法与恢刺相反，恢刺为一穴多刺或称多向刺法；齐刺先在病变部位正中深刺一针，左右或上下再各刺一针，三针齐下，又称"三刺"，得气后再施补泻手法，适用于病变范围较小而部位较深的痹痛等症。齐刺有加强针感及局部刺激量的作用，适用于腰部及四肢的肌腱痹痛、肌肉痹痛及软组织损伤、震颤麻痹、面瘫、肩周炎、腱鞘炎、腱鞘囊肿、痛经、失语、吞咽困难等。

5. 扬刺

《灵枢·官针》曰："扬刺者，正内（纳）一，傍内（纳）四而浮之，以治寒气之博大者也。"在穴位正中先刺一针，然后在上下左右各浅刺一针，刺的部位较为分散，故称"扬刺"。刺宜浮浅，不可过深，使五针并列于一穴周围，故又叫"局部五针法"。《黄帝内经太素》将"扬刺"作"阳刺"，与阴刺对举。扬刺主治寒气稽留肌表引起的范围较大的痹痛、麻木不仁等，多用于神经性皮炎、股外侧皮神经痛、腱鞘囊肿等。近代梅花针叩刺法，即从扬刺法发展而来。

6. 输刺

《灵枢·官针》曰："输刺者，直入直出，稀发针而深之，以治气盛而热者也。"输，有"通"的含义，其法是先将针垂直刺入穴位深处候气，得气后将针慢慢退出，深刺而慢退意在从阴引阳，输泻热邪。输刺多用于治疗实热证，如外感热病、经络中实邪等。

7. 短刺

《灵枢·官针》曰："短刺者，刺骨痹，稍摇而深之，至针骨所，以上下摩骨。"短是接近的意思，因刺深近骨，故名"短刺"。短刺进针时要边摇动边插入，直深刺至骨部，近骨时上下提插，如摩刮骨骼一样。短刺适用于治疗骨痹等深部病痛，主要用于治疗骨痹、骨软、骨蒸等。

8. 浮刺

《灵枢·官针》曰："浮刺者，傍入而浮之，以治肌急而寒者也。"斜针浅刺以治肌肉寒急。近代皮内针法是本法的演变。浮刺和毛刺、扬刺同属浅刺法，但是毛刺为少针而浅刺，扬刺是多针而浅刺，与本法均有所不同。现代腕踝针刺法与之相近。在病所的旁边用针斜刺于浮浅的肌表，从皮下刺表浅的脉络，进针角度宜小，针身与皮肤呈15～20°刺入，刺入后针身不进入肌层，沿皮下直刺或透穴刺，可以治疗属于寒性的肌肉拘挛等疾病。

9. 直刺

《灵枢·官针》曰："直针刺者，引皮乃刺之，以治寒气之浅者也。"本法进针较浅，适用于治疗浅表络脉、皮肤浅薄等部位的病症。其特点是沿皮进针，浮浅而行。近代多称为"沿皮刺"或"平刺"。浮刺和直刺不同之处是直刺为提起皮肤横行进针，而浮刺则不用提皮肤，可直接将针斜行刺入。直刺主要用于治疗寒气外袭肌表引起的头痛、肌肉酸痛、皮肤病、麻木不仁等。现代的皮下留针法、芒针沿皮刺法、一针两穴透刺法（地仓透颊车、丝竹空透率谷），正是直刺法的范例。

10. 阴刺

《灵枢·官针》曰："阴刺者，左右率刺之，以治寒厥，中寒厥，足踝后少阴也。"阴刺指左右两侧同名穴位同用。如下肢寒厥，可同刺左右两侧的足少阴太溪穴，以治阴寒。近代临床上，本法的应用较为普遍。操作时要取左右两侧穴位同时进针（主要是指阴经穴），左右并刺有加强针感、提高疗效的作用。因针刺阴经之穴以治阴盛寒厥之证，故名"阴刺"，多用于治疗阴盛寒厥之证，主要选用手、足肘膝关节以下的腧穴，以治疗各种内外杂证。

11. 傍针刺

《灵枢·官针》曰："傍针刺者，直刺、傍刺各一，以治留痹久居者也。"先在所取腧穴直刺一针，再在近旁斜向加刺一针，使两针并列，故名"傍针刺"。本法主要用于治疗痛痹，如风湿性肌炎、软组织损伤、神经性头痛等。本法与齐刺相似，都有通经活络作用，临床上可以相互参用。《类经》注："旁针刺者，一正一旁也。正者刺其经，旁者刺其络，故可以刺久居之留痹。"傍针刺之施针法，注家多解为局部二针并刺法。傍针刺法应以《类经》所注"正者刺其经，旁者刺其络"为是。可引申为一针刺其本经原穴为主，一针刺其表里经之络穴为辅。典型代表为原络配穴法，或称表里、主客、阴阳经配穴法。因原穴是脏腑真气输注于经络之穴，而络穴的主要功能则是联系阴经与阳经。所以，原络配刺不仅可加强局部的治疗作用，而且通过调整脏腑、经络及全身各部组织器官的功能，疏通营卫气血，从而解除顽固不愈的留痹证。如心经有病，取本经之原穴神门为主，配以小肠经之络穴支正为辅。表经有病取里经之穴，里经有病取表经之穴，还可以采取表里阴阳经透刺法，如内关（手厥阴心包经）透外关（手少阳三焦经）。

12. 赞刺

《灵枢·官针》曰："赞刺者，直入直出，数发针而浅之出血，是谓治痈肿也。"直入直出，刺入浅而出针快，是连续分散浅刺出血的刺法。赞，佐助；这种刺法有助于痈肿的消散，故名"赞刺"。本法与九刺中的络刺、五刺中的豹文刺都是放血刺法，只是归类不同。赞刺是将针直入直出，对准病灶部位多次针刺、浅刺使其出血为度，主要用于治疗痈肿、外伤瘀血、皮下血肿、皮肤病等。

张家维学术精华与临床应用

第六章　临床举例

第一节　内科疾病

一、中风

‖ 案例一（多发性脑梗死）‖

患者姓名：卢某　　　　　　　**性别**：女

年龄：64岁　　　　　　　**初诊日期**：2005年5月17日

主诉：右侧半身不遂两个半月。

现病史：患者两个半月前晨起突觉右侧半身不遂，头晕伴语言不清，被其家人送到附近医院治疗，颅脑CT检查为"多发性脑梗死"，住院治疗两个月，病情较前稳定，遂出院。现症见：患者神志清楚，语言謇涩，偶感头晕，无头痛，右上肢肌张力高，右肩关节活动受限，不能上举、后屈及外展，右肘及右腕关节可略活动，拇指、食指与无名指可稍微活动，下肢肌力尚可，偶感乏力，需持杖行走，纳可，眠一般，大便硬。

既往史：否认肝炎、结核等传染性疾病，否认糖尿病、高血压等慢性疾病。

查体：右上肢肌力2级，右下肢肌力4级。右上肢肌张力4级，右下肢肌张力1级。右上肢外展20°。肱二、三头肌腱反射（±），膝反射（+），巴宾斯基征（±）。舌质紫红，苔白腻，脉弦。

辅助检查：血压145/95毫米汞柱。2005年3月颅脑CT检查示"多发性脑梗死"。

中医诊断：中风－中经络（肝阳上亢，瘀血阻络）。

西医诊断：多发性脑梗死。

治法：平肝潜阳，通经活络。

处方：

（1）针刺：风池（双）、顶颞前斜线（左）、顶颞后斜线（左）、百会、肩髃（双）、肩髎（右）、肩前（右）、曲池（双）、合谷（右）、通里（双）、环跳（右）、阳陵泉（双）、足三里（双）、丰隆（双）、解溪（双）、太冲（双）、太溪（双）。

操作：先针健侧行捻转补法，嘱患者尝试活动右上肢，其右上肢外展幅度稍增，继而用捻转泻法针刺患侧。针刺后以患侧穴位为主连接电针机（连续波）治疗30分钟。每日1次，10次为1个疗程。

（2）火针：

第一组：肩髃（右）、腕骨（右）。

第二组：肩髎（右）、尺泽（右）。

操作：先在肩髃穴涂上一层薄薄的万花油，再用烧至红透的火针深刺约1.5寸后迅速拔出，协助患者活动右肩关节。腕骨穴涂万花油后，火针深刺约1寸后迅速拔出，协助活动其右手腕及掌指关节。每5天治疗1次，每次选用一组穴位。

治疗效果：首次针灸后，右上肢活动度明显改善，可外展至40°，手指关节活动幅度增大，活动较前有力。连续治疗5个疗程后，血压降至125/80毫米汞柱、右上肢肌力为4-级、右下肢肌力4＋级；右上肢肌张力1级，右下肢肌张力1级。右上肢已可外展至160°，掌指关节活动功能改善，可握拳及伸指，下肢较前有力，活动幅度也有改善。

按语：

此患者素体脾虚，失于健运，聚湿生痰，痰郁化热从而引动肝风，风阳挟痰火阻碍经络而致中风，治以平肝潜阳，通经活络为法。张老认为治疗中风应以"治痿独取阳明"为原则，因为阳明经为多气多血之经，气血充旺才可以濡养肌肉，瘫痪的肌肉才可尽快恢复。另外，针对上下肢肌肉活动以前抬为最首要，有关前抬活动的肌肉均是阳明经循行之处，因此阳明经穴为必选穴。《玉龙经》曰："中风半身不遂，先于无病手足针，宜补不宜泻，次针其有病手足，宜泻不宜补。"张老先通过巨刺手法以疏通患侧经脉，调和气血；再选患侧阳明经穴肩髃、曲池、合谷、足三里、丰隆、解溪等以通经络，理气血；风池、百会可疏风醒脑；左侧顶颞前后斜线为头皮针，是患侧肢体活动及感觉反射区；通里为手少阴心经穴，可清热安神，通经活络，是治疗言语謇涩的要穴；太溪、太冲二穴可平肝潜阳滋阴；环跳、阳陵泉属足少阳胆经，其解剖深层为坐骨神经及腓总神经的所在，具有通经活络的作用。《百症赋》谓"半身不遂，阳陵远达于曲池"，故阳陵泉配合曲池是张老常用治疗中风偏瘫穴对。张老还认为在针刺时认真做到每针获得较强的针感，特别注意各穴针感的循经传导，则可收到理想的治疗效果，患者恢复速度会较为理想。火针对于肌张力高的患者尤其有效，可以改善肌肉粘连问题，促进血液循环，促进神经兴奋。由于火针属损伤性治疗，治疗的频率应根据患者恢复程度而有所调整。

‖ 案例二（脑出血后遗症）‖

患者姓名：杨某　　　　　　　**性别：**男

年龄：70岁　　　　　　　　**初诊日期：**2007年5月23日

主诉：左侧肢体瘫痪、口眼㖞斜3个多月。

现病史：春节（2月5日）因麻将耍乐时情绪激动，自觉头晕目眩，昏迷倒地后不省人事，二便失禁，其家人将其送至广州市某医院诊治，经颅内CT检查后确诊为"脑出血"。经迅速抢救治疗后，患者病情得到控制，神志转为清醒，左侧肢体瘫痪，小便失禁。反复于外院治疗，症状未见明显改善，遂于广东省中医院针灸科就诊。现症见：患者神志清，左侧肢体瘫痪，需轮椅辅助，口眼向健侧歪斜，舌强语謇，无头晕头痛，纳一般，眠差，大便秘结，4日1行。

既往史：高血压病史15年。2005年曾因"右脑梗死"，导致左侧偏瘫，经中西药物及针灸治疗后病情好转，生活已能自理。

查体：神志清醒，口眼向健侧歪斜，鼻唇沟变浅，口角流涎，语言障碍，时有饮水呛咳。左侧上下肢肌肉稍有萎缩，左侧上下肢肌力2-级，左上下肢肌张力3级。肱二、三头肌腱反射（＋），膝反射（＋），巴宾斯基征（＋）。血压140/100毫米汞柱。舌质红，少苔，脉弦。

辅助检查：其家人述2007年2月颅内CT示"右脑基底节区出血"，出血量约25毫升。

中医诊断：中风后遗症（肝肾阴亏）。

西医诊断：脑出血后遗症。

治法：滋补肝肾，平肝潜阳。

处方：

（1）针刺：

主穴：百会、四神聪、风府、素髎、人中、风池（双）、颊车（左）、太阳透刺率谷（右）、肩髃（左）、曲池（左）、合谷（双）、环跳（左）、阴陵泉（左）、阳陵泉（双）、足三里（双）、丰隆（双）、太冲（双）。

配穴：印堂、廉泉、下关（左）、地仓（左）、迎香（左）、肩髎（左）、手三里（左）、血海（双）、梁丘（双）、三阴交（左）。

操作：每次从上述主穴及配穴选约15个穴位，针刺后以患侧穴位为主连接电针机（连续波）治疗30分钟。针刺手法为健侧补、患侧泻。每日针刺1次，20次为1个疗程，每个疗程结束后，休息5天，再施行后续疗程。

（2）放血治疗：

第一组：金津、玉液。

第二组：八风、八邪。

两组交替放血，每穴少量放血，3日1次。

治疗效果： 首次治疗后自觉流涎稍有减轻，语言较前清晰。患者可从平躺自行坐立，平卧时下肢可自行屈伸但乏力上举。

第二疗程结束后，面部口眼㖞斜已改善，无口角流涎。左侧上下肢肌肉萎缩有所改善，左上肢肌力3-级，左上肢肌张力2级，左上肢可抬高至胸口，左手稍能握拳伸指。

第三疗程结束后，语言已清晰；左上肢肌力3+级，可握拳伸掌；左下肢肌力4-级，左下肢肌张力2级，可扶四脚架慢行，生活尚可自理。

按语：

张老认为该患者由于高血压病史多年，属肝肾阴亏、肝阳上亢之体，又因情绪激动，肝火上炎，使气逆于上，发为中风。经抢救后脏腑功能虽恢复，但邪气阻滞经络不通，故见半身不遂，口眼㖞斜等症。治疗重在滋补肝肾之阴，平潜上浮之阳，佐以活血通络。除了取阳明经穴调和气血、疏通经络外，风府、百会、素髎、印堂可醒脑通督，督脉经穴对脑髓和元神有较好的调整作用；针刺四神聪时，张老要求针尖向百会形成围针势，取其醒脑开窍、补脑益髓功效；太阳透刺率谷除了可疏通经络外，颞侧是上下肢感觉运动反应区，因而可以改善肢体活动；阳陵泉、太冲可疏通经络、平肝潜阳；三阴交可滋补肝肾之阴，以制上浮之阳；地仓、颊车、廉泉、迎香等穴，可疏通调畅面部之经气，达到纠正口眼㖞斜和使语言流畅之效。诸穴合用而收到满意疗效。另外，张老认为放血治疗，可使瘀血之邪有所出路，去菀陈莝，金津、玉液放血是张老对中风患者言语不利的常用治法，效果甚显，另外八风、八邪放血亦有助掌指关节的活动功能恢复。

二、痴呆（阿尔茨海默病）

患者姓名：张某　　　　　**性别**：女

年龄：65岁　　　　　　　**初诊日期**：2000年3月15日

主诉：健忘6个月。

现病史：患者近6个月由其女儿发现其记忆力减退，容易忘记东西摆放位置，近1个月情况加重，独自出门晨练后忘记回家道路，后家人将其找到，随后带至区医院治疗，诊断为"阿尔茨海默病"，予乙酰胆碱等药物治疗。现由家人陪伴来诊，患者神清，反应稍迟钝，说话缓慢，健忘，四肢活动缓慢，咳嗽痰多色白，纳少，疲倦嗜睡，眠可，大便溏，尿频。

既往史：高血压病史2年，否认肝炎、结核等传染性疾病，否认糖尿病等慢性疾病。

查体：理解力尚可；计算力差，2次未能计算100减7的结果；定向力差，不能说出居住地详细位置。舌淡暗苔白腻，脉细滑。

辅助检查：患者女儿述其外院头颅CT示脑萎缩。

中医诊断：痴呆（脾肾亏虚，痰湿阻滞证）。

西医诊断：阿尔茨海默病。

治法：补肾调督，健脾化痰。

处方：

（1）针刺：百会、素髎、风池（双）、大陵（双）、丰隆（双）、足三里（双）、太溪（双）、涌泉（双）。

操作：进针后平补平泻，配合电针治疗仪，选用连续波治疗30分钟。

（2）耳穴贴压疗法，选择脑、皮质下、心、脾、肾、神门、内分泌。嘱患者家属协助患者每日按压耳穴贴6～8次。

（3）中药：茯苓甘草汤加减。方药如下：茯苓15克、赤芍15克、天麻12克、白术15克、白芍15克、车前子15克、防风10克、钩藤10克、胆南星12克、陈皮6克、甘草6克。共5剂，水煎服，每日1剂。

治疗效果：患者每周针灸3次，治疗21次后，其反应较首诊时改善，患者家属述其健忘情况减轻，暂未出现不能独自回家的情况，能一次准确计算100减6的结果。

按语：

老年痴呆病位在脑，脑居颅内，《黄帝内经》认为"脑为髓之海"，"头者，精明之府"。《灵枢·海论》曰："脑为髓之海……髓海有余，则轻劲多力，自过其度；髓海不足，则脑转耳鸣，胫酸眩冒，目无所见，懈怠安卧。"说明脑中髓海充足，活动才会有力自如，听觉、视觉及关节运作正常。"人之记性，皆在脑中"说明人的记忆力，都出于脑，脑神经衰退，记忆力亦因此衰退。"肾为先天之本""肾生髓，脑为髓海"，因此以补肾之法为主导来防治痴呆和提高记忆能力。张老认为老年痴呆跟心也有密切关系，"心藏神"，心主宰一切人体精神思维活动，因此思维、记忆、辨别等精神活动归结于五脏，也跟心有密切关系。张老根据此病的病机、病位分析，临床上运用调督、宁心、补肾为法，重用督脉、心（心包）经、肾经、膀胱经的穴位。调督选用百会、素髎、风府、至阳、命门等；宁心选用神门、内关、大陵、心俞；补肾选用太溪、大钟、涌泉、肾俞、志室等。脾胃虚弱者加脾俞、胃俞、足三里；痰湿蒙蔽者加用丰隆、尺泽；瘀血阻络者加血海、三阴交、合谷。另外，张老十分喜用素髎，其具有醒脑开窍、镇静安神的作用；同时，素髎居鼻尖，"肺开窍于鼻"，针刺此穴可调节呼吸，改善肺气循环。另外此病的预防重于治疗，老人宜多吃核桃、坚果等食物以补脑，平日可用扑克及麻将等游戏锻炼思维，防止脑退化。

三、眩晕（体位性低血压）

患者姓名：彭某　　　　　**性别**：女

年龄：29岁　　　　　**初诊日期**：2010年6月18日

主诉：眩晕2周。

现病史：患者诉近2周工作劳累后常出现头晕目眩，泛泛欲吐，常因卧位起立而眩晕，休息后症状稍有缓解，曾自服氟桂利嗪胶囊、川芎嗪片，效果不明显。平素神疲乏力，气短，怕冷，心悸胸闷，眠差易惊醒，纳食差，大小便正常。

既往史：否认肝炎、结核等传染性疾病，否认糖尿病、高血压病等慢性疾病。

查体：颈椎棘突及棘突旁未见压痛；双侧臂丛牵拉试验（－）；站立位血压75/55毫米汞柱；心率68次/分。舌质淡边有齿印，苔薄白，脉细弱。

辅助检查：颈椎正侧位X线示"颈椎生理曲度存在，第5至第6颈椎轻度骨质增生"。

中医诊断：眩晕（阳虚湿困）。

西医诊断：体位性低血压。

治法：升阳止眩。

处方：

（1）压灸百会穴。

操作：让患者取端坐位，拨开头发，暴露百会穴，先涂抹万花油，再施以艾炷灸，待患者感到头皮发热时，用短艾条直接按压艾炷，此时患者感觉一股热流直透脑内，直达颈椎，根据病情每次压灸5壮或7壮或9壮，艾灸壮数必须取阳数。

（2）针刺：风池（双）、内关（双）、中脘（双）、气海（双）、足三里（双）、上巨虚（双）、太冲（双）、公孙（双）。

操作：进针后以捻转补法为主，配合电针治疗仪，选用连续波治疗30分钟。

治疗效果：压灸百会穴5壮，患者即感觉一股热流直透脑内，头晕明显减轻，治疗3次后头晕症状消失，神疲乏力及胸闷纳差均有改善。

按语：

张家维教授治疗眩晕（体位性低血压），常采用压灸百会穴。张家维教授指出，瘢痕灸是让艾炷在皮肤上燃尽，直至发疱为止，而压灸是当患者感到艾灸局部皮肤发热时（艾炷尚未烧完），医者用艾条按压艾炷，既可使热力深透，又不致灼伤皮肤。压灸百会穴时，如无压痛感，要灸至患者有痛感；如果患者百会穴有压痛，要灸至无疼痛感。

压灸百会穴，此法承著名针灸专家司徒铃老师之传。朱丹溪力倡"无痰不作眩"，痰浊中阻，阻遏经络，清阳不升，清空之窍失其所养而致头目眩晕。百会为手足三阳、督脉和足厥阴之会穴，具有升阳豁痰降浊开窍作用，是治疗眩晕的要穴。

由于此患者阳虚湿困，风池可疏风醒脑；公孙与内关相配是八脉交会穴通于冲脉，可调冲和胃，止呕降逆；中脘、气海均属于任脉，可调中、健脾、补气；足三里及上巨虚是足阳明胃经的穴位，可健脾胃、理气血；太冲属足厥阴肝经，有疏通气机之效。诸穴合用使清阳得升，浊气得降，眩晕得以治也。

四、癫痫

患者姓名：张某　　　　　　　　**性别**：女

年龄：25岁　　　　　　　　　**初诊日期**：2008年5月14日

主诉：发现癫痫发作16年，加重2个月。

现病史：患者9岁时因白天受惊吓后，该日夜晚睡觉时见四肢抽搐、牙关紧闭、口吐白沫，由家人送往当地医院就诊，患者发作时神志不清，持续3～4分钟，该院经脑电图检查后诊断为癫痫。患者其后服用偏方，效果不显，每个月发作1次，每次发作3～4分钟，发作时均无知觉。14岁时发作频率较前减轻，3个月1次，白天、夜间均可发作，症状如前。其后自诉服用丙戊酸镁、苯巴比妥等药物，发作频率较前减轻，约半年1次。2008年4月因工作繁忙，易见头痛、疲累困乏等不适，4月14日大发作2次，神志不清，四肢抽搐，牙关紧闭，口吐白沫，发作持续3～4分钟。现偶有头痛，自诉感觉将要大发作，自行按压合谷穴及休息后症状有所缓解，纳眠可，二便调，舌质淡，苔薄白，脉弱。

既往史：否认肝炎、结核等传染性疾病，否认糖尿病、高血压病等慢性疾病。

月经史：末次月经（LMP）2008年1月5日。平素月经延后4～5天，色淡量少，有血块，无痛经。

查体：未见异常。

辅助检查： 2008年脑电图示"额－颞区可见尖－慢波"。

中医诊断： 癫痫（脾肾亏虚，髓海不足）。

西医诊断： 癫痫。

治法： 健脾补肾，填精益髓。

处方：

埋线治疗：大椎、身柱、厥阴俞透心俞（双）、督俞透膈俞（双）、胃俞（双）。

2008年6月18日复诊，诉2008年6月16日癫痫大发作一次，发作时四肢抽搐、牙关紧闭、口吐白沫、口唇青紫，持续约2分钟，醒后全身疲倦。舌淡红苔薄白，脉沉细。

处方：

埋线治疗：鸠尾、中脘、下脘、天枢（双）、丰隆（双）、足三里（双）。

治疗效果： 每月埋线治疗1～2次，以上穴位加减埋线治疗10次后，患者发作频率大幅减少，其间只见1次轻微发作，仅四肢抽搐，1～2分钟可缓解。继续穴位埋线15次，病情基本已控制，癫痫无发作。随访近2年未见复发。

按语：

针对癫痫，张老多用穴位埋线治疗，因为该法是一个集多种方法、多种效应于一体的复合性疗法。埋线后羊肠线在体内软化、分解、液化和吸收的过程，对穴位产生的生理、物理及生物化学刺激可长达10天或更长时间，其维持刺激的时间是任何留针或埋针法不能比拟的，弥补了针刺疗效时间短、易复发及就诊次数多等缺点。

该法治疗疾病的过程，初为机械刺激，其后为生物学和化学刺激，具有短期速效和长期续效两种作用。埋线针刺时的针刺效应和渗血起到的刺血效应，是短期速效作用；埋线时穴位处机体组织损伤后，羊肠线在体内特殊的留针和埋针效应及组织疗效效应，又可起到长期续效作用。羊肠线为异体蛋白，埋入穴位后可使肌肉合成代谢增快，能提高机体的营养代谢，亦能提高机体应激能力，使病灶部位血管床增加，血流量增大，血管通透性和血液循环得到改善。同时埋线后可使大脑皮层建立新的兴奋灶，从而对病灶产生良性诱导，缓解病灶放电，达到消除疾病的目的。

　　张老擅于治疗癫痫，认为此病与脾肾两脏及津液代谢有莫大关系，因脾肾失调而见痰浊内阻，逆上化火动风而蒙蔽清窍。根据经络理论，选取足太阳经背俞穴和督脉经穴为主，因足太阳膀胱经"从巅入络脑"，与脑有密切关系。背俞穴是足太阳膀胱经经气输注于背腰部的腧穴，具有反映和治疗内脏疾病的特异性能，因此张老用厥阴俞透心俞以宁心安神，督俞透膈俞可调督理气，胃俞以理中化痰。督脉是人体诸阳经之总会，"总督诸阳"，为"阳脉之海"；上通于脑，下连诸经，系精髓升降之路，与脑、脊髓、肾有密切关系。故选督脉经穴大椎、身柱，可振奋一身阳经之气，起开窍通闭、醒神之功效。任脉为"阴脉之海"，可调节阴经气血；阴为形，痰湿为有形之邪，因此用任脉穴鸠尾、中脘、下脘以调之。鸠尾是络穴，又为膏之原穴，张老认为鸠尾也是治癫痫的有效穴，此穴可安心宁神止痛。中脘、下脘及天枢合用，可理中焦、化痰湿。足三里及丰隆为足阳明胃经穴，足三里是下合穴，与丰隆合用，可健脾胃、化痰湿、补气血，因而通过培固后天之元以补先天之不足，起到治病求本的作用。

五、偏头痛

患者姓名：易某　　　　　　**性别**：男

年龄：35岁　　　　　　**初诊日期**：2007年6月22日

主诉：右侧偏头痛6年。

现病史：患者6年前因生气兼外感风寒后出现右颞部头痛，长年累月反复发作，时轻时重，上午稍轻，下午则加剧，痛势阵作，如锥如刺，牵引头额及右耳前后。平素工作劳累、精神紧张则痛甚；心情舒畅、睡眠充分则症状缓解。头痛每月发作2～3次，持续3～5日，服贝诺酯暂时缓解。平素偶有耳鸣，少寐多梦，胃纳欠佳，二便可。

既往史：否认肝炎、结核等传染性疾病，否认糖尿病、高血压病等慢性疾病。

查体：言语清晰，痛苦表情，体形消瘦，身高1.75米，体重约110斤。翳风、率谷明显压痛。舌红苔薄白，脉弦细而数。

辅助检查：头颅CT未见明显异常。

中医诊断：头痛（邪犯少阳）。

西医诊断：神经性头痛。

治法：通经活络，疏风止痛。

处方：

（1）针刺：

第一组：头维（右）、率谷（右）、外关（双）、足临泣（双）。

第二组：太阳（右）、角孙（右）、风池（双）、侠溪（双）。

操作：以上两组穴位，循经远近相伍，每日1次，每次1组，交替治疗，10次为1个疗程。取患侧深刺重泻透刺法，得气后留针30分钟，每5分钟提插捻转催针1次，加强针感传导。

（2）火针点刺：心俞（双）、膈俞（双）、胆俞（双）。

操作：先在俞穴涂抹万花油，再用烧红的火针，点刺穴位约0.1毫米深。

治疗效果： 首诊进针后10分钟疼痛大减，出针时头痛已止，述翌日复发，但疼痛较前减轻。守上方继续治疗，完成1个疗程后，头痛消失，诸症亦随之而消失。随访半年未见复发。

按语：

张老认为本案病位于右侧，又因病情反复发作缠绵难愈，属于中医偏头风之类，现代医学称为"神经性头痛"。患者因外感风寒挟痰热之邪，循少阳经上犯头部，清阳之气受制，气血凝滞，经络拘急而致头痛。治宜以疏风止痛、通经活络为法，以少阳经穴及局部取穴为主，故取头维、风池、角孙、率谷、太阳为局部疏风通络；远端取外关、足临泣调达少阳经络以活血。张老认为反复偏头痛患者，多见心俞穴附近有压痛，故点刺之，以通经活络，配合理气活血、通调经络的膈俞、胆俞，共奏通络止痛之效。

六、面风痛（三叉神经痛）

患者姓名： 林某　　　　　　**性别：** 女

年龄： 73岁　　　　　　　　**初诊日期：** 2010年12月21日

主诉： 左侧面颊部疼痛20余年，加重1个月。

现病史： 患者20多年前劳累后出现左侧面颊部疼痛，呈触电样疼痛，易因说话、吹风而诱发，反复发作，服止痛药症状可缓减。曾于2007年、2010年于我院行针灸治疗后症状好转，疼痛减轻。近1个月因天气寒冷，不慎外感风寒，左侧面颊部及左颌部疼痛加剧，呈阵发性触电样疼痛，吃饭、说话或轻触左侧鼻翼附近可诱发疼痛，每日发作10余次，每次持续数秒至1分钟，左额部未见疼痛，热敷左侧面颊部时，疼痛稍缓。患者平素精神欠佳，畏冷，纳一般，眠差，夜尿3行。

既往史：否认肝炎、结核等传染性疾病，否认糖尿病、高血压病等慢性疾病。

查体：面颊肤色未见异常、未见明显斑丘疹。左面颊按压疼痛明显，轻触左侧鼻翼附近可诱发疼痛。舌淡胖，苔薄白，舌尖见一处瘀斑，脉细。

辅助检查：暂无。

中医诊断：面痛（气虚血瘀）。

西医诊断：三叉神经痛。

治法：补气活血，通络止痛。

处方：

（1）运动针刺：冲阳透解溪（左）、百会、顶颞前后斜线下1/5（左）。

（2）电针：百会、大迎（左）、率谷（左）、听宫（左）、翳风（左）、下关（左）、夹承浆（左）、颧髎（左）、鸠尾、中脘、丰隆（双）、太冲（双）。

操作：进针后配合电针治疗仪，选用密波，治疗30分钟。一周治疗2次，10次为1个疗程。

（3）穴位埋线：胃俞（双）、肾俞（双）、大肠俞（双）、阳陵泉（双）、上巨虚（双）。

操作：2周穴位埋线1次。

（4）火针：百会、天柱（双）、关冲（双）。

治疗效果：依上方治疗1个疗程后，患者面部疼痛消失。

按语：

张老认为该病初因风寒侵袭面部，患者老迈，气血不足，邪气难祛，久病则瘀，瘀阻经络，治宜补气活血、通络止痛，取穴以阳明经及少阳经为主。阳明经为多气多血之经，依赖后天水谷之气以补养面部气血；少阳经为枢，能疏通经络之气血，使邪气祛，瘀血可消。顶颞前后斜线下1/5，是面部的感觉区及运动区；足阳明胃经的原穴冲阳及经穴解溪，两穴透刺可从远端激发及调节阳明经经气，以疏通头面之瘀滞。足阳明胃经的大迎、下关、夹承浆同启祛邪通络止痛之功；足少阳胆经的率谷、翳风及手太阳小肠经的听宫均有通络止痛之效。张老认为局部取穴再配合电针密波是治面痛之要。埋线取肾俞、大肠俞、胃俞、上巨虚等补气培本，取阳陵泉疏解少阳经气以求气机通达，共奏行气通络、活血止痛之功。配合火针之温热刺激诸阳交会之百会穴，疏风祛邪之天柱穴，以增强人体阳气，激发经气，以达行气活血、通经活络作用。

七、面瘫

‖ **案例一　面瘫（周围性面神经炎）** ‖

患者姓名： 范某　　　　**性别：** 女

年龄： 73岁　　　　**初诊日期：** 2010年5月18日

主诉： 左眼闭合不全4天。

现病史： 患者于4天前外感风寒，见左眼闭合不全，目痒及迎风流泪，口角向右侧歪斜，左侧牙疼及左耳乳突后疼痛。现症见：目痒，左侧额纹变浅，不能蹙眉，口角向右侧歪斜，食物滞留齿龈，无耳鸣耳聋，味觉无减退，纳一般，眠可，小便频。

既往史： 既往高血压病史10年。

查体： 四肢肌力正常，生理反射存在，病理反射未引出。左耳乳突后压痛明显，左眼闭合不全，眼裂约3毫米，左侧额纹变浅，鼻唇沟变浅，口角向右歪斜，鼓腮漏气。伸舌尚居中，舌淡红，苔薄白，脉弦。

中医诊断： 面瘫（风痰阻络证）。

西医诊断： 周围性面神经炎。

治法： 祛风化痰，通络牵正。

处方：

（1）针刺治疗：阳白（左）、太阳（左）、迎香（左）、地仓（左）、颊车（左）、下关（左）、翳明（左）、曲池（双）、偏历（右）、足三里（双）、解溪（双）、行间（双）、前谷（双）。

操作：针刺后捻转泻法，留针30分钟，隔日1次。

（2）耳背割治瘀络治疗。

操作：每天1次，共行3次即可。查看患者耳背近耳轮处，常可见明显血管。选取其中1根，搓揉使其充血后对局部皮肤消毒，用无菌4号注射针头针尖于靠近耳根处垂直纵行划过血管，放血3～5滴，消毒止血后贴上止血贴。

治疗效果： 首诊后左侧鼻唇沟较前加深，左眼闭合时眼裂约2毫米。

2010年5月27日第五诊。患者左耳乳突后压痛消失，左眼闭合不全，眼裂约1毫米，左侧额纹稍微可见，鼻唇沟较前加深，口角向右歪斜改善，纳可，二便调。舌淡红，苔薄白，脉弦。承上继续治疗，可配合电针连续波治疗30分钟。

治疗效果： 其后再针刺共10次，左眼闭合完全，抬额见额纹如前，口角无歪斜，鼓腮无漏气。

按语：

本患者年老体弱，正气不足，外感风寒，侵犯阳明与少阳而阻滞经络，故当祛风化痰、通络牵正。张老认为本病属于周围性面瘫的急性期，故治疗时不加电。若急性期加电可使局部水肿加重，症状加重。西医认为急性期一般持续7天左右，而张老认为急性期的判断不能拘泥于7天这个时间，应根据患者耳后乳突的疼痛情况来衡量。耳后乳突处疼痛是急性期的表现，与中医"不通则痛"观点相似。

周围性面瘫主要是风邪上扰面部，可夹湿夹瘀，阻滞单侧面部的阳明经及太阳经，因为"太阳为目上纲，阳明为目下纲"，阳明经筋弛缓不用，可见口角歪斜；太阳经络受阻，导致不能闭目，额纹消失。周围性面瘫宜早期积极治疗，如治疗不及时或方法不对，容易导致面肌痉挛、容颜改变，严重影响患者的工作和生活。基本治疗方案是：首先为针刺治疗，以局部取穴为主，如阳白、太阳、地仓、颊车等，结合远道取穴，如对侧合谷、双侧足三里等。为防止面肌痉挛的发生，张老常在健侧面部取1～2穴，如颧髎、颊车等，可以使两侧的经气平衡，避免面瘫倒错。由于手阳明大肠经在面部循行的特点，如左侧面瘫只取右侧合谷，左侧合谷刺之无益；张老认为挟痰湿患者，针对有形之痰，可配用丰隆化痰；而对无形之痰，配用足三里健脾和胃，以绝生痰之源。由于面部较为敏感，进针方法宜用飞针法，即快速旋转进针法，以右手持针为例，医者右手拇指与食指、中指握住针柄（适用于一寸针）或针身（适用于一寸以上的），快速抖动手腕，同时拇指向后捻动针柄，将针"飞"入所取的穴位中，其最大的优点是进针快且无痛。

张老认为发病后的1周内可行耳背割治法，此时风邪初犯，中于经络，经络气血瘀滞，病位较浅，此法可祛风通络，对缩短患者病程有很大帮助。除了传统针刺疗法，张老治疗面瘫还有以下几种手段。第一是拔罐治疗，包括闪罐、游走罐、吸定罐等，主要根据患者的耐受程度选用，闪罐刺激量轻，游走罐刺激量大，吸定罐会在面部留下火罐印，并持续1周左右，特别注意外观的患者要慎用。第二是耳压疗法，取穴为耳穴的神门、肝、脾、肾、皮质下等，女性患者常加用内分泌。张老认为，面瘫为经筋失用，取肝、脾可以健肝养筋，运脾养肉；同时面瘫是头面部疾患，所以取皮质下、肾、神门等。第三是中药疗法，张老治病主张针药并用，这是因为针灸科病种复杂，多数为疑难杂症，需要多管齐下，针药并用才能起效；其次针灸治疗的持续效应有限，中药可以弥补其不足。风寒风痰阻络型面瘫用牵正散加减，风热型面瘫用银翘散加减；后期夹瘀者宜活血化瘀，如桃仁、红花、丹参等用药宜轻灵，药量偏轻，一般在6～15克左右。同时自我调护也十分重要，如外出戴口罩、避风寒；回家热敷面部，自我按摩面部、耳后、颈项部等部位；饮食宜清淡，忌辛辣、油腻、生冷食物。

‖ 案例二　面瘫（面神经损伤）‖

患者姓名：李某　　　　　　**性别**：女

年龄：51岁　　　　　　　　**初诊日期**：2009年10月27日

主诉：右侧面瘫伴右耳听力下降3年。

现病史：患者于2006年7月于外院行良性脑膜瘤剔除术后，出现右眼闭合不全，口角歪斜，不能鼓气，右耳听力下降，耳内牵拉感。其后长期服用药物及进行针灸治疗，效果不明显。现症见：右眼闭合不全，额纹消失，右侧鼻唇沟变浅，鼓腮漏气，口角歪向健侧，右侧面颊紧绷感，时有右侧面肌抽动，右眼异物感，容易流泪，右耳听力下降，无耳鸣，颈部右转困难，右侧颈前肌肉牵拉感，晨起口干口苦，夜寐差，心烦易怒，纳可，二便尚可。

既往史： 2006年7月良性脑膜瘤剥除术后。

查体： 右眼睑闭合不全，眼裂约4毫米，右侧额纹消失。右侧鼻唇沟变浅，鼓腮漏气，肤色未见异常，面部未见压痛。右颈后部见瘢痕约8厘米长。舌边红，舌中紫暗，苔薄白，脉细滑。

辅助检查： 2009年10月27日肌电图示，右侧面神经损害，颞、颧、颊支呈脱髓鞘改变为主；右侧额肌、右侧眼轮匝肌、右侧口轮匝肌神经源性损害。

中医诊断： 面瘫（脾虚痰凝证）。

西医诊断： 良性脑膜瘤剥除术后（面神经损伤）。

治法： 健脾化痰，通络牵正。

处方：

穴位埋线：①攒竹（右）、阳白（右）、丝竹空（右），针尖向上；太阳穴上1寸（右）、太阳（右），针尖向悬颅。②三线九点（右），即瞳孔直下1线，目外眦直下2线，耳前直下3线；水平线对鼻翼中点、水沟、嘴角。埋线点为直下线与水平线交叉的9点，第1、第2线上共6点，均针尖水平向后，第3线上共3点，均针尖水平向前。③足三里。

2009年11月28日复诊，症见右眼闭合不全，眼裂约2毫米，右额纹稍显，右侧面颊、耳后、下颌紧绷感，偶见右面肌跳动。继续针灸治疗。

处方：

（1）电针：上星、百会、偏历（右）、液门（右）、翳风（右）、阳白（右）、太阳（右）、迎香（右）、地仓（右）、牵正（右）、大迎（右）、风池（双）、曲池（双）、足三里（双）、解溪（双）、太冲（双）。

操作：针刺后平补平泻，连接电针（断续波）治疗30分钟，隔日一次。

（2）穴位埋线：面部埋线（三线九点）（右）、大杼（双）、上巨虚（双）、飞扬（双）。

治疗效果： 穴位埋线每月1次，共埋线10次后，患者右眼闭合完全，蹙眉可见额纹，可见鼻唇沟纹，口角无歪斜。

按语：

张老认为，本病是正气亏损，脉络空虚，卫外不固，风邪乘虚入面部经脉，使面部经脉运行不畅，筋脉弛缓不收所致。后由于失治误治迁延日久，或者因为面部筋脉长期得不到营养支持而弛缓不用等，邪气久留于经络，经脉痹阻、气血瘀滞，久之则气血亏虚，肌肉、筋脉失养，形成顽固性面瘫。

从解剖可了解，面神经自桥脑部出髓，到出茎乳孔为止，是一条弯曲较长的管腔，一旦面神经受凉风侵袭或感染，造成面神经本身微循环障碍，可导致面神经缺血、水肿，髓鞘或轴突不同程度变性，从而失去生理功能。众多研究报告已表明并基本达成共识，面神经损伤平面越低者，且髓鞘或轴突没有变性的，通过针灸或其他方法的治疗，大多能治愈，疗效较好。反之由于发病初期延治、治疗不当，或因发病部位神经定位较高，髓鞘或轴突有不同程度的变性，则疗效较差，病情往往迁延难愈成为难治性、顽固性面瘫。

张老取督脉的上星、百会以疏通阳脉之海；风池、翳风可疏风通络。《玉龙歌》载"口眼歪邪最可嗟，地仓妙穴连颊车"，即属穴位透刺，达到一针多经多穴，可使多经得气，激发多经气血运行，增加针刺强度，通过提高局部神经肌肉和中枢神经的兴奋性，从而促进面神经和面部表情肌的功能恢复，减少患者多次多处针刺引起的不适感。由于面部为阳明及太阳之循经位置，除了局部取穴阳白、太阳、迎香、牵正、大迎等外，阳明经上的偏历、曲池、足三里、解溪等远端穴位，不但可疏通阳明经络，也可激发多气多血阳明经，使气血旺盛，濡养肌肉。《百症赋》云："太冲泻唇，以速愈。"太冲属足厥阴肝经原穴，可疏通经络，诸穴合用则通络牵正。

《灵枢·终始》曰："久病者，邪气入深，刺此病者，深纳而久留之。"因此张老认为穴位埋线是治此病的良法。将羊肠线植入人体特定的经络穴位，其在穴内软化、分解、液化、吸收，利用药线在体内持续的物理刺激和化学刺激，达到平衡阴阳、调和气血、调整脏腑的目的。面部穴位埋线时，应特别注意患者面部肌肉是否丰厚，如果面肌不发达，特别是额部肌肉较为薄弱的位置，羊肠线被吸收的时间会较长，有时需要一个半月才完全吸收，故埋线治疗的相隔时间要因人制宜。另外，可嘱咐埋线未吸收完全的患者，每日回家用热毛巾热敷，配合揉按穴位，以促进羊肠线的吸收。

八、面风（面肌痉挛）

患者姓名：赵某　　　　　**性别**：男

年龄：30岁　　　　　**初诊日期**：2010年3月21日

主诉：右侧面部不自主抽搐3个月。

现病史：患者4个月前曾患右侧面神经炎，经针灸及中西药治疗，症状改善。近3个月开始因工作疲劳、精神紧张右上眼睑易出现阵发性、痉挛性抽搐，后伴右侧面颊肌肉抽搐，面部无疼痛，入睡后未见面部抽搐，纳眠可，二便调。

既往史：否认肝炎、结核等传染性疾病，否认糖尿病、高血压病等慢性疾病。

查体：精神疲倦；面部肌肉感觉及肌力正常，未见面部肌肉萎缩；右眼睑及面部右侧口角提肌时见抽搐，持续5～20秒，不能自我控制。粗测视力及听力未见明显异常。舌淡红，苔薄白，脉弦细。

辅助检查：2010年3月脑电图检查未见明显异常；颅内CT检查未见明显异常。

中医诊断：面风（风邪外袭，肝血亏虚）。

西医诊断：原发性面肌痉挛。

治法：祛风通络，柔肝养血。

处方：

（1）针刺治疗：取头部颞区太阳（右）、枕区、风池（右）、百会、素髎、四白（右）、阳白（右）、颧髎（右）、颊车（右）、地仓（右）、百劳（双）、血海（双）、足三里（双）、肝俞（双）、脾俞（双）。

操作：以张氏飞针术施针，面部穴位以1寸毫针浅刺，捻转手法为平补平泻，留针30分钟，每周治疗2次。3个月为1个疗程。

（2）耳穴贴压，取面颊、眼、肝、脾、神门，左右耳交替。

治疗效果：治疗1个疗程后，患者面肌抽搐消失。随访半年未复发。

按语：

张老认为本病为风邪未尽，邪气阻滞经络，内有肝血亏虚，面部筋脉失养所致。治法为祛风通络，柔肝养血。张老尤其喜欢用素髎治面部疾病，认为针刺素髎能转移兴奋灶，从中医理论来说能通阳行气，气行则血行，血行则瘀祛风灭，再配合百会穴可加强提升阳气。取风池、百劳疏风通络，配合太阳、四白、阳白、颊车、地仓等局部取穴以濡养筋络、息风止痉。另外基于"治风先治血"的原则，故用足太阴脾经的血海以养血祛风，用足三里调理脾胃以生气血。《素问·至真要大论》曰："诸风掉眩，皆属于肝。"因为肝藏血主筋，故肝血不足则筋络拘急而见瘛疭，故取肝俞养肝息风，脾俞可激发后天气血生化之源，濡养筋络，诸穴合用可祛风邪，养肝血，通经络，止痉症。另外，张老认为治疗面肌痉挛的患者，面部施针应以浅刺为主，切不可深刺，以免诱发更严重的痉挛情况。

九、鼻鼽（过敏性鼻炎）

患者姓名：李某　　　　　　**性别**：女

年龄：45岁　　　　　　　　**初诊日期**：2002年4月1日

主诉：反复打喷嚏及流清涕2年。

现病史：患者自2年前感冒后，晨起或受风吹则反复出现打喷嚏及流清涕症状，偶有鼻塞、鼻痒，曾于外院诊断为"过敏性鼻炎"，予西药（具体不详）喷鼻治疗后有所改善，但药物停用后症状复见。现欲接受针灸及中药治疗。刻下症见：流清涕、鼻塞，偶因此影响睡眠，纳一般，大便溏。

既往史：否认肝炎、结核等传染性疾病，否认糖尿病、高血压等慢性疾病。

查体：舌淡红，苔白伴齿印，脉滑。

辅助检查：暂无。

中医诊断：鼻鼽（肺气虚证）。

西医诊断：过敏性鼻炎。

治则：补益肺气，固护卫气。

处方：

（1）电针：迎香、印堂、通天、列缺、足三里、丰隆。

操作：针刺得气后，连接电针选用连续波治疗30分钟。

（2）中药：玉屏风散合参苓白术散加减。黄芪30克、太子参20克、防风9克、白术9克、茯苓15克、扁豆20克、陈皮6克、薏苡仁30克、蝉蜕6克、辛夷花9克、苍耳子9克、甘草6克。每日1剂，早晚饭后服，共7剂。

治疗效果： 患者共治疗10次后，其晨起或受风吹出现的打喷嚏及流清涕症状明显减轻。

按语：

过敏性鼻炎又名"变应性鼻炎"，一般认为属于中医"鼻鼽"的范畴。以突然而反复的鼻流清涕、鼻痒、鼻塞、打喷嚏为主症。《济生方》曰："夫鼻者肺之候，职欲常和，和则吸引香臭矣。若七情内郁，六淫外伤，饮食劳役，致鼻气不得宣调，清道壅塞。其为病也：为衄，为清涕，为窒塞不通……或不闻香臭。"肺气虚弱，则可以引起卫外功能不足，卫表不固，腠理不密，卫阳不足，容易受外邪（如油漆、花粉、粉尘等）侵袭，外邪犯肺，正邪相争，驱邪外出，则突发鼻痒，喷嚏频作；鼻为肺窍，肺气不得通调，肺失清肃，气不摄津，津水外溢，鼻窍不利，则清涕自流；津水停聚，则鼻内肌膜肿胀苍白，鼻塞不利。盖肺主宣发，外合皮毛，若肺气虚弱，腠理疏松，卫外不固，风寒之邪乘虚而入，受邪而失于宣降，则鼻窍不利，而致鼻鼽。脾胃居于中焦，为升降运动的枢纽，脾主升清，胃主降浊，脾胃健运，才能维持。

迎香及印堂是治疗过敏性鼻炎的常用对穴，张老认为针刺迎香穴时向对侧穴位方向进针，进针后轻轻捻转针柄致患者双目泪汪汪的时候，鼻塞的症状可明显改善。《百症赋》载"通天去鼻内无闻之苦"，故张老喜用通天穴治疗鼻塞流涕等症状。列缺为手太阴肺经的络穴，具有补益肺气、固护卫气的作用。足三里、丰隆为足阳明胃经上的重要穴位。《脾胃论·脾胃虚则九窍不通论》云："胃气既病则下溜……清气不升，九窍为之不利。"若脾胃失其健运功能，清阳不升，不能于上宣通鼻窍，精微物质滞留于中，形成浊、湿、痰、饮等病理产物，上扰清窍，则出现流鼻涕、鼻塞等鼻窍不利之症。足三里是健脾益气的重要穴位，丰隆为治痰要穴，故使用之。

十、呕吐

患者姓名：张某某　　　　　　　　**性别**：女

年龄：33岁　　　　　　　　　**初诊日期**：2010年5月1日

主诉：呕吐大量清稀痰涎5天。

现病史：患者5天前行胃癌手术后，每日呕吐大量清稀痰涎。现症见：呕吐，吐清稀痰涎，量多色白，呃逆连连，声弱，无发热恶寒，无头晕头痛，纳差，眠差，二便尚可。

既往史：胃癌手术史（具体治疗不详）。否认肝炎、结核等传染性疾病，否认糖尿病、高血压病等慢性疾病。

查体：舌质淡，苔薄白，脉弱。

辅助检查：暂无。

中医诊断：呕吐；呃逆（脾胃虚弱）。

西医诊断：呕吐。

治法：降逆止呕，调理脾胃。

处方：

电针：取百会、神庭、中脘、双侧足三里，常规针刺操作，得气为度，再配以电针治疗，留针30分钟。

治疗效果：针后15分钟自觉气机舒畅，30分钟后出针，紧按其穴，呕吐缓解。

按语：

本病患者多因术后体虚，劳倦过度，耗伤中气，胃虚不能受纳水谷，脾虚不能化生精微，停积胃中，上逆成呕，故治当降逆止呕，调理脾胃。

呕吐是指胃失和降，气逆于上，胃内容物经食道、口腔吐出的一种病症。呕吐的病因是多方面的，或因外邪犯胃，或因饮食不节，或因情志失调，或因脾胃虚弱。张老认为，呕吐虽有多种病因，但其根本病机在于胃失和降，胃气上逆，故治疗呕吐应以和胃降逆为大法，配合祛除病因治疗。

治疗呕吐，张老认为可选取百会穴为主穴。百会穴为督脉之要穴，是阳气交会的地方，故有督领、调节人体阳气之功。《素问·阴阳应象大论》云："寒气生浊，热气生清；清气在下，则生飧泄，浊气在上，则生䐜胀，此阴阳之反作，病之逆从也。"此与呕吐的病机相一致，呕吐亦是浊气上逆而成，故可以升清降浊之法来治疗。张老认为，"清气不升，浊气不降"，针灸百会穴可提升人体清阳之气，整理紊乱之气机，从而使阴浊之气下降，达到气机和顺，从而治疗呕吐。治疗呕吐一般刺5～8分钟，每天针1～2次，每次留针30分钟，每5分钟行针1次，以捻转手法为主，或以电针治疗。外邪犯胃者，配合大椎、曲池等穴，以驱邪外出；情志失调者则可加刺期门、日月，以疏肝气；饮食不洁、脾胃虚弱者，可加刺中脘、足三里，调理脾胃。百会穴除了能治疗呕吐外，还能应用于同为"浊气上逆"的呃逆、腹胀和眩晕等病，均可收到"清气上升，浊气自降"的疗效。

关于百会穴，众人最为熟悉的莫过于其提升阳气之功，治疗气机、脏器下陷之证，但是往往遗忘百会治病根本在于调整人体气机。百会用于治疗气机上逆之证亦可取得非常理想的疗效，如本文重点阐述的呕吐，还有司徒老中医压灸百会治疗眩晕亦是取其调整人体气机之意。在临床应用时，应当注意分析疾病的病因病机，而不仅仅局限于症状，要从根本上治疗疾病，并应举一反三，触类旁通，灵活应用，在此案中张老并用神庭，《玉龙歌》云"头风呕吐眼昏花，穴取神庭始不差"，神庭为督脉，足太阳、足阳明之会，百会、神庭同用，加强理气止呕之功，针之患者应指而瘥。

十一、哮喘

患者姓名：古某某　　　　　　　　**性别**：男

年龄：38岁　　　　　　　　　　**初诊日期**：2009年3月20日

主诉：咳嗽气喘反复发作3年。

现病史：患者3年前感受风寒后出现咳嗽，咳吐泡沫样痰液，量少，色白，伴有气促，至当地医院就诊，予以抗炎、止咳等西药治疗后症状缓解。而后每感受风寒即出现咳嗽、气喘症状，反复发作。今为明确病因来我院做进一步诊治。现症见：咳嗽，有少量痰，难以咯出，色白，痰质清稀，呼吸急促，喉中痰鸣有声，胸闷，怕冷，喜热饮，纳食一般，睡眠可，二便正常。

既往史：否认肝炎、结核等传染性疾病，否认糖尿病、高血压病等慢性疾病。

查体：舌淡，苔白，脉浮紧。双肺呼吸音稍粗，可闻及少量哮鸣音。

辅助检查：胸部X线片示，双侧胸廓透亮度增高。

中医诊断：哮喘（寒饮伏肺证）。

西医诊断：哮喘。

治法：温肺散寒，化痰平喘。

处方：针刺天突、膻中，双侧中府。

治疗效果：首次治疗后顿觉气机舒畅，胸闷减轻。治疗5次后，咳嗽次数减少，治疗20次后哮喘半年未发作。

按语：

本病患者因外感风寒，肺失宣降，出现咳嗽，宿痰伏肺，遇诱因而触发，导致痰阻气道，气道挛急，肺气上逆，治疗宜温肺散寒、化痰平喘。

张老认为，膻中，经属任脉，为心包之募穴，八会穴之气会，有上气海之称。《针灸资生经》曰："气海者，盖人之元气所生也。"膻中主要治疗气机异常疾病，功效为调畅气机。在诊室期间，张教授经常用膻中配合天突治疗上焦气机异常的疾病，如咳嗽、哮喘、呕吐等，均取得很好的疗效。《针灸甲乙经》曰："咳逆上气，唾喘短气，不得息，口不能言，膻中主之。"《难经》曰："上焦者，在心下，下膈，在胃上口，主内而不出，其治在膻中。"在中医古籍中常可看到关于膻中的记载，其皆指出膻中治疗的范围和治疗的主症。其次，天突降逆顺气、祛痰利肺；膻中宽胸理气、舒展气机；中府调理肺脏功能、止哮平喘。三穴合用共奏降气化痰、止哮平喘之功。

十二、咳嗽

患者姓名：邓某某　　　　　　　　**性别**：男

年龄：24岁　　　　　　　　　　**初诊日期**：2010年6月20日

主诉：咳嗽10天。

现病史：患者10天前无明显诱因出现咳嗽，咳吐泡沫样痰液，量多，色黄质黏难咯，咯后舒畅，咽喉疼痛，无恶寒发热，未经任何治疗。现症见：咳嗽，有痰难咯，色黄质稠，咽痛，尿少，大便硬，纳眠可。

既往史：否认肝炎、结核等传染性疾病，否认糖尿病、高血压病等慢性疾病。

查体：咽红，扁桃体Ⅰ度肿大，双肺呼吸音稍粗，双肺底可闻及少量湿啰音。舌淡，苔腻微黄，脉浮数。

辅助检查：无。

中医诊断：咳嗽（外感风热）。

西医诊断：急性支气管炎。

治法：祛风清热。

处方：

（1）针刺：太渊、鱼际、液门、孔最、曲池、膻中、中府、太冲、丰隆。针刺得气后留针30分钟。

（2）火针：点刺气舍、定喘、风门。

（3）中药：清金化痰汤加减4剂。

治疗效果：治疗后顿觉气机舒畅，咯痰次数减少。治疗4次后其症状完全消失。

按语:

《针灸聚英·东垣针法》云:"气在于肺者,取之手太阴荥、足少阴俞;鱼际、太渊。"鱼际,肺经荥穴,"荥主身热",且为肺经火穴,火克金,泻之能解肺经之热。太渊为肺经土穴,土生金,且为肺经原穴,补之则扶肺气而平乱。鱼际、太渊两者一泻一补,祛邪扶正,将乱于肺之邪气归于平顺,共奏止咳之功。

东垣又云:"夫阴病在阳者,是天外风寒之邪,乘中而外入,在人之背上腑俞、脏俞,是人之受天外客邪。"风寒之阴邪侵袭人体的肌肤腠理,循背部的腧穴,内侵于脏腑,随人体质及病邪性质而寒化热化,治疗上"故以治风寒之邪,治其各脏之俞",以火针点刺定喘、风门,从阳引阴,火郁发之,使邪有出路,疏散在肺之邪气。气舍,顾名思义,是气所居住的地方,火针此穴,能调畅人体的气机,从而顺气止咳。

胸为气之海,取膻中、中府疏理气机。孔最为孔窍之最,上通七窍外通腠理,宣通肺气,为肺之郄穴。肺与大肠相表里,配表里的大肠经曲池,泻之疏导大肠,肺气降则咳自止。丰隆化痰,太冲行气。《百症赋》曰"喉痛兮,液门、鱼际去疗",针之疏通肺系,消肿止痛。

十三、心悸

患者姓名: 程某某　　　　　　**性别:** 男

年龄: 45岁　　　　　　**初诊日期:** 2003年12月1日

主诉: 心悸1年,加剧1个月。

现病史: 近1年工作劳累,因此见心悸,偶伴有心前区疼痛,几秒钟后缓解。但近1个月,心前区疼痛频频发作,患者自觉心跳过速,动则尤甚，不敢移动，经外院诊断为"冠心病、心绞痛"。现症见：心慌、心悸，伴有胸闷气短，偶尔心前区疼痛，面色白，纳可，眠一般，二便调。

既往史： 高血压病史3年。否认肝炎、结核等传染性疾病，否认糖尿病等慢性疾病。

查体： 舌紫暗伴瘀斑，脉沉涩。

辅助检查： 2003年11月心电图示，ST波改变，电轴左倾，心肌供血不足，心动过速，心率每分钟113次。

中医诊断： 心悸（心脉瘀阻证）。

西医诊断： 冠心病、心绞痛。

治法： 益气养心，活血通络。

处方：

（1）电针：心俞、厥阴俞、膈俞、内关、郄门、太渊。配合TDP照射胸背部30分钟。

（2）火针：膻中、巨阙、神门。

治疗效果： 患者由于工作关系，只可每周进行一次针灸治疗，连续治疗两个月后，心悸、胸痛明显减轻。

按语：

心悸是指患者心中悸动，惊惕不安，甚则不能自主的一种病症，呈反复性、多发性。中医认为心主血脉，血脉瘀阻，心失所养，则心悸不安，瘀血阻络，不通则痛，故见心前区疼痛，舌暗伴瘀斑均是瘀血阻络，抑压心阳的表现。

张老认为治疗脏病宜"从阳引阴"，背属阳，故取背俞穴主治脏病，取心经之心俞、心包经之厥阴俞，以益心气，宁心神，调理气机。配合血会膈俞，可活血祛瘀通络。其次心包经之内关，郄穴之郄门，可调理心气、疏导气血；配合脉会之太渊，可加强其通络祛瘀之效。另外，火针气会及心包募穴的膻中、心经募穴巨阙及心经原穴神门，能起温心阳，宁心神，定心悸之作用，诸穴共起俞募配伍之效，从而提升整体疗效。

十四、瘿病

‖ 案例一　甲状腺肿 ‖

患者姓名：谢某某　　　　　　　**性别**：女

年龄：36岁　　　　　　　　　　**初诊日期**：2009年9月15日

主诉：甲状腺肿3天。

现病史：患者3天前行体检，述甲状腺彩超示"甲状腺多发实性、囊实性结节"，情绪较急躁，多汗，无心慌，胸闷，余无特殊不适，纳眠可，二便调。

既往史：否认肝炎、结核等传染性疾病，否认糖尿病、高血压病等慢性疾病。

查体：舌淡红苔薄白，脉弦细。两侧甲状腺稍肿大。

辅助检查：2009年9月12日甲状腺彩超，示甲状腺多发实性、囊实性结节，左侧较大者17毫米×10毫米，右侧较大者16毫米×13毫米，符合结节性甲状腺肿，建议定期复查。

中医诊断：瘿病（肝气郁结证）。

西医诊断：甲状腺肿。

治法：疏肝解郁，消肿散结。

处方：

（1）挑针挑刺：天突、扶突（双）、水突（双）。

（2）火针点刺：肘尖（双）。

2009年9月22日二诊，症状如前，继针。

（1）挑针挑刺：天突、天鼎（双）、阿是穴（天突上2寸、4寸）。

（2）火针：大椎、身柱、肩井。

2009年10月12日三诊，症状如前，继针。

（1）挑针挑刺：挑刺穴位同二诊时。

（2）火针：肩井、臂臑、手五里。

2009年10月27日四诊，症状如前，继针。

（1）挑针挑刺：璇玑、气舍、扶突。

（2）火针：肘尖（双）、肩井、大椎、身柱、臂臑。

治疗效果：患者用上穴位反复挑刺治疗8次后，至2009年12月11日复查甲状腺彩超，示甲状腺多发实性、囊实性结节，左侧较大者12毫米×8毫米，右侧较大者16毫米×9毫米，建议定期复查。患者继续治疗约10次后，其左右两侧甲状腺结节均有缩小。

按语：

甲状腺肿是指良性甲状腺上皮细胞增生形成的甲状腺肿大，是甲状腺的常见病和多发病，全球有4%～10%的人口受到影响。《诸病源候论·瘿候》写道"夫瘿者，由忧恚气结所生，亦曰饮沙水，沙随气入于脉，搏颈下而成之"，指出了情志内伤及水土因素是瘿病的主要病因。当中认为肝气郁滞、痰热互结、瘀血凝聚为病因病机核心。正如《类证治裁》中的记载"筋瘿者宜消瘿散结，血瘿者宜养血化瘿，肉瘿者宜补气化瘿，气瘿者宜理气消瘿，石瘿者宜软坚散结"。中医根据瘿病的气滞、痰凝、血瘀壅结颈前的病机特点，提出了理气化痰、消瘿散结的基本治疗原则。

张老善用挑刺针治疗瘿病，遵《灵枢·刺节真邪》意"刺大邪日以小，泄夺其有余乃益虚"，刺实邪应以针迫使邪势减小，损其有余令邪气衰弱，且"剽其通，针其邪"，应在病邪所在处施针，疏通病邪，使邪有出路。针挑疗法为锋针疗法和半刺的综合发展，且适于"经络痼痹"的疾患，最适于本病的治疗。

挑刺操作：消毒局部穴位后，以挑刺针横刺表皮，提高针体做左右摇摆动作，把挑起的表皮拉断，再挑出皮下纤维，直至把针孔周围纤维挑完，然后用消毒液消毒。治疗过程中以突三针及局部取穴为主，其中天突穴出自《灵枢·本输》，为任脉之腧穴，任脉和督脉的交会穴，穴处之脉气突起于天部，故名天突，穴居至高，其气以通为顺，因此有理气化痰散结之用。

张老认为，火针点刺肘尖、腓骨小头及肩井等穴位能起到软坚化结的作用，对诸如甲状腺肿瘤、乳腺增生、淋巴结肿大等都具有一定的作用。笔者跟诊期间亲见神奇的病例，一约4周岁小女孩因左下颌部3厘米×1.5厘米淋巴结来就诊。张老予患儿双肘尖火针点刺，术毕，让笔者再次触摸淋巴结，体积竟较前减小一半，笔者及患儿家属不禁连连称奇。

‖ 案例二　甲状腺功能亢进 ‖

患者姓名：赵某某　　　　　　　　**性别**：女

年龄：25岁　　　　　　　　　　**初诊日期**：2010年4月16日

主诉：性情急躁，多食善饥而消瘦，身困乏力2年，加重半年。

现病史：患者近两年来出现性情急躁，多食善饥而消瘦，身困乏力等症状。近半年来症状加剧，喉结两旁腺体肿大日甚，胁肋时有胀痛，月经不调，且有血块，婚后3年不孕，曾服西药未效（具体不详）。就诊时患者心情焦虑，形体消瘦，平日易疲劳乏力，善饥，纳多，大便溏，眠差。

既往史：否认肝炎、结核等传染性疾病，否认糖尿病、高血压病等慢性疾病。

查体：喉结两旁明显肿大，质软。舌质紫暗，有瘀斑，脉弦涩。

辅助检查：述血清游离三碘甲腺原氨酸（FT_3）、血清游离甲状腺素（FT_4）明显高于正常，促甲状腺激素（TSH）偏低。

中医诊断：瘿气（气滞血瘀型）。

西医诊断：甲状腺功能亢进。

治法：疏肝理气，祛瘀散结。

处方：

（1）针刺：支沟、膻中、阳陵泉、太冲、血海、章门，局部配以天突、扶突、水突。上述穴位针刺用泻法，每日针1次，每次30分钟，10天为1个疗程。

治疗效果：8个疗程后，诸症基本消除，复查FT_3、FT_4、TSH恢复正常。继续巩固1个疗程，病告痊愈。随访多年未见复发，现已育男婴2岁，身健智灵。

按语：

张老认为长期精神抑郁，或突然遭到剧烈的精神创伤，均可使肝的疏泄功能失常，产生肝气郁结，气滞不能运行津液，津液便凝聚成痰，痰气交阻颈前，逐渐形成瘿肿；痰气搏结日久，气血运行失畅，气滞血瘀，痰瘀互结，成疾为瘿。

支沟为手少阳三焦经经穴，可疏调三焦之经气；膻中为气之会，针之可宽胸利膈，理气化痰；阳陵泉为足少阳胆经合穴，能疏理肝胆，调理气血；太冲为足厥阴肝经原穴，可疏肝理气，活血通经；血海为活血化瘀要穴；章门为脏之会穴，可软坚散结；天突为任脉经穴，善理气化痰；扶突为手阳明大肠经穴，水突为足阳明胃经穴，阳明经乃多气多血之经，故二穴可理气活血；天突、扶突、水突三穴合用能软坚散结，消瘿化积。

十五、尪痹（类风湿性关节炎）

患者姓名：李某 　　　　　　　　**性别**：女

年龄：45岁 　　　　　　　　**初诊日期**：2010年4月18日

主诉：腰背痛6年。

现病史：患者6年前开始无明显诱因下出现胸背部疼痛不适，身体容易感觉倦怠乏力，继而逐渐出现背部前倾前屈，挺胸伸腰时活动受限且背痛加剧。曾在外院接受诊治，查风湿四项结果为阳性，查背腰部X线检查提示类风湿性脊椎炎。诊断为"类风湿性关节炎"。经口服药物治疗（具体不详），效果不明显故来诊。刻下症见：患者神清，精神疲乏，面色少华，腰背疼痛，不能仰卧，口渴不欲饮，头晕，纳差，大便难，小便清频。

既往史：否认肝炎、结核等传染性疾病，否认糖尿病、高血压病等慢性疾病史。

查体：第1胸椎至第5腰椎脊柱双侧广泛压痛，可触及脊棘状似竹节，腰部及胸背各活动受限明显，四肢关节无肿胀、无畸形，肤温正常。舌绛苔少，脉细紧。

辅助检查：自诉查风湿四项结果为阳性，胸腰X线片示类风湿性脊椎炎。

中医诊断：尪痹（气血亏虚，肝肾不足）。

西医诊断：类风湿性关节炎。

治法：益气养血，扶脾益肾。

处方：

电针：选膈俞、肝俞、脾俞、肾俞、京门、章门、大椎、气海、三阴交为主穴；委中、人中为配穴。

操作：主穴均行补法，配穴均行平补平泻法，留针。上述穴每次取4～5穴，隔日1次。

治疗效果：经上方治疗两个多月，腰背部脊痛较前减轻，胸部较前稍能伸展，精神转佳，纳增渴止，二便无异，舌质略绛，苔薄，脉弦细。经上方再治疗三个多月，脊痛消失，驼背明显减轻，恢复工作。观察3年，疗效稳定。

按语：张老认为本案属中医学之尪痹范畴，系脾肾阴阳两亏，气血不足，复受风寒湿邪羁留督脉为患，治疗取脾俞、章门、肾俞、京门，分别为脾肾之俞募，补之以扶益脾肾，俾壮生化之源，增益气血，振奋主骨之肾，以治骨痹；肝藏血、主筋，肝俞补之，得益血舒筋；膈俞为血之会，补之以益血通络；委中为足太阳膀胱经之合穴，斯其脉循背，针之疗背脊强痛；水沟属督脉，针之以通调经气，利于脊强背伛之患；大椎为诸阳经、督脉之会，补之以复壮元阳，通利督脉；气海乃生气之海，气为血帅，补之以扶元益气，生新益血；三阴交系肝脾肾三脉所会，其骨痹症见阴虚，补之以濡滋三阴。经上述诊治，阴复刚振，血气渐充，故予针灸兼施，以善其后。

第二节　骨伤类疾病

一、项痹病（颈椎病）

患者姓名：岑某某　　　　　　　　**性别**：女

年龄：68岁　　　　　　　　　　　**初诊日期**：2010年5月

主诉：颈部疼痛10余年，加重伴右手掌麻木2年。

现病史：患者10余年前因长期伏案工作开始出现颈部疼痛不适，无头晕头痛，无上肢放射痛及麻木，无四肢乏力，无胸闷心悸等不适。曾至广东省中医院就诊，颈部正侧位片示：第5颈椎至第6颈椎间隙、椎间孔变窄，颈椎退行性改变。2年前因劳累颈部不适感加重，伴有右手掌麻木。期间未予系统治疗，为求进一步系统诊治入院针灸科。刻下症见：患者神清，精神一般，诉颈部胀痛不适，右手掌麻木，已无疼痛、乏力，偶有头痛，腹胀感，纳眠可，二便调，舌质淡暗，苔薄，脉细。

既往史：否认肝炎、结核等传染性疾病，否认糖尿病、高血压病等慢性疾病。

查体：颈项部肌肉广泛压痛明显，右臂丛神经牵拉试验（＋），压顶试验（＋），四肢肌肉无萎缩，肌力Ⅴ级，腱反射（＋＋），霍夫曼征（－）。

辅助检查：2010年5月，颈椎正侧位片示"颈椎退行性变，第4至第6颈椎椎间盘变窄"。

中医诊断：痹病（气滞血瘀证）。

西医诊断：神经根型颈椎病。

治法： 行气活血，通络止痛。

处方：

（1）电针：风池（双）、百劳（双）、肩井（双）、外关（双）、合谷（双）、八邪。

（2）穴位注射：复方当归注射液（2毫升），穴位注射，百劳和肩中交替。

（3）火针：颈肩部阿是穴。

治疗效果： 以上述治疗方案为主，随症加减，经过7次治疗，患者手掌麻木症状基本缓解。

按语：

颈椎病又称"颈椎综合征"，是颈椎骨关节炎、增生性颈椎炎、颈神经根综合征、颈椎间盘突出症的总称，是一种以退行性病理改变为基础的疾患，主要由于颈椎长期劳损、骨质增生，或椎间盘脱出、韧带增厚，致使颈椎脊髓、神经根或椎动脉受压，出现一系列功能障碍的临床综合征。本病表现为椎节失稳、松动，髓核突出或脱出，骨刺形成，韧带肥厚和继发的椎管狭窄等。

祖国医学并无"颈椎病"这一病名，但其症状类似于中医"痹病""痿病""眩晕"等。本患者年老体弱，加之过劳，导致局部气机阻滞，无力推动血液，经络得不到濡养出现颈部疼痛、手掌麻木等症状。

八邪属于经外奇穴，在手指背侧，微握拳，第1～第5指间的缝纹端，或张手，指蹼缘后方赤白肉际中点处，左右两手共8个穴位。该穴出自《医经小学》"八邪八穴，手十指歧缝中是穴"，别名"八关"（《保命集》）、"八关大刺"（《景岳全书》），《奇效良方》将八邪穴从大指至小指间四穴分称为大都、上都、中都、下都。《医经小学》曰："漏经穴法：……八邪八穴手十指，歧缝中是治病痹。"《奇效良方》曰："八邪八穴……大都……治风牙痛；上都……治手指红肿；中都……治手指红肿；下都……治手背红肿。"《景岳全书》曰："八关大刺，治眼痛欲出不可忍者，须刺十指中出血愈。"《针灸腧穴索引》曰："主治手指红肿，鹅掌风，头风牙痛。"本穴具有较强的调和局部气血，通经活络止痛作用，善治指关节部位的痹病。

配合风池、合谷、外关行气祛邪，肩井益气活血通络，百劳舒筋活络，加之穴位注射、局部火针，共奏行气活血，疏经通络之效。

张老建议患者日常生活中应注意：①改正不良姿势和习惯。不要偏头或趴在桌案上，并在睡眠时降低枕头的高度。注意休息，劳逸结合。②锻炼颈部及肩部。适当进行头部、上肢与颈部、肩部的活动，可做伸展运动以及转体、拉伸运动，缓解肩、颈部的疲劳，加强肌肉的韧性，进而增强肩颈部的灵活性与稳定度，提高其运动的能力和适应突然运动的灵敏度。③保护颈椎，避免受伤。尤其在急刹车时不要过度拉伸或挫伤颈椎。④在寒冷空气中注意保暖。上班族在办公室工作时避免长时间吹空调，在冬季或潮湿空气中注意颈椎与肩部的保暖。

二、漏肩风（肩关节周围炎）

患者姓名：张某某　　　　　　　　　**性别**：男

年龄：48岁　　　　　　　　　　　　**初诊日期**：2010年1月

主诉：右肩疼痛2周，加重伴颈痛1周。

现病史：患者2周前因睡觉着凉后即出现右肩疼痛，活动不利，无明显双上肢放射痛、麻木。近1周无明显诱因下右肩疼痛，活动受限症状加剧，伴颈痛，右手握物无力。曾于当地医院行针灸治疗，效果不佳，遂至我科就诊。刻下症见：患者神清，精神可，诉右肩间歇性疼痛，静止痛明显，活动不利，不能上举，后屈困难，右颈痛，僵硬，右手握物无力，无麻痹，无头晕头痛，疼痛影响睡眠，纳可，二便调。舌红，苔薄黄，脉滑数。

既往史：否认肝炎、结核等传染性疾病，否认糖尿病、高血压病等慢性疾病。

查体：第3胸椎、第4胸椎右侧横突压痛明显，右肩髃、肩髎处压痛（＋），可触及条索结节，右肩上举70°，外展90°，右侧肱三头肌无明显萎缩。叩顶试验（－），双臂丛牵拉试验（－）。

辅助检查：无。

中医诊断：痹病（经络瘀阻证）。

西医诊断：肩关节周围炎。

治法：活血化瘀，通络止痛。

处方：

（1）运动针法：条口透承山（右）、中渚（左）、阳溪（右）。针后嘱患者运动患肩，右肩上举100°、外展120°。

（2）电针：肩髃（右）、肩髎（右）、肩井（右）、天宗（右）、臂臑（右）、太溪（双）、外关（右）、阳陵泉（右）、丘墟（右）。

治疗效果：以上方加减治疗3次后，患者已无肩痛，肩部上举、外展等运动受限较前缓解。

按语：

肩周炎是肩关节及其周围软组织退行性改变所引起的肌肉、肌腱、滑囊、关节囊等的广泛慢性炎症反应。其主要特点为肩部疼痛和肩关节活动受限。本病属传统医学"漏肩风""肩凝症"等范畴。其病机多因年老气血不足，肝肾亏虚等，复感风寒湿邪，阻滞经络，气血痹阻，不通则痛，进而出现活动不利，而活动少又进一步加剧了气血痹阻，因此"通"和"动"是本病的治疗关键。

张老在临床治疗肩周炎时，主张远端刺、局部刺和运动针法灵活结合，先以远端刺配合运动患肩，以调气止痛并增加关节活动度，同时也在运动患肩过程中找到痛点；然后进一步在局部疏通气血。以"动"贯穿治疗过程，并强调局部刺的直接"通"，远端刺配合运动受病关节的间接"通"。因此，本法可迅速地疏通经络气血，达到"通则不痛""以动为用"的效应，起到事半功倍之效。

本案患者疼痛主要在手阳明、少阳经分布范围，远端取条口透承山、中渚、阳溪，嘱患者运动，患者疼痛减轻，而后取患部的肩髃、肩髎、肩井等穴，疏通局部气血，阳陵泉为筋会，肾主骨，故取其原穴太溪，补骨固本。

三、腰痹（腰椎间盘突出症）

患者姓名：林某某　　　　　　**性别**：男

年龄：63岁　　　　　　　　**初诊日期**：2009年5月12日

主诉：腰痛伴右下肢放射疼痛麻木2年余。

现病史：患者2年前无明显诱因出现腰部疼痛，以右侧为甚，伴右下肢疼痛麻木。曾在当地医院治疗（具体不详）后好转，其后病情反复。今年春节期间，不慎摔伤引起腰部疼痛伴右下肢放射疼痛麻木，遂到某中医院行针灸治疗，症状稍有缓解，而后又到本院骨科门诊求治，行腰椎MRI检查。刻下症见：患者神清，精神可，诉腰部疼痛，以右侧为甚，伴右下肢疼痛麻木，间歇性跛行，无胸闷气促，无头晕头痛，纳、眠可，二便可。

既往史：否认肝炎、结核等传染性疾病，否认糖尿病、高血压病等慢性疾病。

查体：腰部第2至第5棘突旁压痛明显，肌肉稍紧张。右下肢直腿抬高试验（+），右下肢肌力4级，左下肢肌力5级。双侧肌张力正常。右侧膝反射（+），右侧跟腱反射（+），左侧膝反射（++），左侧跟腱反射（++）。右下肢大腿外侧及小腿外侧感觉稍减弱。舌质暗苔白，脉弦。

辅助检查：2009年4月13日于本院腰椎MRI示：①第4腰椎椎弓峡部崩裂合并第4腰椎以上椎体前滑脱Ⅰ度；第4至第5腰椎椎间盘变性膨出，黄韧带肥厚并椎管狭窄。第5腰椎至第1骶椎椎间盘轻度膨出并后中央型轻度突出。腰椎及椎间盘退行性变。②第2腰椎椎体右侧信号异常，考虑为内生骨瘤。

中医诊断：腰痛（瘀血阻络）。

西医诊断：①腰椎间盘突出症（第4至第5腰椎、第5腰椎至第1骶椎）；②腰椎管狭窄。

治法：活血祛瘀，通络止痛。

处方：

（1）电针：百会、风府、风池（双）、玉枕（双）、胆俞（双）、次髎（双）、中髎（双）、腰俞（双）、环跳（右）、委中（右）、绝骨（右）、照海（双）。

操作：以"飞针"手法快速刺入，对次髎、腰俞行补法，大幅度持续捻转5分钟左右，不加电，留针10分钟。

（2）穴位注射：人胎盘组织液4毫升穴位注射，肾俞（双）、第4腰椎夹脊（双），交替注射。

（3）独活寄生汤加减，7剂。

（4）火针：腰夹脊。

治疗效果：以上方加减治疗6次后患者症状明显改善，后在2010年1月复发1次，以上方为主加减治疗3次后，患者症状未再发作。

按语：

对于一些疑难杂症或急症重症，张老主张针药并施，杨继洲在《针灸大成》中反复强调"针灸药不可缺一"，张老认为针灸有疏通经络、行气活血、调节脏腑、平衡阴阳的作用，但针灸一次治疗效果毕竟有限，所以有必要结合中药进行治疗。

本案患者年老体弱，宿有腰疾，加之跌扑之后，气血更伤，外阻气机，内伤气血，遵《素问·汤液醪醴论》之意"必齐毒药攻其中，镵石针艾治其外也"。腰为肾之府，患者肝肾亏虚为其本，气滞血瘀为其标，方取独活寄生汤加减，补肝肾，益气血，除痹止痛。在用药经验上，张老治疗腰椎间盘突出症，常配伍温通经络之虫类、藤类的药物，如桂枝、络石藤、威灵仙、鸡血藤、乌梢蛇、僵蚕、全蝎等。他认为通则不痛是治疗的关键，针药配合能较好达到这个目的。张老对中老年患者则着重用补肝肾、强筋骨的药物，如川续断、杜仲、牛膝等。

《灵枢·海论》云"脑为髓之海，其输上在于其盖，下在风府……髓海不足，则脑转耳鸣，胫酸眩冒，目无所见，懈怠安卧"；《五癃津液别》又云"髓液皆减而下，下过度则虚，虚故腰背痛而胫酸"。故腰胫酸软无力责之髓液不足，患者年老肝肾素虚，肾主骨生髓减弱，故腰膝酸软肌肉无力，关节不固，易跌扑损伤。张家维教授在临床上，注重"四海"的利用，如脑为髓之海，故取百会、风府、风池、玉枕、绝骨、照海等穴充实髓海。少阳主枢，取胆俞以利枢机。局部取穴次髎、中髎、腰俞、环跳以行气活血。

四、足跟痹（足跖筋膜炎）

患者姓名：戴某　　　　　　**性别**：女

年龄：62岁　　　　　　　**初诊日期**：2006年4月28日

主诉：右足跟疼痛1个月。

现病史：患者1个月前无明显诱因早晨起床后出现右足跟着地疼痛，行走片刻后疼痛减轻，但行走过久疼痛又加重。2006年3月曾至骨科门诊就诊，行右足DR检查提示"右足跟见骨质轻度增生"，予消炎止痛药物治疗，症状反复。刻下症见：患者神清，精神可，诉右足跟着地疼痛，行走片刻后疼痛减轻，行走过久疼痛又加重。平素偶有腰酸膝痛，眠可，纳可，二便调。

既往史：否认肝炎、结核等传染性疾病，否认糖尿病、高血压病等慢性疾病。

查体：足跟无红肿，跟骨跖面的跟骨结节处压痛。舌暗红，苔白，脉弦。

辅助检查：2006年3月右足DR片示"右足跟见骨质轻度增生"。

中医诊断：足跟痹（肾虚瘀阻证）。

西医诊断：足跖筋膜炎。

治法：补肾止痛。

处方：

（1）电针：阿是穴、太溪、肾俞、大肠俞。

（2）火针：阿是穴。

治疗效果：火针后患者足跟着地时疼痛明显减轻。

按语：足跟痛是指跟骨结节周围慢性劳损引起的疼痛，患者多为40岁以上中老年人，女性多于男性，可由足跟脂肪垫萎缩、跖腱膜炎、跟骨骨刺、跟下滑囊炎及跟骨高压症等引起。其根本病因归于骨内静脉瘀滞，血液循环不畅，跟骨骨内压增高，造成微循环变化和血流流变学异常，与内分泌和年龄有关。中医学认为，足跟痛属中医学的"骨痹"范畴，多因感受风寒湿邪，滞留足跟，或外伤、劳损而损伤足跟，或气血虚弱而不能濡养，或肾气不足不能主骨，经脉痹阻，气血运行不畅，不通则痛。肾气亏虚、筋脉失养，是本病发生的主要内因；劳损，或外伤经筋，或寒湿入络则是常见的外因。

张老认为足跟部是足少阴肾经经脉和经筋循行分布的部位，因为肾经与膀胱经的经脉互相络属，太溪穴为足少阴肾经的输穴、原穴，此穴能温补肾气、强筋壮骨，故取肾经原穴"太溪"与膀胱经之肾俞、大肠俞俞原配穴，可补肾壮骨、活血通络，此为治本之法。由于经络瘀阻，不通则痛，火针可以通络止痛，效果明显，火针针刺足跟，对于足跟疼痛有立竿见影之效。

五、膝骨痹（膝骨关节炎）

患者姓名：余某某　　　　　　　**性别**：女

年龄：55岁　　　　　　　　　　**初诊日期**：2012年9月7日

主诉：反复右膝游走性疼痛10年余，加重伴间歇性跛行2个月余。

现病史：患者10余年前无明显诱因下开始出现右膝游走性疼痛，伴有关节肿胀，偶有腰部疼痛，自行服药及外敷药物后症状好转。近两月因过劳右膝疼痛明显加重，伴有关节肿胀、弹响，呈游走性钻痛感，疼痛延伸至足趾部，下蹲困难，行走约100米后因关节酸痛需休息方可继续。刻下症见：患者神清，精神可，诉右膝疼痛明显，伴有关节肿胀、弹响，无发热恶寒，无心悸，口苦，纳可，眠差，小便稍黄，大便2～3日/次、质硬难解。

既往史： 否认肝炎、结核等传染性疾病，否认糖尿病、高血压病等慢性疾病。

查体： 右膝关节肿大，局部压痛明显，局部肤温偏高，浮髌试验（＋），抽屉试验（－），侧方挤压试验（－）。双侧股四头肌无明显萎缩。双下肢肌力5级。舌淡红，苔黄腻，脉沉涩。

辅助检查： 无。

中医诊断： 膝骨痹（肾虚湿热证）。

西医诊断： 膝骨关节炎。

治法： 清热祛湿，补肾益髓。

处方：

（1）运动针法：3寸针针曲池透刺少海（右）、大陵（右）、间使（右），刺后嘱咐患者进行起立下蹲及行走活动。

（2）电针：大陵（双）、间使（右）、尺泽（双）、水分（双）、关元（双）、天枢（双）、右膝眼、上巨虚（双）、太冲（双）、行间（右）；留针30分钟，疏密波。

（3）穴位注射：人胎盘组织注射液（4毫升），注射阳陵泉（双）。

（4）火针：右足大趾痛点、膝眼、鹤顶。

治疗效果： 以上方随症加减，经过19次治疗后，患者自诉膝关节疼痛基本缓解，已无明显间歇性跛行。

按语：

膝骨关节炎是一种常见的骨关节退行性疾病。其病因复杂，临床特征为关节软骨组织发生进行性退变，关节边缘骨赘形成和软骨下骨质反应性改变。以中老年人发病多见。中医学中虽无"膝骨关节炎"诊断，但关于其类似症状的描述，早在《黄帝内经》中就有记载。中医学根据其症状将其归属为"骨痹""痹病"范畴。

张老在治疗此病时常用曲池透刺少海,这是经验用穴,其理论依据有:①《肘后歌》曰"鹤膝肿痛移步难,尺泽舒筋骨痛痉,更有一穴曲池妙,根寻源流可调停"。《杂病十一穴歌》曰:"肘膝疼时刺曲池,进针一寸是便宜,左病针右右针左,仅此三分泻气奇。"②曲池与少海,因一穴属阳经,一穴属阴经,透刺时,从阴经穴透向阳经穴,治疗阳证,可以达到"从阴引阳"之目的。③"上病下取"源于《黄帝内经》,属于《黄帝内经》中的"远道刺",属于九刺中的一种。《灵枢·终始》曰:"病在上者下取之,病在下者高取之,病在头者取之足,病在腰者取之腘。"《素问·五常政大论》中云:"气反者,病在上,取之下;病在下,取之上;病在中,傍取之。"《灵枢·官针》曰:"远道刺者,病在上取之下,刺腑输也。"这是指病在上部头面、躯干而取下肢穴位的方法。曲池为大肠经合穴,可疏经络,调气血,利关节;少海为心经合穴,可疏经调气,曲池透刺少海可使二经经气贯通,气血通畅促进患肢功能恢复,尤可疏通关节之经气,用针虽少而其用实多。此外,曲池透少海与膝关节对应,符合巨刺针刺原则。心包经大陵、间使,一为输穴、原穴,一为经穴,《针灸甲乙经》曰:"热病烦心,善呕,胸中澹澹,善动而热,间使主之。""热病烦心而汗不止……胸中热,苦不乐……大陵主之。"故取两穴以行气清热安神。肝经太冲、行间,因肝主筋,而太冲为输穴、原穴,行间为荥穴,皆为经气起始的穴位,故针刺两穴以养阴柔筋,缓急止痛。患者以肾虚为本,故取阳明经上巨虚、天枢,任脉关元、水分以健脾补肾、益气渗湿,配合火针针刺膝关节局部,上述治疗共奏清热祛湿、补肾益髓之功。《灵枢·官针》中有"焠刺者,刺燔针则取痹也",说明用火针具有温经散寒、逐湿涤痰、祛风通络之效，对痹病有独特的疗效。

六、肘劳（肱骨外上髁炎）

患者姓名：李某　　　　　　　　　**性别**：男

年龄：50岁　　　　　　　　　　　**初诊日期**：2007年4月15日

主诉：右肘关节酸痛伴乏力感5个月，加重7天。

现病史：患者5个月前在无明显诱因下出现右肘关节酸痛伴无力感，曾往当地医院就诊，诊断为"肱骨外上髁炎"，具体治疗不详，治疗后症状稍缓解，之后症状反复，7天前因劳累上述症状明显加重。刻下症见：患者神清，精神可，右肘关节肱桡肌附着处压痛明显，提重物时加重，休息后可缓解，右上肢乏力，双下肢偶有酸软感，眼睛干涩，纳可，眠差，二便调，舌淡暗苔白，脉弦。

既往史：否认肝炎、结核等传染性疾病，否认糖尿病、高血压病等慢性疾病。

查体：四肢肌力正常，右肘关节肱桡肌附着处压痛，双上肢肌肉未见萎缩。

辅助检查：无。

中医诊断：肘劳（肝肾亏虚）。

西医诊断：右侧肱骨外上髁炎。

治法：通络止痛。

处方：

运动针刺法：左肘关节对应痛点行缪刺法，或对侧阳陵泉透阴陵泉，嘱患者运动患处。

治疗效果：针后患者即感右肘关节酸痛无力感减轻。针刺5次后，患者右肘关节酸痛无力明显缓解。

按语：

网球肘属中医"痹病"范畴，患者右肘关节肱桡肌附着处压痛明显，提重物时加重，休息后可缓解，右上肢乏力，皆因患者素体肝肾亏虚，精气不足，致局部气机不畅，经络失荣，故右肘关节可出现疼痛、乏力等症状，双下肢酸软感、眼睛干涩、舌淡暗苔白、脉弦等皆是肝肾亏虚的佐证。通过予左肘关节对应痛点行缪刺法，对侧阳陵泉透阴陵泉，以疏经通络止痛，针后患者即感右肘关节酸痛无力感减轻。

第三节 妇科疾病

一、月经不调

患者姓名：苏某某　　　　　　　　**性别**：女

年龄：39岁　　　　　　　　　　**初诊**：2010年6月12日

主诉：月经后期半年余。

现病史：患者半年余前因工作压力过大，月经周期推后，每37～45天一行，经行5天，经前乳房胀痛，末次月经2010年6月1日，经量一般，色红，有血块，行经时小腹胀痛，平素情绪不佳，胃纳尚可，入睡困难，二便调。

既往史：否认肝炎、结核等传染性疾病，否认糖尿病、高血压病等慢性疾病。

查体：妇科检查无异常。舌质淡，苔薄白，脉弦细。

辅助检查：性激素测定及妇科B超未见异常。

中医诊断：月经后期（气滞血瘀）。

西医诊断：月经不调。

治法：行气活血，疏肝解郁。

处方：

电针：血海（双）、地机（双）、期门（双）、天枢（双）、中极（双）、气海、归来（双）、太冲（双）。

治疗效果：上方加减治疗3个月经周期后，月经周期逐渐恢复正常。

按语：

月经后期是指月经周期推后7天以上，甚至3～5个月一行，连续两个周期以上者。现代医学认为月经后期的病理机制是由于机体内外任何因素影响了在大脑皮层神经递质控制下的下丘脑—垂体—卵巢—子宫生殖轴的某一环节的调节功能，以致卵巢功能失调，性激素分泌功能紊乱，卵泡刺激素（FSH）相对不足，致使卵泡发育迟缓，卵泡期延长，不能届时成熟而排卵延后，从而影响子宫内膜的周期性变化而致月经延后。

月经后期最早见于《金匮要略·妇人杂病脉证并治》，谓"至期不来"。《备急千金要方·妇人方下》有"隔月不来……两月三月一来"的记载。亦有称"经期错后""经迟"。张老认为月经后期常因寒邪（外因）、情志因素（内因）、饮食因素（不内外因）及体虚（肾气精血不足，冲任不充；血行不畅，冲任受阻）所致，病位在冲任二脉。《黄帝内经》谓"女子二七而天癸至，任脉通，太冲脉盛，月事以时下"。任脉起于胞中，且主一身之阴，从循行与功能上都与月经相关，故亦很重要。肝经因主藏血，司血海，主疏泄，故与月经极为相关，用穴较多。地机是脾经的郄穴，为脾经脉气深聚之处，且阴经郄穴多治血症。血海也是脾经腧穴，两穴都有养血活血调经之性能，故刺之能调治月经紊乱。中极为任脉穴，又为任脉与足三阴交会穴。此患者肝气郁结，太冲为肝经原穴，辅以期门、太冲可疏肝解郁、调和冲任。

张老善于运用针灸歌赋中的对穴来治疗疾病，如《百症赋》"抑又论妇人经事改常，自有地机、血海"，足太阴脾经筋聚于阴器，其经脉通过三阴交、期门、下脘、关元、中极与肝经、肾经、任脉及阴维脉交会，脉气互通，诸穴共用，共奏之效。

二、痛经

患者姓名：邓某　　　　　　　　　　**性别：女**

年龄： 26岁　　　　　　　　**初诊：** 2005年8月

主诉： 反复经行腹痛2年。

现病史： 患者平素嗜食生冷、贪凉，近2年反复于行经前1天及经行首日出现下腹部绞痛、冷痛，痛引腰骶，不能正常工作，甚则需卧床休息及服用止痛药方可缓解，形寒肢冷，下腹喜按，热敷及排出血块后疼痛减轻，平素四肢不温，纳眠可，小便清长，大便调畅。

既往史： 否认肝炎、结核等传染性疾病，否认糖尿病、高血压病等慢性疾病。

月经史： 月经周期规律，28～30天一行，经行7天，经色暗红，量可，有血块，行经前腰酸、腹痛。否认性生活史。

查体： 腹部查体无腹肌紧张、压痛或反跳痛，妇科检查（肛腹诊）无阳性体征。舌质淡，苔白伴齿印，脉沉紧。

辅助检查： 2005年7月子宫附件B超检查未见明显异常。

中医诊断： 痛经（寒湿凝滞伴血瘀）。

西医诊断： 原发性痛经。

治法： 温经祛寒，祛瘀血，调冲任。

处方：

（1）电针：天枢（双）、子宫（双）、关元、中极、地机（双）、三阴交（双）、太冲（双）、血海（双），连接电针选用连续波治疗30分钟。

（2）温针灸：天枢（双）、关元、三阴交（双）。

（3）火针点刺：次髎、第十七椎。

嘱咐患者忌生冷寒饮，注意保暖。

治疗效果： 患者每周治疗1次，连续治疗4周后，经痛减轻，无须服用止痛药，其后连续治疗2个月，均未见经痛，可如常上班。1年后遇见患者述其痛经经治疗后消失。

按语:

原发性痛经属中医学"痛经"范畴,主要由气血不畅所致,分虚实两方面,朱丹溪曾有"将行而痛者,气之滞也;行后作痛者,气血俱虚也"的论述。盖妇人痛经,实者多因情志不舒,肝郁气滞或经期感寒饮冷,寒凝胞宫,冲任不畅,气血运行受阻,不通则痛;虚者多因气血亏虚,肝肾不足,胞脉失养,不荣则痛。患者贪食生冷,内伤于寒,风冷寒湿客于冲任、胞宫,以致冲任、胞宫气血凝滞。经前期、经期气血下注冲任,胞宫气血更加壅滞不畅,导致痛经。

张老认为温针灸具有温经散寒、祛湿通络、振奋阳气、益气固脱的作用。关元属任脉经穴,并为任脉与足三阴经的交会穴,位于人体阴阳元气交关之处,因能大补元气而得名,针之可行气活血、化瘀止痛,灸之可温经散寒、调补冲任。取血海、关元、中极等下腹部任脉经穴,具有温暖下焦、补益精血、调养冲任的作用。三阴交是足三阴经的交会穴,为调理肝、脾、肾三经之要穴,灸三阴交可温补足三阴经气,暖胞脉,调冲任,理气行血而达通经止痛的目的。诸穴共奏温宫散寒、调补肝肾、通经祛瘀、理气止痛之功,从而使冲任调和、气血通畅,月经顺畅,痛经乃消。火针点刺具备温经驱寒之效,配合使用,疗效更优。

三、盆腔炎

患者姓名: 苏某某 　　　　**性别:** 女

年龄: 32岁 　　　　**初诊:** 2010年3月21日

主诉: 经量减少伴左下腹反复隐痛2年余。

现病史: 患者于2年余前经量逐渐减少,色暗黑,点滴而出,少量血块，经前左下腹隐痛不适，持续数分钟可自行缓解，反复发作。曾于外院治疗，诊断为"附件炎"，予抗生素治疗，腹痛症状改善欠佳，妇科B超示"子宫内膜息肉"，予宫腔镜手术治疗后经量有所增多。患者3个月前行经时经量再次减少，伴经前左下腹持续隐痛，劳累或同房后腹痛加重，无发热恶寒，平素手足冰冷，无神疲乏力、少气懒言等症状，白带量多，无腰骶坠胀感。

既往史：否认肝炎、结核等传染性疾病，否认糖尿病、高血压病等慢性疾病。

月经史：周期规律，28～30天一行，经行8～10天。经前头晕、腹痛，行经第1～2天时，经量少，点滴而出，色暗，无血块，经期中段量可，色暗，夹杂少量血块，经期后段点滴如漏。末次月经为2010年3月12日至就诊时。白带量增多，色白，质黏，伴异味。已婚，G1P0A1（2000年在当地医院行人工流产术）。

查体：妇科检查发现阴道分泌物较多，色白质黏，宫颈中度炎症；子宫后位，宫体偏大，活动度可，上举疼痛；双侧附件增厚、压痛。舌淡暗，苔薄白，脉沉弱。

辅助检查：2010年1月23日于广州市妇女儿童医疗中心查子宫彩超，见：子宫前壁低回声团31毫米×14毫米×18毫米，考虑子宫肌瘤；子宫直肠窝积液（游离液性暗区16毫米×12毫米）；左侧卵巢大小正常，紧贴于子宫左侧壁。

中医诊断：带下病（气虚血瘀证）。

西医诊断：①慢性盆腔炎；②子宫肌瘤。

治法：疏肝理气，活血化瘀，疏肝补肾，通络止痛。

处方：

（1）火针点刺：命门、腰阳关、次髎。

（2）电针：期门（双）、带脉（双）、五枢（双）、地机（双）、三阴交（双）、足临泣（双）、行间（双）。

（3）穴位注射：注射用胎盘提取液4毫升，次髎（双）与腰眼（双）交替注射。

（4）挑治：腰骶部反应点2～3个。用有消毒液的棉签在患者腰骶部涂擦后，寻找色素沉着点，即为反应点。

治疗效果： 上方加减治疗12次（5个月经周期）后，患者月经量较前增多，经色鲜红，无血块，腹痛缓解，达到临床治愈标准。

按语：

慢性盆腔炎多散见于中医癥瘕、痛经、带下、不孕等病中，《校注妇人良方》明确指出病因："妇人带下，其名有五，因经行、产后、风邪入胞门传入脏腑而致之。"其病理多系流产、产后损伤胞宫脉络，或术后体虚，正气不足，湿热寒邪乘虚侵袭，肝失疏泄，气血阻滞，运行失畅，冲任失调导致瘀血存留，痰湿停积。

张老认为慢性盆腔炎应责之带脉，治疗上当攻补兼施，以活血化瘀、清利下焦湿热为主，佐以扶正。带脉能约束前后阴阳诸经，《脉经》中探讨了奇经八脉证候的关系，指出带脉为病则"中部左右弹者，带脉也。动，苦少腹痛引命门，女子月水不来，绝继复下止，阴辟寒，令人无子"。带脉病变可致冲任气血运行不畅，进而影响女子胞，表现为月经不来或时来时止或不孕。下阴寒冷与寒湿留于带脉下溢胞宫有关。带脉起于季肋，交会于足少阳胆经。足临泣为八脉交会穴之一，属胆经五输穴中的输穴，通于带脉。带脉、五枢、足临泣三穴结合可调经固带。期门为肝经之募穴，可健脾疏肝、理气活血。地机为脾经之郄穴，气血之所聚，功善调和气血、活血理血，《针灸甲乙经》《备急千金要方》《针灸聚英》等皆言其善治妇科血证、腹中痛、脏癖、女子血瘕等病，为慢性盆腔炎必用要穴。三阴交为足三阴经之交会穴，具有调整肝、脾、肾三脏经气，以及补益肝肾、疏肝健脾的作用，可补中益气、补血和营、活血散瘀，为血证要穴。穴位注射具有针刺得气和药物治疗的双重作用，具有治愈率高、起效快、不易复发之特点。次髎穴近胞宫，为足太阳膀胱经穴，具有调经活血、行气止痛的作用，腰眼为奇穴，当第4腰椎棘突下，旁开约3.5寸凹陷中，有强腰健肾的作用，两穴交替予胎盘针穴位注射，可发挥穴位近治作用，增强体质，可有舒筋活络、调达冲任之效。

张老临床上善用挑治法治疗盆腔炎。依《灵枢·官针》言："病在经络痼痹者，取以锋针。"张老主张采用挑治法治疗此类顽固胶结的病症，"为开道乎辟门户，使邪得出病乃已"（《灵枢·刺节真邪》）。张老的针挑疗法传承自针灸名家司徒铃老教授，其主张治疗头面颈项部等疾病，宜取颈1至7椎夹脊穴；治疗胸腔内脏及上肢疾病，取颈3至胸7椎夹脊穴；治疗上腹部内脏疾病，取胸8至12椎夹脊穴；治疗腰部和下腹部内脏疾病，取胸10至骶2椎夹脊穴；治疗肛门部和下部疾病，取腰2至骶4椎夹脊穴。本病病位在下腹部，可在腰骶部膀胱经筋分布范围内寻找到色素沉着点（反应点），在此处挑治，使邪有出路则速祛，而正能安，病易愈。

四、不孕症

患者姓名：张某某　　　　**性别**：女

年龄：35岁　　　　**初诊**：2009年12月6日

主诉：婚后未避孕未孕7年余。

现病史：患者自婚后至今未受孕，已排除男方原因，经中西医治疗，未见明显改善，遂来诊。自诉手足冰冷，畏寒，纳可，夜寐差。

月经史： 月经周期规律，33～40天一行，行经5天，经量一般，色红，有血块，痛经，量多时疼痛明显，伴腿酸。末次月经2009年11月24日。

既往史： 否认肝炎、结核等传染性疾病，否认糖尿病、高血压病等慢性疾病。

查体： 宫颈轻度炎症，子宫前位，宫体及双侧附件无压痛、反跳痛，未触及包块，活动度可。舌红苔少，脉弦细。

辅助检查： 2008年11月外院子宫输卵管造影提示通畅。

中医诊断： 不孕症（肾阳虚证）。

西医诊断： 原发性不孕。

治法： 补肾益精，调养冲任。

处方：

（1）电针：太冲（双）、足临泣（双）、地机（双）、足三里（双）、带脉（双）、中极、关元、气冲（双）、中渚（双）、前谷（双）。

（2）埋线：带脉（双）、子宫（双）、关元、气海、腰眼（双）。

治疗效果： 复诊上述症状有所改善，痛经缓解。继续予上方加减治疗6个周期。半年后随访，已怀孕3个月。

按语：

妇女结婚3年以上，配偶健康，有正常性生活，未避孕而从未妊娠，或曾有过妊娠而后未避孕连续2年不孕者，均称"不孕症"。张老认为背俞穴配合腹部募穴，可以达到通督养神、引气归元的功效，最终起到调和人体脏腑阴阳、促进性腺轴功能的作用，同时依据患者实际情况辨证用药以加强疗效。

第四节　外科疾病

一、斑秃

患者姓名：周某　　　　　　　　　　**性别**：女

年龄：24岁　　　　　　　　　　　　**初诊**：2010年6月26日

主诉：脱发1年余。

现病史：患者1年多前因忙于考试，压力较大，以致右后枕部出现一片鸡蛋大小的秃斑，偶瘙痒，不脱屑，当时未予重视，自用生发水、生发丸以及维生素E等治疗，疗效不显，1个月后逐渐发展至头发大片脱落，眉毛、睫毛、腋毛相继脱落，并出现头晕目眩、心悸失眠、记忆力锐减、月经后期等症状。曾到某医院用多种生发水及中西药治疗，半年后生长出长约1厘米的毛发，后因感冒高热，毛发再次出现大片脱落，头晕、失眠等症状加重，不思饮食，形体消瘦，面色㿠白，神疲肢软，眼眶下可见黑圈，多梦。

既往史：否认肝炎、结核等传染性疾病，否认糖尿病、高血压病等慢性疾病。

查体：头发及眉毛、睫毛约3/4脱落，头皮光亮，其间散在可见少许毳毛，残存毛发触之即脱。舌淡苔薄白而滑，脉缓弱。

中医诊断：油风（气血亏虚）。

西医诊断：普秃。

治疗：益气养血，补肾生发。

处方：

（1）针刺：围针刺斑秃区，电梅花针叩刺背部督脉经、膀胱经、毫针刺肾俞（双）、足三里（双）、血海（双）、三阴交（双），每日1次，20次为1个疗程。

（2）穴位注射：黄芪注射液或当归注射液4毫升注射肾俞、足三里、血海、三阴交（四穴交替），每次注射2穴，每穴注射2毫升，隔天1次。10次为1个疗程。

治疗效果：治疗2个疗程后，脱发区可见毳毛生长。连续治疗8个疗程后，头部黑发满布，眉毛、腋毛如常，头晕目眩、心悸、失眠等症也相继消失，月经正常，体质比原来增强，随访3年脱发未有复发。

按语：

斑秃，中医称之为"油风"，多发于青壮年，表现为头发局限性斑片状脱落，边界清楚，脱发区头皮光亮无炎症，其周边头发易拔除，脱发区有时有痒感或无自觉症状。少数患者数天或数月内头发全部脱光，称之为"全秃"；严重者可兼出现眉毛、腋毛、阴毛、毳毛脱落，称之为"普秃"。斑秃多因阴血不足，肝肾亏虚，心肾不交，血虚不能荣养肌肤，腠理不固，风邪乘虚而入，风盛血燥，发失所养而脱落。

张老认为"肾者其华在发""肾之合骨也""其荣发也""发为血之余"，斑秃与肾虚、气虚、血虚关系较大。该病例头晕目眩、记忆力减退、心悸失眠等症为血不养心所致；面色㿠白、眼眶有黑圈为血虚不能充盈脉络，亦与肾气虚弱有关；气血虚弱故月经后期，气血不得濡养肌肉则形体瘦弱。张老用电梅花针叩刺背部督脉、膀胱经，通过十二皮部作用，达到振奋阳气、补肾益精、养血生发之功。气行血亦行，辅以穴位注射黄芪注射液以补气，穴注当归注射液以补血，血旺则新发生。张老认为用电梅花针的手法得当与否，与疗效有着重要关系，要求用弹刺、平刺，不要慢刺、压刺，要做到叩刺时网状均匀密刺，按证候的虚实采用轻、中、重等刺激强度为宜，这样才能收到满意疗效。

二、牛皮癣（神经性皮炎）

患者姓名：刘某某　　　　　　**性别**：女

年龄：35岁　　　　　　　　**初诊**：2011年2月18日

主诉：全身皮肤反复瘙痒伴皮疹5年。

现病史：患者5年前颈部出现皮肤瘙痒，逐渐发展至全身，皮肤干燥、粗糙，搔抓后出现脱屑，给予药物治疗后症状可好转，瘙痒仍反复发作，夜间加重，夜寐不安，饮食、二便尚正常。

既往史：否认肝炎、结核等传染性疾病，否认糖尿病、高血压病等慢性疾病。

查体：颈部、四肢伸侧及躯干部散在硬币大小皮损，肥厚粗糙，边界不整齐，皮纹变深，皮色较暗，表面少许脱屑，未见糜烂、渗液，皮损及周边可见散在抓痕、血痂。舌淡红，苔薄白，脉细。

中医诊断：牛皮癣（血虚风燥）。

西医诊断：神经性皮炎。

治法：养血祛风。

处方：

（1）针刺：印堂、面点（向下）、天枢（双）、阳池（双）、血海（双）、足三里（双）、解溪（双）、屋翳（双）、至阴（双）。

（2）火针：皮疹阿是穴及瘙痒处。

上方加减治疗10次后瘙痒明显缓解，嘱其定期治疗以巩固疗效。

按语：

　　神经性皮炎相当于中医的"牛皮癣""摄领疮"，是以皮肤剧痒和苔藓样变为特征的神经功能障碍性皮肤病，最常发生的部位首先是颈部、肘部、足背，其次是外阴、眼睑、骶部及手背等易受摩擦的部位。病因目前尚不十分明了，但一般认为与大脑皮质功能失调和局部的物理刺激有关，长期的消化不良、便秘、内分泌紊乱、酒精中毒等亦可诱发本病。多数患者由于局部瘙痒，经常搔抓致使局部皮肤苔藓化，在苔藓化形成后，又可引起局部明显痒感，形成恶性循环，常使本病不易治愈。中医认为本病多因情志不遂，郁闷不舒，心火上炎，以致气血运行失调，凝滞于皮肤，日久耗血伤阴，血虚化燥生风，或因脾蕴湿热，复感风邪蕴阻于肌肤而发病。

　　张老认为至阴为足太阳膀胱经的井穴，也是足太阳膀胱经根结部的根穴。根穴的含义是经脉从四肢末端到头面胸腹的联系。太阳又是三阳之关，覆于巅背之表，主诸阳之气分，关枢异常则皮肤卫外功能减弱，风寒湿外邪犯太阳，引起痒痛，故取至阴、屋翳治之，配以足胃经为辅。胃经为水谷之海，饮食入胃，变化而赤为血，胃弱则气血营卫俱虚，易受风寒之邪侵袭而为痒痛。屋翳为足阳明胃经之输穴，配以血海，气行则血行，血行风自灭。火针可以引阳达络，气至血随，血行风灭，故能止痒。《备急千金要方》以其治皮痛不可近衣，所以配至阴能治痒疾疼多。《百症赋》曰："至阴、屋翳，疗痒疾之疼多。"

三、湿疮

患者姓名：周某　　　　　　　　　　**性别：**男

年龄：37岁　　　　　　　　　　　**初诊：**2007年8月16日

主诉：皮肤瘙痒伴皮疹6小时。

现病史：患者6小时前无明显诱因下出现脐周皮肤瘙痒，搔抓后逐渐出现皮疹、水疱，伴灼热感，口干、口苦，大便干，小便黄。

既往史：否认肝炎、结核等传染性疾病，否认糖尿病、高血压病等慢性疾病。

查体：脐周皮肤轻度潮红，范围直径约8厘米，潮红基底上散在米粒大小红色丘疹，间有水疱，部分水疱已破损，有少量渗出液及结痂，部分皮损呈糜烂状。舌红，苔薄黄，脉濡数。

中医诊断：湿疮（湿热蕴肤）。

西医诊断：急性湿疹。

治法：清热利湿止痒。

处方：

（1）电针：二间（双）、液门（双）、屋翳（双）、天枢（双）、大横（双）、水道（双）、内庭（双）、至阴（双）。

（2）火针：局部皮损处。

治疗效果：治疗1次后患者瘙痒症状缓解，后用上方加减治疗3次后，患处已无新生皮疹，糜烂面愈合，散在色素沉着，原皮疹水疱处已结痂。

按语：

湿疮（西医称"湿疹"）是一种皮肤科常见病、多发病之一，对称性的多形皮损及瘙痒是其主要特点。《备急千金要方》说："浸淫疮者，浅搔之蔓延长不止。瘙痒者，初如疥，搔之转生汁相连着是也。"说明局部流滋渗液，浸淫蔓延，为湿疮的主要特征。

《巢氏病源·浸淫疮候》说："浸淫疮，是心家有风热，发于肌肤，初生甚小，先痒后痛而成疮，汁出，浸淫肌肉，浸淫渐阔，乃遍体。"说明风、湿、热为其病因。由于禀性不耐，饮食不节，过食辛辣鱼腥发物，损伤脾胃，湿热内生，复感风邪，浸淫肌肤而发本病。其中湿邪内蕴则是主要病因，湿郁化热则为急性；复受风邪则迅速蔓延，窜发头面，遍及全身；渗水日久伤阴耗血则血燥生风，成为慢性。

张老认为本病治疗以清热利湿为主，止痒为辅，根据患处位于脐周，并依据患者症状及体征，判断病位应在脾胃，因脾胃位于中焦，为气机升降之枢纽，气机不利，湿邪留患，久则化热，湿热蕴于皮肤，则见上述症状，故取穴多以阳明经、太阴经荥穴为主，取"荥主身热"之意，配以局部取穴加强清热利湿功效，《百症赋》云"至阴、屋翳，疗痒疾之疼多"，故取屋翳、至阴止痒以治其标。天枢、大横为局部取穴，且具有健脾祛湿等功效。

四、荨麻疹

患者姓名：林某某　　　　　　　　**性别**：女

年龄：45岁　　　　　　　　　　**初诊**：2010年7月9日

主诉：周身反复起红色风团伴瘙痒3个多月，加重1天。

现病史：患者2010年4月9日无明显诱因四肢伸侧出现红色风团，继则发展至全身，伴瘙痒，夜间甚，风团可自行消退，反复发作。昨日患者受风后，上肢、前胸及后背均出现大片风团，颜色深红，夜间瘙痒明显，晨起时部分风团渐退，无恶寒发热、胸闷心悸等不适，时有腹胀，纳欠佳，难入眠，小便色黄，大便质腻成形，一日一行。

既往史：否认肝炎、结核等传染性疾病，否认糖尿病、高血压病等慢性疾病。

查体：体温正常，全身散在大小不等、形状不一的红色风团样扁平皮疹，周围红晕，质地稍硬，部分皮疹融合成片，可见抓痕、血痂。皮肤划痕症（+）。舌淡红，苔薄白，脉濡。

中医诊断：瘾疹（风热犯表）。

西医诊断：慢性荨麻疹急性发作。

治法：祛风清热止痒。

处方：

（1）针刺：屋翳（双）、至阴（双）、阳溪（双）、天枢（双）、曲池（双）、血海（双）、解溪（双）。

（2）穴位注射：胸腺肽皮下注射2毫升于天府（双）。

（3）挑治：风府（双）、肺俞（双）。

治疗效果：以上方加减治疗5次后，患者皮损消退，无复发。

按语：

荨麻疹是一种过敏性皮肤病，相当于中医学中的"痦瘟""瘾疹"等证，民间俗称"风疹块""鬼饭疙瘩"等。中医对本病的认识很早，《素问·四时刺逆从论》中已有"瘾疹"之名，《诸病源候论·风痦痛候》说："夫人阳气外虚则汗多，汗出当风，风气搏于肌肉，与热气并则生痦痛。"认识到本病的发生与风邪关系密切。历代医者对本病都有一定的记载，如明代《证治准绳》《外科真诠》对本病的临床表现观察得颇为仔细。《证治要诀》说"食鸡肉及獐、鱼动风等物"会导致本病发作。清代，《外科大成》根据本病非完全由外感风邪所致，提出治疗"宜凉血润燥""慎用风药"；《疡医大全》则提出了"疏风、清热、托疹"的治疗大法，至今对临床仍有指导意义。此外，在古代还创制了一些治疗本病的专方，如消风散、胡麻丸等，也具有较高的临床实用价值。

张老认为本病患者发病与风、热、气血等因素相关。现代医学认为反复发作的荨麻疹与机体自身免疫力下降相关。《百症赋》云"至阴、屋翳，疗痒疾之痒多"，意指至阴、屋翳二穴可以治疗皮肤瘙痒一类的疾病。《百症赋》又云"肩髃、阳溪，消瘾风之热极"，阳溪为手阳明大肠经之经穴，具有清热的作用。曲池是手阳明大肠经合穴，具有泻热的疗效。天枢位于足阳明胃经上，是调理脾胃气血常用穴。血海具有调理机体气血之功效，常与曲池等同用治疗皮肤疾病。解溪为足阳明胃经之经穴，具有调理脾胃气血及清热祛湿之功效。挑治疗法是针灸学里一个重要的内容，由古代的"九针"之一"锋针疗法"发展而来。《灵枢·官针》记载"病在经络痼痹者，取以锋针……病在五脏固居者，取以锋针""半刺者，浅纳而疾出针，无针伤肉，如拔毛状"。用挑治针在挑治点上挑刺"如拔毛状"，挑出皮下的白色纤维样物，或适当出一点血，用以治疗病在经络而出现的经络痼痹的疾患和病在脏腑而出现的五脏固居的疾患。中医认为"肺主皮毛"，故凡一切皮肤疾患均可与肺相关。所以在肺俞及其附近的腧穴风府进行挑治疗法，具有调理肺腑、祛风散邪的作用。

五、蛇串疮（带状疱疹）

患者姓名：简某　　　　　　　　**性别**：男

年龄：50岁　　　　　　　　**初诊日期**：2007年9月17日

主诉：右侧胁腰部灼热刺痛1个月余。

现病史：患者于8月15日突发右侧腰胁及少腹部皮肤灼热刺痛，继起疱疹如珠串。在当地医院皮肤科门诊诊断为"带状疱疹"，予阿昔洛韦、维生素B₁等相关治疗。疱疹消退后仍觉腰胁及少腹灼热刺痛，触之尤甚，不能右侧卧睡。自服消炎药及止痛药症状无明显好转，遂来针灸门诊就诊。现症见：右侧腰胁及少腹部皮肤灼热刺痛，无恶寒发热，无头晕胸闷，口苦，纳可眠差，大便干结难解，小便尚可。

既往史：否认肝炎、结核等传染性疾病，否认糖尿病、高血压病等慢性疾病。

查体：面黄微赤，以手护胁腰。右胁下、腰部及少腹部皮肤潮红，伴有疱疹痂痕，局部拒触，触之则痛若针刺。舌边尖红，苔薄黄，脉弦数。

辅助检查：无。

中医诊断：蛇串疮（肝胆郁热）。

西医诊断：带状疱疹。

治法：清泻肝胆。

处方：

（1）针刺：阿是穴、胸10～12夹脊（右）、腰1～2夹脊（右）、支沟（双）、后溪（双）、行间（右）、足临泣（右）、带脉（右）。

操作：针刺后行捻转泻法，连接电针机（断续波）治疗30分钟。隔日1次，5次为1个疗程。

（2）火针：阿是穴（右胁下、腰部及少腹）。

操作：先在皮肤潮红部涂上一层薄薄的万花油，再用烧至红透的火针散状点刺（约1毫米）；疱疹痂痕侧用烧至红透的火针刺入中央2～3毫米深，点刺后的皮肤再涂上一层万花油。每隔3天点刺1次，至皮肤颜色转为暗红可停止火针。

治疗效果：首次治疗后止痛1天，后复发如初。仍照原处方施针，当下针刺后疼痛缓解，患者治疗1个疗程后痊愈。

按语：

带状疱疹病毒主要潜伏于脊髓神经根，其为督脉及夹脊穴所在处，治疗应针对不同病变部位找出相对支配的神经根，根据神经根的出处而针刺相应的夹脊穴。头面项部应针刺颈椎及胸椎上段的夹脊穴，上肢应针刺颈椎下段及胸上段夹脊穴，胸胁部应针刺胸下段夹脊穴，腰部及下肢应针刺腰及腰骶夹脊穴。

本病患者已过了带状疱疹的急性期，以右胁及腰部遗留神经痛为主要症状。张老认为此病乃热毒之邪郁于肝胆经及带脉循行部位，以"火郁发之"为治则取穴。由于"以痛为腧"，疼痛部位为邪居之所，取局部阿是穴围刺；支沟是手少阳三焦经之经穴，能清泻三焦邪热，疏调一身之气机，气机宣畅则经络通畅，通则不痛，而且支沟也有通便之效。后溪为手太阳小肠经之腧穴，输主体重节痛，又为八脉交会穴通于督脉，使邪从太阳而解，后溪五行属木，也可疏泄肝胆之热。本病病位与肝胆经及带脉最密切，足临泣为足少阳胆经的输穴，八脉交会穴通于带脉，同时配合带脉穴可泻三经之邪热，加强疏通经气之效。由于"荥主身热"，肝经荥穴行间泻肝经郁火。

张老认为此病除了火针外，同时可使用梅花针叩刺患处，有活血通络、祛瘀生新泻毒之效，使局部之邪有出路。另外，该病后期某些患者患处已结痂及疼痛减轻但皮痒明显，可以浅刺为主围刺患处，以引邪达表；同时可配合使用铺棉灸，以热力减轻病灶局部的水肿及无菌性炎症，起以热引热、祛风止痒之效。

六、痔疮

患者姓名：胡某某　　　　　　　**性别：**男

年龄：35岁　　　　　　　　　　**初诊：**2009年7月6日

主诉：便血伴肛门肿物反复脱出3个月。

现病史： 患者3个月前排便时发现肛门出血，伴有肿物脱出，在当地医院诊断为"内痔"，给予外用及口服药后症状缓解，现便时少量出血，血色鲜红，无其他分泌物，伴有肛门肿物脱出，便后可自行回纳，反复发作，无疼痛、灼热等不适，小便可，大便黏滞不爽。

既往史： 否认肝炎、结核等传染性疾病，否认糖尿病、高血压病等慢性疾病。

查体： 肛门指检在膀胱结石位3、7点处可触及柔软的黏膜隆起。舌质红，根苔厚腻，脉弦滑。

中医诊断： 痔（湿热下注）。

西医诊断： 内痔。

治法： 清热利湿，行气活血。

处方：

（1）挑治：阿是穴（腰背部红色丘疹）。

（2）电针：百会、后溪（双）、支沟（双）、次髎（双）、秩边（双）、长强、会阳（双）、承山（双）。

治疗效果： 经上方加减治疗6次后，患者症状明显缓解，已无便血，肛门肿物缩小，继续上方巩固治疗。

按语：

痔是祖国医学最早认识的疾病之一，它的发生与久坐久立、嗜食辛辣等日常生活习惯息息相关。早在《黄帝内经》就有关于痔的记载："因而饱食，筋脉横解，肠澼为痔。"本病有虚实之分，凡因湿痰毒火，瘀积大肠，注迫而致者，属实；因病后体虚，清气下陷而致者属虚。前者邪盛宜用泻法清大肠气火，后者正虚宜用补法升阳举陷。

传统挑刺法又称"截根法"，多是在皮肤阳性反应点及背俞穴等特定穴上挑刺，具有清热排毒、疏通经络的作用。张老认为皮部挑刺疗法应着重在循经皮部上连续快速挑刺，不出血，只需挑破皮肤即可，使用的是圆利针或溶药针针头（侧孔型）。此法操作方便，患者痛苦小，可调经通气，用于治疗肝郁气滞、气滞血瘀所引起的小儿惊风、痛经、不射精、精液异常等疾病。《百症赋》言"刺长强于承山，善主肠风新下血"，张老多用长强、承山二穴配伍。秩边在腰腿疾患、泌尿系疾病、妇科疾患、肛肠疾患、男科疾病的治疗中都取得了较为满意的疗效。张老在针刺秩边时，针尖指向肛门向内下方斜刺，使针感传至整个肛门，以患者耐受为度。中医认为痔的出现与气不足、气下陷有关，故张老在治疗上会针刺百会穴，留针以提气。

七、视神经萎缩

患者姓名：丁某　　　　　　　　**性别**：女

年龄：39岁　　　　　　　　　　**初诊**：2009年12月26日

主诉：眼痛伴视力减退1年余。

现病史：患者2008年无明显诱因出现双眼疼痛，经外院诊断为"葡萄膜炎"。经激素治疗后继发青光眼，视力逐渐由原1.0降低至0.4，视物易疲劳，伴有头痛、腰酸、全身疲乏无力等不适，面色暗沉，纳可，眠欠佳，小便清长，大便量少。

既往史：否认肝炎、结核等传染性疾病，否认糖尿病、高血压病等慢性疾病。

查体：右眼视力0.4，左眼视力0.3。眼底检查双视乳头颞侧淡黄，边缘清，生理凹陷及视网膜血管正常。视野：双侧中心有绝对性暗点约5°。舌淡红，苔薄白，脉缓无力。

中医诊断：青盲（肝肾亏虚型）。

西医诊断：视神经萎缩。

治法：疏肝解郁，益肾明目。

处方：

（1）电针：睛明（双）、太阳（双）、翳风（双）、眉冲（双）、通里（双）、后溪（双）、太冲（双）。

（2）穴位注射：牛痘疫苗致炎兔皮提取物注射液交替注射3毫升于天柱（双）、心俞（双）。

（3）火针：大骨空、小骨空。

隔天1次，共治疗10次。

复诊：2010年2月

经上述治疗后，患者右眼视力恢复至0.6，左眼视力恢复至0.5，继续治疗。

处方：

（1）电针：头维（左）、睛明（双）、太阳（左）、下关（左）、翳明（左）、支正（不留针）、神门（左）、光明（双）、照海（双）、申脉（双）。

（2）火针：少冲、少泽、至阴。

（3）穴位注射：牛痘疫苗致炎兔皮提取物注射液3毫升注射心俞，隔日1次。

治疗效果：治疗10次后，患者右眼视力恢复至0.8，左眼视力恢复至0.7。眼底：双视乳头正常，边缘整齐，血管无特殊，达到临床治愈。

按语：

视神经萎缩归属于中医"青盲"范畴。《证治准绳·七窍门》曰："夫青盲者，瞳神不大不小，无缺无损，仔细视之，瞳神内并无些少别样气色，俨然与好人一般，只是自看不见，方为此证。"《证治准绳·杂病·七窍门》谓："是乃玄府幽邃之源郁遏，不得发此灵明耳。其因有二：一曰神失，二曰胆涩。须询其为病之始。若伤于七情则伤于神，若伤于精血则损于胆。"又目为肝之窍，肝受血而能视，肝气通于目；肾生髓，目系入脑。故本病的发生与肝肾功能失调密切相关，病机是各种原因导致气血不能濡养目系，致神光衰微，日久眼络瘀阻，神光泯灭。

视神经萎缩属眼底病，眼周穴位如睛明常采用深刺法。因眼部穴位针刺容易伤及眼球和血管，有一定的难度和风险，操作时一定注意避免伤及眼球和血管。张老认为针刺睛明宜选用细毫针轻刺缓压，缓慢进针至眼球出现明显酸胀感或眼球突出感时为度。选取眼周局部穴位如睛明、翳明、新明1穴、新明2穴、攒竹、太阳等，施展手法使针感到达眼球底部和后部，配合体穴如光明、丘墟以疏肝解郁、益肾填精。

八、牙痛

患者姓名：黄某某　　　　　　　**性别**：男

年龄：50岁　　　　　　　　　　**初诊**：2006年3月8日

主诉：牙龈肿痛2天。

现病史：患者昨日吃烧烤食物后出现牙龈肿痛、咽干口燥，自服消炎药及饮水后稍有缓解，今晨起牙龈疼痛加重，两侧腮部红肿疼痛，伴有口干、口臭，喜冷饮，纳眠欠佳，大便干硬，小便正常。

既往史：否认肝炎、结核等传染性疾病，否认糖尿病、高血压病等慢性疾病。

查体：双上颊侧齿龈充血红肿，少量脓性分泌物，腮部有红肿压痛，口中能闻及异味。舌红，苔黄腻，脉数。

中医诊断： 牙痛（胃火上炎证）。

西医诊断： 急性牙周炎。

治法： 清热泻火。

处方：

电针：承浆、地仓（双）、颊车（双）、合谷（双）、内庭（双），行泻法后留针30分钟。

治疗效果： 连续针刺3次后牙痛缓解，齿龈充血红肿基本消失，无脓性分泌物。继续治疗2次巩固疗效，症状完全消失，随诊未复发。

按语：

牙痛是指牙齿因各种原因引起的疼痛，为口腔疾患中常见的症状之一，可见于西医学的龋齿、牙髓炎、根尖周围炎和牙本质过敏等。祖国医学认为，"齿为骨之余""肾主骨"，足阳明胃经络于龈中，所以齿与肾、龈及胃关系最为密切。

本例患者平素嗜食辛辣烟酒，素体偏热，又食辛辣之物，从而使得胃肠所积聚之热郁而化火，火毒循经上攻于齿及面部，故当清热泻火。颊车、地仓为局部取穴，具有疏通局部气血、泻火通络的作用，合谷为手阳明大肠经穴，可以清利湿热、行气导滞；内庭为足阳明胃经荥穴，直接针对胃腑功能进行调整，和胃滋阴，降火除烦。颊车，出自《素问·气府论》中，别称"牙车"（《灵枢·本输》），又名"曲牙"（《素问·气府论》）、"鬼床""机关"（《备急千金要方》）等，本穴属足阳明胃经，因足阳明胃经循颊入下齿中，故凡下齿痛取之效佳。内庭，出自《灵枢·本输》，本穴属足阳明胃经所溜荥水穴，"荥主身热"，具有清降胃火、宣泄阳明之效，故凡胃火炽盛，以及阳明炽热循经上扰头面、咽喉、口齿之疾均可用之。内庭刺泻能降胃火、散邪热，补之能振奋胃阳。胃经循行从头至足，下循鼻外，入上齿龈内，其支者沿喉咙入缺盆，下膈膜，入属胃腑，故凡胃火上炽，阳明积热，上攻咽喉，齿痛咽肿喉痛者，针泻内庭，上病下取，可清热开郁、导火下行，因此具有清降胃火、通涤腑气的功效。

《百症赋》云"承浆泻牙痛而即移"，此患者牙痛以胃火上炎为主，足阳明胃经入上齿中，手阳明大肠经入下齿中，其经络偏络于齿龈，胃腑积热而引起的牙痛，取阳明经之腧穴，用泻法。承浆既为任脉的腧穴，又是任脉与胃经的交会穴，二经脉脉气相通，故可治牙痛，又加上承浆近下齿，本身又可疏散头面风热，治齿龈肿痛。

九、腱鞘囊肿

患者姓名：陈某某　　　　　　　**性别**：男

年龄：49岁　　　　　　　　　　**初诊**：2010年5月7日

主诉：发现右腕背囊肿2个月。

现病史：患者2个月前发现手腕背关节有一肿物，逐渐增大至杏核大小，腕关节活动受限，劳动时局部有胀痛感。

既往史：否认肝炎、结核等传染性疾病，否认糖尿病、高血压病等慢性疾病。

查体：右腕关节背侧阳溪处见一囊肿，大小约2厘米×3厘米，边界清楚，质软可移动，表面光滑，有波动感，局部稍压痛。右腕关节活动受限。

中医诊断：筋脉筋瘤（气滞血瘀）。

西医诊断：腱鞘囊肿。

治法：活血化瘀。

处方：

火针：阿是穴（囊肿处）。

操作：先在囊肿中心用火针1针，要求要刺破囊壁，针下有脱空感即拔出，接着在四周各用火针1针，用消毒棉球挤压，排尽囊液后，放置无菌纱布垫压，弹力绷带加压固定3天。

治疗效果：患者经2次治疗后痊愈，随访未复发。

按语：

腱鞘囊肿是因关节中的腱鞘囊向外膨出引起硬韧的局限性小肿物的疾病，常见于腕背部和足背部，囊肿外观呈圆形隆起，表面光滑，边缘清楚，质软，内含有透明、微白色或淡黄色的浓稠黏液，有波动感。囊液充满时，囊壁变坚硬，局部压痛、酸痛、乏力，活动受限。中医认为本病系经筋病变，称为"筋结""筋瘤"，多由外伤筋膜，邪气所居，郁滞运化不畅，水液积聚于骨节经络而发。

此病一般采用外科手术切除治疗，但治疗时间长、痛苦大，患者不易接受，或采用重物砸破囊壁或局部抽液后注入类固醇药物封闭等，均不能根治。张老在临床上多采用火针治疗本病，具有痛苦小、时间短（一般3～5分钟）、疗效迅速等优点，还能起到温经通络、祛风散寒、消癥散结之良效。张老认为此法关键是要将火针烧至白亮，且刺入深浅要适宜。《针灸大成》中说刺针"切忌太深，恐伤经络，太浅不能去病，惟消息取中耳"。火针刺入囊肿以刺到囊肿基底部为宜，过深会刺伤骨膜和血管，过浅内容物挤不出，治疗时将其挤得越干净效果越好。此法可将病变组织破坏，激发自身对坏死组织的吸收，同时予以弹力绷带加压固定3天，使囊壁粘连、囊腔闭锁而愈合，这对预防本病的复发非常关键。

第五节 传染病

一、时行感冒

患者姓名：杨某　　　　　　　　　**性别**：男

年龄：48岁　　　　　　　　　　**初诊日期**：2008年12月28日

主诉：恶寒发热3天。

现病史：患者3天前晨起出现恶寒发热，全身乏力，之前有工作熬夜的习惯，当时发热达39℃，在当地门诊予相应治疗后（具体不详），症状未见好转，来我院门诊就诊，查血分析提示白细胞轻度升高，其他未见异常，考虑病毒性感冒，特来求诊。现症见：患者神志清，精神可，发热达38.5℃，恶寒，稍有咳嗽，无咳痰，伴有鼻塞，肌肉酸痛，乏力，食欲不振，眠差，二便调，舌质稍红，苔薄黄，脉数。

既往史：否认肝炎、结核等传染性疾病，否认糖尿病、高血压病等慢性疾病。

查体：额部肤温高，咽部充血（++），咽后壁淋巴滤泡增生，肺部查体示双肺呼吸音稍粗，心脏查体未见异常。

辅助检查：门诊予查流感A+B，流感A抗原阳性。

中医诊断：时行感冒。

西医诊断：流行性感冒。

治法：清热解毒，散邪出表。

处方：

针刺：大椎、合谷（双）、风池（双）、曲池（双）、支沟（双）、尺泽（双），每次选2～3个穴位，强刺激，使头额部微汗出，然后多喝开水，盖被休息，使全身出汗；咳嗽加列缺（双）、天突；鼻塞加迎香（双）。

操作：主穴用泻法，余穴用平补平泻法，电针用连续波，每日1次。

治疗效果： 经上方加减治疗3次后，患者已无恶寒发热症状，肌肉酸痛缓解，稍有乏力，继续予上方治疗2次后，患者症状全无，咽部无充血，听诊双肺呼吸音清，无明显干、湿啰音，后期予针刺足三里（双）、阳陵泉（双）以预防。

按语：

时行感冒，又称为"流行性感冒"，简称"流感"，是由流感病毒所引起的呼吸道传染病，冒寒受凉为其诱因，多发生于冬末春初气候变化无常的季节，传染性很强，在短时间内可使多数人发病。其症见：发冷发热，剧烈头痛，全身酸痛乏困，流清水鼻涕，咳嗽，嗓子干痛等；小儿突然高热、呕吐、惊厥、昏睡等。体弱患者易并发肺炎。

张老针刺时多用重手法来达到治疗作用，取用风池可疗诸风之疾，阳维脉维络诸阳并会于督脉，与足少阳、足太阳依附密切，故风池可治外风，散邪出表，治疗风寒风热引起的感冒和阳维脉为病的寒热头痛、项痛、眉棱骨痛、耳赤痛、眩晕等症，配合手少阳三焦经支沟穴以通达表里，使在表之邪速除，巩固在里之正气，同时运用表里经配穴法，选手太阴肺经的尺泽和手阳明大肠经的曲池、合谷，以脏腑、经脉的阴阳表里配合关系为依据，达到清热解毒、宣肺解表的作用，后期预防则以扶助正气、调畅气机为法，取足三里健脾益气，阳陵泉疏泄气机，使正盛则邪自退。

二、痄腮

患者姓名：周某　　　　　　　　**性别**：男

年龄：9岁　　　　　　　　　　**初诊日期**：2007年3月21日

主诉：右下颌肿痛2天。

现病史：患者2天前无明显诱因出现右侧下颌疼痛、肿胀，当地门诊考虑腮腺炎给予抗病毒治疗，效果不佳，后经人介绍来我院门诊就诊。症见：右侧下颌腮腺处肿痛，如拳头大小，张口、咀嚼（尤其进酸性饮食）时疼痛加剧，无恶寒发热，无其他不适，饮食、睡眠均受影响，大便稍干，小便黄。舌红，苔薄黄，脉滑数。

既往史：否认肝炎、结核等传染性疾病。

查体：右侧下颌肿胀处边缘不清，局部皮肤紧张，发亮但不发红，触之坚韧有弹性，有轻触痛。

辅助检查：暂无。

中医诊断：痄腮（热毒蕴结）。

西医诊断：流行性腮腺炎。

治法：清热解毒，消肿散结。

处方：

针刺：颊车（右）、翳风（双）、下关（双）、合谷（双）、曲池（双）、外关（双），每次选2～3穴，强刺激，不留针。

操作：针刺用泻法，每日1次。

治疗效果：按上方治疗3次后患者已无疼痛，局部肿胀显著减轻，触之柔软，无触痛，继续治疗以巩固疗效。

按语：

痄腮，西医称为"流行性腮腺炎"，四季均有流行，以冬、春季常见，是儿童和青少年期常见的呼吸道传染病。患者是传染源，直接接触，以及飞沫、唾液的吸入为主要传播途径。它是由腮腺炎病毒引起的急性、全身性感染，以腮腺肿痛为主要特征，有时亦可累及其他唾液腺。常见的并发症为病毒性脑炎、睾丸炎、胰腺炎及卵巢炎。

《黄帝内经》称该病为"颌肿"。《诸病源候论》已认识到该病为风热毒气与气血相搏而致，书中记载："风热毒气，客于咽喉颌颊之间，与气血相搏，结聚肿痛。"明代《疮疡经验全书》始称痄腮，认为毒气可致气血不流，壅滞颊腮导致本病。《外科正宗》指出该病有传染性，书中说："痄腮乃风热湿痰所生，有冬温后，天时不正，感发传染者，多两腮肿痛，初发寒热。"清代对本病认识更加深入，如《疡科心得集》言"夫鸬鹚瘟者，因一时风温偶袭少阳，脉络失和。生于耳下，或发于左或发于右"，称该病为鸬鹚瘟，认为发病与风温之邪袭少阳经脉有关。《医门补要》称该病为"蛤蟆瘟"，认为"时行疠气过于胆胃二经"乃本病的病因病机。总之，痄腮的病因病机，有内、外两方面：内因为积热蕴结，伏于足阳明胃经；外因是感受风瘟疫毒之邪，从口鼻而入，壅少阳经脉，郁而不散，结于腮部。

《黄帝内经》云：足少阳经脉起于目外眦，上行至头角，下耳后，绕耳而行；足厥阴肝经之脉，循阴股，入毛中，过阴器，抵小腹，挟胃属肝络胆，上与胃经并行；足阳明之脉，起于目内眦，上抵头角下耳后。张老结合此三条经脉循行所过认为风温疫毒由口鼻入胃，引动在里伏热，外邪引动内热，肝胃之火循经上冲腮颊，致使阳明、少阳经脉失和，气机阻遏不通，邪热壅滞，气血郁滞，凝聚耳下致腮部漫肿疼痛。少阳与厥阴相表里，足厥阴肝经之脉绕阴器，风温毒邪循经下行，郁结阴部，可见睾丸肿胀疼痛。如正不胜邪，热毒炽盛，热极生风，内窜心肝，可见壮热、头痛、呕吐、神昏、痉厥等症。此病患儿尚未出现睾丸炎等并发症，故选穴宜以少阳经为主，配合阳明经以疏泄热毒、消肿散结，故局部取手足少阳经的会穴翳风，足阳明经穴颊车、下关，疏泄局部蕴结之气血，远端取手少阳络穴外关，手阳明之经穴合谷、合穴曲池以清泻二经之热毒，配合重手法刺激而达到治疗目的。

三、顿咳

患者姓名：李某　　　　　　　　**性别**：男

年龄：5岁　　　　　　　　　　**初诊日期**：2011年1月13日

主诉：阵发性咳嗽半月余。

现病史：患者半个月余前出现阵发性咳嗽，咳后可闻及喉间响声，日轻夜重，伴咳痰，痰色白，当时在诊所治疗后症状持续，特来此求诊。现症见阵发性咳嗽，咳后伴有深吸气样鸡鸣声，入夜尤甚，近几日在呕吐出痰涎及食物后，阵咳得以暂时缓解，进食、用力活动时常易引起发作，伴有目睛红赤，舌系带溃疡。纳眠差，小便黄，大便干结。舌红，苔薄黄，脉数。

既往史：否认肝炎、结核等传染性疾病。

查体：肺部听诊未见明显异常。

辅助检查：血常规检查提示：白细胞21×10^9/L，中性粒细胞百分比67%。

中医诊断：顿咳（痰火阻肺）。

西医诊断：百日咳。

治法：泻肺清热，涤痰镇咳。

处方：

（1）针刺：合谷（双）、足三里（双）、丰隆（双）、大椎、身柱、曲池（双）、尺泽（双）。

操作：上述穴位均使用强刺激，不留针，针刺用泻法，每日2次。

（2）取四缝穴，点刺出血或挤出少量黄色黏液，每日或隔日1次。

治疗效果：经过近半个月的治疗，患者症状消失，复查血常规未见异常，随访半年未见复发。

按语：

百日咳是小儿常见的一种呼吸道传染病，以冬春季最多见。其特点是一连串的咳嗽，尤其以晚上明显，可连续十多声，甚至几十声。剧烈咳嗽之后，猛吸一口气，因吸气很急，音长类似哨音，略停片刻重复发作，直至咳出大量稠痰或呕吐为止，甚者能引起大小便失禁。咳嗽时患儿面红耳赤，涕泪交流，握拳弯腰，甚至咳得面色青紫、呕吐。患儿十分痛苦，哭闹不安。体弱患儿，往往因剧烈咳嗽而引起抽风甚至窒息。剧烈咳嗽可引起眼结膜及鼻咽出血，眼皮、面部浮肿，舌系带溃疡（牙齿摩擦所致）等。此病比较顽固，病程可延续七八个星期。

顿咳的发生，皆因邪郁化火，故一般均在发病后2周开始。火热熏灼肺津，液化为痰，阻塞气道。火性炎上，刑金则咳，火乘肺则气逆于上而致连声顿咳，必待气道之痰涎咯出而暂时缓解。肺为贮痰之器，痰聚则阵咳反复发作。肺病及肝，肝火随之上逆，所以剧咳时常伴有呕吐、胁痛。咳伤血络，则血外溢，故见双目出血、鼻衄、痰中带血等症。婴幼儿时期，虽无典型顿咳，或鸡鸣声的表现，但由于肺本娇弱，无力咳痰，痰闭气道，呼吸不利而呈憋气窒息，甚则痰动风生而出现抽搐等危象。

张老认为大椎是督脉、手足三阳经交会穴，督脉总督诸阳，大椎为诸阳之会，阳主外邪入侵，多犯阳经，所以大椎有通阳解表、退热祛邪的作用，为全身退热之要穴。身柱为一身之柱干，穴在两肺俞之间，丰隆为化痰之要穴，能理肺镇咳、降气化痰，丰隆配以肺经合穴尺泽，以泻肺止咳，取《难经》"实则泻其子"之意，曲池、合谷乃手阳明之合穴，功擅解表祛热，配合大椎退热祛邪。四缝穴为经外奇穴，亦是经验效穴，主治小儿疳积和百日咳，故在此配合点刺四缝穴可起到宣肺止咳之功效。

四、水痘

患者姓名：林某某　　　　　　**性别**：男

年龄：25岁　　　　　　　　**初诊日期**：2010年5月7日

主诉：发现面部皮疹5天。

现病史：患者在5天前劳累后出现面部皮疹，伴有发热，后皮疹逐渐变为疱疹，痛痒难受，扩散到躯干，给予止痒、抗感染等治疗后，症状未见缓解。现症见：躯干、面部疱疹，少许有结痂，疱疹以躯干为多，稍有发热，无恶寒，无其他不适，纳眠较差，二便可。舌质稍红，苔薄黄，脉浮数。

既往史：否认肝炎、结核等传染性疾病，否认糖尿病、高血压病等慢性疾病。

查体：水疱圆形紧张，周围明显红晕，水疱中央呈脐窝状。

辅助检查：暂无。

中医诊断：水痘（邪郁肺卫）。

西医诊断：水痘。

治法：疏风清热利湿。

处方：

针刺：曲池（双）、血海（双）、风池（双）、阳陵泉（双）。

操作：上述穴位强刺激，不留针。针刺手法用泻法，每日2次。

治疗效果：经上方治疗5次后，患者症状明显好转，已无新发皮疹、水疱，原疱疹已消失。嘱患者加强锻炼，积极预防。

按语：

水痘是小儿常见传染病，冬春季较多见。起病急，出现发热、咳嗽、精神软弱、食欲不振等症状。发热1～2天后，皮疹先见于胸背部，逐渐波及全身。皮疹演变快，不化脓，开始是散在的红色小斑疹，数小时后变为突出的小丘疹，再过数小时就变为水疱，称"疱疹"。此时为椭圆形，透时如水点状，周围有红晕，大小不等，多少不定，分批出现。在同一部位可同时出现斑疹、丘疹及痂皮，两天后痂皮脱落，不留瘢痕。

本病由感受水痘时毒所致。水痘时毒郁于肺胃（脾），与内湿相搏，外透肌肤而发病。张老治疗本病取穴多在阳明、少阳，阳明为多气多血之经，取曲池、血海相配，有"治风先治血，血行风自灭"之意，少阳位于半表半里，有疏解表里作用，取风池、阳陵泉既可透表达邪，又可清解里热、利湿化浊、防邪入里，以期达到治疗目的。

五、痿病

患者姓名：陈某某　　　　　　　　**性别：**女

年龄：4岁　　　　　　　　　　**初诊日期：**2010年8月24日

主诉：发热伴咳嗽2天，双下肢不能活动1天。

现病史： 患儿2天前发热，伴咳嗽，无咳痰，腹泻，经解热剂等治疗后热退，余症好转。昨日则出现双下肢不能活动，经某医院儿科诊断为急性脊髓灰质炎。现症见：双下肢不能活动，右侧为甚，无发热，偶有咳嗽，腹泻明显减轻，1日2次，质烂。

既往史： 无。

查体： 心、肺、肝、脾未发现异常病变，双下肢呈弛缓性麻痹，肌肉张力减弱，两侧膝反射消失，皮温差，以右侧为甚，舌红、苔薄白，脉细数。

辅助检查： 无。

中医诊断： 痿病（脾胃虚弱）。

西医诊断： 急性脊髓灰质炎。

治法： 补脾益气。

处方：

针刺：腰部夹脊（双）、髀关（双）、伏兔（双）、足三里（双）、解溪（双）、阳陵泉（双）、绝骨（双）。

操作：针刺手法用补法，每天1次，治疗6次为1个疗程。

治疗效果： 针刺5次双下肢即可活动，第2个疗程后可扶物走路，但右足向外微翻，加刺阴陵泉、三阴交、纠外翻穴。共针刺45次患儿症状明显好转，双下肢行走自如，肌肉有力，随访1年一切正常。

按语：

痿病是指以肢体筋脉弛缓、软弱无力、不能随意运动或伴有肌肉萎缩为主要临床表现的一种病症，临床中常见，尤其在针灸临床中更为多见。如小儿麻痹后遗症、脑血管疾病所致的瘫痪、脑外伤性瘫痪、截瘫、脑病后遗症、脊髓疾患所致的瘫痪以及面神经麻痹等，均属中医学痿病范畴。《素问·痿论》有"治痿独取阳明"之说，被历代医家推崇为治疗痿病的准则，其立论机制为"阳明者，五脏六腑之海。主润宗筋，宗筋主束骨而利机关也"。阳明经是五脏六腑营养的源泉。阳明在上肢者隶属大肠，在下肢者归属胃腑，然《灵枢·本输》曰："大肠、小肠皆属于胃。"胃主受纳，腐熟水谷，别称"五脏六腑之海"。《素问·五脏别论》说："胃者，水谷之海……五味入口，藏于胃，以养五脏气。"《素问·玉机真脏论》也说："五脏者，皆禀气于胃，胃者，五脏之本也。"五脏以胃为本，胃气的盛衰有无，直接关系到机体生命的存亡，故"治痿独取阳明"是求本之法。阳明经为多气多血之经；胃居中焦，是水谷精微汇聚之处，为人体后天之本，气血生化之源。《素问·五脏生成论》曰："足受血而能步，掌受血而能握，指受血而能摄。"由此可见，"治痿独取阳明"使气血生化有源也是资后天、治本求源的需要。

张老认为，足阳明胃经、手阳明大肠经均具有消化吸收营养功能，其功能正常才能滋生气血，气血旺盛才能营养肌肉宗筋，使瘫痪的肌肉功能得以恢复。从经脉循行来看，手足阳明经循行上下肢前面，上下肢要活动先要前抬，故上下肢的活动均与阳明经有密切关系。从肌肉的功能来看，上肢抬举主要靠三角肌收缩，下肢迈步主要靠股四头肌收缩，这两组肌肉都是手足阳明经经脉所过，也是治疗瘫痪首先要恢复功能的主要肌肉。因而"独取阳明"治疗痿病确实能收到显著的效果。

本例患儿因外邪侵犯肺胃，以致发热、咳嗽、腹泻，进而经脉受阻，气血失调，经脉肌肉失养而致肢体痿软。故取腰部夹脊以强腰疗下肢之痿；髀关、伏兔、足三里、解溪是足阳明经穴，阳明经乃多气多血之经，主润宗筋，阳明经气通畅，筋脉得以濡润；阳陵泉为筋之所会，绝骨为髓之所会，筋强骨坚，痿病乃愈。对于病变范围广，涉及经脉多的痿病，宜采用多经取穴法。可在阳明经的基础上，选取肺、肝、脾、肾四经的原穴，以及背俞穴、华佗夹脊穴、八会穴及督脉上的穴位，如大椎、筋缩、命门、腰阳关、骨会大杼、髓会绝骨等。在痿病后期，还要辨麻痹经，施用补法，这样疗效会更显著。

六、肺痨

患者姓名：杨某某　　　　　　　　　**性别**：女

年龄：45岁　　　　　　　　　　　　**初诊日期**：2001年10月4日

主诉：反复咳嗽、咳痰5年余，再发加重7天。

现病史：患者5年余前出现咳嗽、咳痰，痰少难咳，多次于当地诊所就诊，症状改善不明显，后咳嗽较频繁，咳痰量多质黄稠，2002年5月于当地医院住院治疗，查X线片示"两上肺可见片状阴影，左肺病灶边缘清晰"，考虑为浸润型肺结核，痰培养提示有结核分枝杆菌感染，经治疗后好转出院（具体不详），后症状反复，平素长期服用异烟肼等药物治疗。现症见：咳嗽咳痰，痰黏量多，偶见带血，潮热，盗汗，胸痛，口干，月经延期。舌质红，苔薄白，脉细数。

既往史：否认肝炎等传染性疾病，否认糖尿病、高血压病等慢性疾病。

查体：肺部叩诊浊音，双肺听诊可闻及湿啰音。

辅助检查：X线片提示"两上肺可见片状阴影，左肺病灶边缘清晰"，考虑为浸润型肺结核。

中医诊断：肺痨（气阴耗伤）。

西医诊断：浸润型肺结核。

治法：益气养阴。

处方：

（1）针刺：

①主穴：取肺俞（双）、关元、足三里（双）、膏肓（双）、大椎、间使（双）、曲池（双）、三阴交（双），每次选2～3个穴。

②配穴：盗汗可取曲池、合谷、间使、阴郄穴；虚嗽可取天突、定喘、列缺；咳血、胸痛取中府、云门、肺俞、支沟、足三里。

操作：主穴采用补法，配穴平补平泻，以电针连续波刺激，每日1次，6次为1个疗程。

（2）特殊针法：由鸠尾进针，沿着皮下透刺，上达璇玑，一针7穴（鸠尾、中庭、膻中、玉堂、紫宫、华盖、璇玑）。

操作：平补平泻手法，每个疗程2～3次。

治疗效果：经上方加减治疗30余次后患者症状好转，偶有咳嗽，痰中无血，潮热、盗汗已无，继续上方巩固治疗5次。半年后随访，未再复发。

按语：

结核病俗称"痨病"，是一种全身性疾病，但有其主要病变部位。此就肺结核做一简介。肺结核患者初期多感体倦乏力，食纳差，吐白痰，胸胁痛，面颊发红，惊悸喜卧等。重症者痰量增多，变为脓性有恶臭味，呼吸困难，有时可大口吐血。男子梦遗失精，女子月经错后，甚则经闭。以指重按中府穴，疼痛者多是本病，无痛者不是。疼痛难忍而缩身者，肺已坏，病情危急。施治时不能求功过急，必须耐心地连续不断地进行，方能收到功效。

本病多由内外两种因素导致，外因多指痨虫传染，内因为正气虚弱，两者互为因果，如《黄帝内经》中即有对此病较具体的记载，认为本病属"虚劳"范畴的慢性虚损性疾病，如《素问·玉机真脏论》"大骨枯槁，大肉陷下，胸中气满，喘息不便，内痛引肩项，身热……肩髓内消"。元朝朱丹溪倡"痨瘵主乎阴虚"之说，确立了滋阴降火的治疗大法，《理虚元鉴》中又叙述道"阴虚之症统于肺，就阴虚成劳之统于肺者言之，约有数种，曰劳嗽，曰吐血，曰骨蒸，极则成尸疰……凡此种种，悉宰于肺治。所以然者，阴虚劳症，虽有五劳、七伤之异名，而要之以肺为极则。故未见骨蒸、劳嗽、吐血者，预宜清金保肺；已见骨蒸、劳嗽、吐血者，急宜清金保肺；曾经骨蒸、劳嗽、吐血而愈者，终身不可忘护肺。此阴虚之治，所当悉统于肺也"。可见本病病理性质主要在阴虚，故在治疗时多从阴虚来考虑，兼有气虚的亦要同时兼顾。张老治疗此病多以背俞穴肺俞、膏肓配募穴中府、云门为主，以此来益气养阴，补肺生津，使肺气足，正气盛，同时兼顾先后天亦受损的情况，取三阴交、关元补肾气，足三里健脾胃，有补母生子、补肾实母的作用，此为治本之法。治标取穴之法多以辨经、对症取穴为主，对于特殊针法，张老认为通过一针透七穴，达到通调经气、宣肺行气祛痰之效，因此又称为"祛痰术"，而取胸前任脉七穴是因为此处在肺脏之间，且穴后为胸骨，取穴安全简单，有调理肺脏之功效。

七、黄疸

患者姓名：张某某　　　　　　　　**性别：**女

年龄：27岁　　　　　　　　　　　**初诊日期：**2002年3月10日

主诉：发热伴腹部不适15天，尿黄4天。

现病史：患者在15天前出现发热，体温波动在39～40.5℃，同时上腹部胀闷不适，来院住院治疗，查血分析白细胞不高，当时予抗生素治疗无效，后出现恶心、呕吐等不适，查抗甲型肝炎病毒IgM抗体（HAV-IgM）两次阳性，余乙型肝炎病毒（HBV）、丙型肝炎病毒（HCV）、戊型肝炎病毒（HEV）均阴性。肝功能检查示：谷丙转氨酶（ALT）510U，谷草转氨酶（AST）231U，碱性磷酸酶（ALP）451U。诊断为亚急性重型肝炎，予对症治疗后效果不明显，4天前又出现尿色黄等症状，特请会诊。当时症见：面、肤、目黄染，发热，疲乏无力，口干欲饮，大便干结，尿色深黄，胁下胀痛，舌质红，苔薄黄，脉濡数。

既往史： 否认结核等传染性疾病，否认糖尿病、高血压病等慢性疾病。

查体： 皮肤、目白睛黄染，尿色深黄，右上腹触诊有压痛及叩击痛，无肝大。

辅助检查： 病毒标记物检测抗HAV-IgM阳性，HBV、HCV、HEV阴性。肝功示：ALT 510U，AST 231U，ALP 451U。

中医诊断： 黄疸（阳黄）。

西医诊断： 亚急性重型肝炎。

治法： 化湿利胆退黄。

处方：

（1）针刺：肝俞（双）、胆俞（双）、中脘、梁门（双）、建里、足三里（双）、太冲（双）、大椎、曲池（双）、内关（双）、阳陵泉透阴陵泉（双）、丘墟透照海（双）。

操作：上述穴位均用平补平泻手法，电针用连续波，每日治疗1次。

（2）火针：于中脘、梁门（双）、水分、关元疾刺不留针。

治疗效果： 经上方加减治疗10次后患者无皮肤、尿色黄，目黄亦明显减轻，无发热，无腹部不适。复查肝功示：ALT 105U，AST 51U，ALP 124U继续目前治疗以巩固疗效。

按语：

传染性肝炎分黄疸型和无黄疸型，一年四季都可发生，以秋后最多见。黄疸型肝炎初起发冷、发热，全身无力，厌油腻，恶心呕吐，心口发胀，纳差，大便秘结或者腹泻。约1周后，可见白眼球及全身皮肤发黄、发痒，大便灰色，右侧胁肋部痛，可触及肿大的肝脏，有触痛或叩击痛。少数来势凶的黄疸型肝炎，黄疸重，并出现腹水，呼吸带有特殊口臭；严重的可出现肝脏硬化或肝性昏迷，甚至造成死亡。无黄疸型肝炎全身不发黄，皮肤不痒，大便正常，右侧胁肋部痛，其他同黄疸型，易被误诊为胃病。

本病病因有外感和内伤两个方面，外感多为湿热疫毒所致，内伤常与饮食、劳倦、病后有关，其病机关键是湿，由于湿邪困遏脾胃，壅塞肝胆，疏泄失常，胆汁泛溢而发生黄疸。故在治疗上以化湿利胆为主，张老取穴多从少阳、阳明着手，故取肝胆的背俞穴肝俞、胆俞以及胆腑下合穴阳陵泉以调理脏腑功能，肝胆脏腑功能正常则胆汁自循常道，健脾利湿多取阳明经及任脉上的募穴及局部取穴，配合大椎、曲池清热解毒，阳陵泉透阴陵泉、丘墟透照海，一穴透两经，增强疏解肝胆之效，从而达到治疗目的。

参考文献

［1］赖新生，张家维. 岭南针灸经验集［M］. 北京：中国医药科技出版社，1998.

［2］徐志伟，李俊德. 邓铁涛学术思想研究［M］. 北京：华夏出版社，2001.

［3］邹卓成，林国华，张家维. 张家维运用背俞穴的经验述要［J］. 江苏中医药，2011，43（7）：22-24.

［4］张家维，角建瓴. 针灸治疗痿症的辨证原则［J］. 新中医，2002，34（07）：3-4.

［5］李红，张家维. 张家维教授针灸治痹效验［J］. 针灸临床杂志，2003（08）：20-21，79.

［6］秦敏，张家维. 张家维教授应用头针经验介绍［J］. 新中医，2006（09）：16-17.

［7］彭旭明，张家维. 张家维教授针灸经验介绍［J］. 新中医，2006，38（12）：15-17.

［8］李红. 张家维教授针灸治疗小儿多动症380例临床研究［J］. 上海针灸杂志，2004，23（8）：23-25.

［9］赵利华，陈尚杰，张家维. 张家维教授治疗小儿脑病的经验［J］. 针灸临床杂志，2009，25（5）：34-36.

［10］裴文娅，林国华，张家维. 张家维教授治疗小儿多动症临床经验述要［J］. 上海针灸杂志，2015，34（3）：192-193.

［11］朱平东. 论中风"血瘀髓海"与"活血化瘀"［J］. 江西中医

药，2007，38（10）：21-22.

[12] 李婷，陈晓东. 试论经络的本体在于经气 [J]. 针灸临床杂志，2002（3）：1-5.

[13] 谢胜，张越，周晓玲，等. 经气法时中医外治法及其应用探讨 [J]. 世界中医药，2013，8（2）：214-217.

[14] 李瑞. 试论经气的内涵与组成 [J]. 针灸临床杂志，1997（11）：3-5.

[15] 张载信. 浅议脏腑之气与经气的关系 [J]. 中国中医基础医学杂志，1998（3）：10.

[16] 管遵惠. 经气初探 [J]. 云南中医学院学报，1985（04）：32-35.

[17] 陈子富. 经气辨析 [J]. 新疆中医药，1985（2）：43-46.

[18] 张仁. 经气概念浅见 [J]. 陕西中医，1981（S1）：29-30.

[19] 杨真晖，黄泳. 十二经脉"根""本"与经气流注关系初探 [J]. 国医论坛，2007（2）：15.

[20] 董润生，朱现民. 经气浅析 [J]. 河南中医，1990，10（4）：48.

[21] 王庆其. "天人合一"与"人与天地相应" [J]. 中医药文化，2010，5（1）：15-18.

[22] 周晋香，田合禄. 天人合一论 [J]. 山西中医学院学报，2007（2）：2-4.

[23] 李毅. 试论中医整体观念与心身医学 [J]. 河南中医，2007（9）：9-10.

[24] 张艳萍. 中国传统文化对中医心理思想的影响研究 [D]. 南京：南京中医药大学，2010.

[25] 刘星，夏跃胜. 疑难病治疗中"天人合一"观念运用的探讨 [J]. 山西中医学院学报，2000（4）：34-35.

［26］彭旭明. 张家维教授治疗老年痴呆经验简介［J］. 新中医，
2011，43（3）：153-154.

［27］赖新生，张家维，莫飞智，等. 针刺治疗血管性痴呆临床疗效
观察［J］. 中国针灸，1997（12）：708，713-716.

［28］赖新生，张家维，莫飞智，等. 电针治疗血管性痴呆近期疗效
分析［J］. 中医杂志，1997（6）：324，340-343.

［29］李希希，张家维，赖新生. 穴位埋线法治疗癫痫的临床研究
［J］. 广州中医药大学学报，1997（3）：24-25.

［30］李红，张家维. 头穴为主埋植药线治疗癫痫112例疗效观察
［J］. 针灸临床杂志，2004，20（6）：46-47.

［31］符冰，李红，张家维. 辨证取穴药线埋植治疗癫痫的临床研究
［J］. 甘肃中医，2004，37（9）：1-3.

［32］许云祥，张家维，邓倩萍. 穴位埋线疗法及其在癫痫治疗中的
应用［J］. 中医药信息，2003，20（1）：35-37.

［33］许云祥，陈贵珍，张家维. 张家维教授皮部理论临床应用经验
［J］. 针灸临床杂志，2007，23（1）：44-45.

［34］罗庆道，诸凤鸣，雷实惠，等. 经络皮部理论探讨及其在针灸
临床中的运用［J］. 云南中医杂志，1984（4）：36-39.

［35］冉维正.《内经》皮部理论的研究［D］. 北京：北京中医药大
学，2013.

［36］龚憬. 经络皮部理论对针灸临床的指导意义［J］. 湖南中医药
导报，1998（4）：10.

［37］许云祥. 张家维教授飞针疗法经验述要［J］. 中国针灸，
2001，21（11）：685-686.

［38］彭旭明，张家维. 张家维教授针灸经验举隅［J］. 中国针灸，

2006（S1）：104-105.

[39] 李红，张家维. 围刺飞针加电针治疗斑秃128例疗效观察［J］. 中国针灸，2003，23（11）：659-660.

[40] 龚东方，张家维，贝美连. 电梅花针治疗斑秃的临床与实验研究——附553例疗效报道［J］. 中国针灸，1988（6）：3-5.

[41] 张家维，陆明珍. 电梅花针治疗斑秃82例临床观察［J］. 中国针灸，1982，2（1）：25-26.

[42] 张家维. 电梅花针治疗斑秃［J］. 新中医，1980（1）：29-30.

[43] 张家维，庄礼兴. 针灸治疗精液异常145例疗效观察［J］. 新中医，1988（7）：3-33.

[44] 邓倩萍，张家维，韩爱容. 辨证药线穴位埋植法治疗癫痫的观察与护理［J］. 护士进修杂志，2006，21（3）：264-265.

[45] 韩冰. 奇经八脉源流考略［J］. 天津中医药大学学报，2006（3）：137-141.

[46] 王居易. 对奇经八脉及其腧穴的再认识［J］. 北京中医药，2011，30（12）：883-887.

[47] 马琴，周德安，王麟鹏. 奇经八脉探讨［J］. 中国针灸，2003（6）：344-346.

[48] 金亚蓓. 《奇经八脉考》探析及临床应用［J］. 中国针灸，2005（3）：207-209.

[49] 金晬宣. 奇经八脉理论与临床应用初探［D］. 北京：北京中医药大学，2007.

[50] 管傲然，王林，管遵惠. 管氏奇经八脉经络辨证学术经验简介［C］//云南省中医药学会，云南省中西医结合学会，云南省针灸学会，等. 首届兰茂中医药发展学术论坛暨云南省中医药界

2014学术年会论文汇编. 昆明［出版者不详］，2014：358-360.

［51］高希言. 李鼎教授对奇经八脉的学术贡献［C］//安徽中医学院，中国针灸学会文献专业委员会. 针灸经络研究回顾与展望国际学术研讨会论文集. 昆明［出版者不详］，2010：159-162.

［52］戴居云，李鼎. 奇经八脉的临床应用特点［J］. 中国针灸，1996（12）：23-24.